膝MRI

Magnetic Resonance Imaging of the Knee

第3版

埼玉医科大学放射線科・教授
新津 守

医学書院

[著者略歴]

新津 守　NIITSU Mamoru

1956 年　長野県長野市生まれ
1979 年　東京大学工学部卒業，翌年まで(株)日立製作所勤務
1986 年　筑波大学医学専門学群卒業，
　　　　 筑波大学附属病院放射線科研修医，医員
1991 年　米国ミネソタ州メイヨークリニック MR 研究所留学
1992 年　筑波大学大学院博士課程医学研究科修了
1993 年　筑波大学臨床医学系放射線科助手
1996 年　筑波大学臨床医学系放射線科講師
2005 年　首都大学東京健康福祉学部放射線学科・教授
2011 年　埼玉医科大学放射線科・教授，現在に至る

医学博士　放射線診断専門医　医学物理士　第 1 種放射線取扱主任者

膝 MRI

発　行　2002 年 3 月 1 日　　第 1 版第 1 刷
　　　　2006 年 7 月 1 日　　第 1 版第 5 刷
　　　　2009 年 7 月 15 日　 第 2 版第 1 刷
　　　　2016 年 1 月 15 日　 第 2 版第 3 刷
　　　　2018 年 7 月 15 日　 第 3 版第 1 刷©
　　　　2022 年 2 月 1 日　　第 3 版第 3 刷

著　者　新津　守
発行者　株式会社　医学書院
　　　　代表取締役　金原　俊
　　　　〒113-8719　東京都文京区本郷 1-28-23
　　　　電話　03-3817-5600(社内案内)

印刷・製本　三美印刷

本書の複製権・翻訳権・上映権・譲渡権・貸与権・公衆送信権(送信可能化権を含む)は株式会社医学書院が保有します．

ISBN978-4-260-03631-3

本書を無断で複製する行為(複写，スキャン，デジタルデータ化など)は，「私的使用のための複製」など著作権法上の限られた例外を除き禁じられています．大学，病院，診療所，企業などにおいて，業務上使用する目的(診療，研究活動を含む)で上記の行為を行うことは，その使用範囲が内部的であっても，私的使用には該当せず，違法です．また私的使用に該当する場合であっても，代行業者等の第三者に依頼して上記の行為を行うことは違法となります．

JCOPY 〈出版者著作権管理機構　委託出版物〉
本書の無断複製は著作権法上での例外を除き禁じられています．複製される場合は，そのつど事前に，出版者著作権管理機構(電話 03-5244-5088，FAX 03-5244-5089，info@jcopy.or.jp)の許諾を得てください．

第3版の序　Preface to the 3rd edition

　2002年に初版，2009年に第2版を出版した本書も，ようやく第3版出版の運びとなった．第2版はお陰様で好評を得，多くの部数を販売し，英語版，中国語版も刊行できた．
　今回の追加・改訂点は

- 解剖図をはじめ，3Tの画像を大幅に取り入れた．
- 各疾患の解説，図も大幅に増やした．
- 新たな疾患の紹介としては，下記を追加した．
    軟骨の撮像方法（第2章）
    半腱様筋腱損傷（第5章）
    膝窩筋腱損傷（第6章）
    AIMM（第7章）
    FOPE（第9章）
    軟骨損傷（第10章）
    TKA（第10章）
    関節リウマチ（RA）（第11章）
    Morel-Lavallée lesion（第12章）
- また，第5章MCLを広く「内側支持組織」として，鵞足や半膜様筋腱などをこちらに移した．さらに第6章LCLも同様に外側支持組織とし拡張した．

　今回も多くの方々から症例のご紹介やご助言をいただいた．
　池田耕太郎先生，江原茂先生，大原敏之先生，奥村宏康先生，金森章浩先生，小橋由紋子先生，佐志隆士先生，佐藤公一先生，杉田直樹先生，関矢一郎先生，田崎篤先生，立花陽明先生，仲田房蔵先生，野崎太希先生，村瀬研一先生，村松俊樹先生，本杉直哉先生，柳下和慶先生（五十音順）．
　ここに改めてお礼申し上げます．
　本書出版にあたり今回も医学書院・大橋尚彦氏，多淵大樹氏に大変お世話になった．
　私ごとで恐縮だが，第2版出版のあと，多くの出来事があった．2010年，当時高校生だった息子（光と充）を残して妻・由紀子が天国に旅立ってしまった．2011年，大震災直後，私は首都大学東京から現在の埼玉医科大学に転任，その後，初版のときからお世話になった福林徹先生は早稲田大学，斎田幸久先生は聖路加国際病院をそれぞれご退官で新天地へ移られた．私の最高のパートナーである池田耕太郎先生はいちはら病院院長になられ，ご多忙にもかかわらず，いつもサポートいただいている．2017年，縁あって理英子を妻に迎え，新たな命，ゆり子を授かった．息子2人も社会人（医師と教師）になった．思い起こせば私の人生の節目には，必ずこの『膝MRI』が登場する気がする．私のライフワークとして，これからも末永くお付き合いいただければ嬉しいです．

　2018年5月　奥武蔵丘陵の新緑を眺めながら

新津　守

初版の序　Preface to the 1st edition

「先生，ACLなんですけど……」日曜夜や月曜朝のコールはたいがい整形のI先生かF先生である．特にリーグ戦シーズンやスキーシーズンにはベルの音にギョッとしながらも，その週の詰まりに詰まったMRIの検査予定表をにらみながら「何とかします……」と答えて目まぐるしい一週間が始まる．

私が膝のMRIを始めて十数年になる．もともとMRIをやりたくて放射線科に入ってきたのだが，最初に膝MRIを見たときには特に何の感想もなかった．しかしこの道にのめりこむことになる．一つにはたまたま私の周りの放射線科スタッフに専門家がいなかったこと．もともと数少ない放射線科医であるが多くはニューロ，肺，消化器などを専門とする．「骨軟部やってます」などと自己紹介すると相手の表情に驚きと若干の憐憫の情をたまに感じる．自分の学位論文のテーマともなり膝を本格的にやりだしたが，これがなかなか奥が深い．膝は他の関節と異なり，十字靱帯と半月板という独自の関節内構造物がある．そしてその損傷も非常に多い．関節の中では膝は「メジャー」である．膝は専用コイルも標準装備され，また肩や肘とは異なり体軸の中心に近いためMRI撮像は比較的容易である．また最近の機器や技術の進歩は著しい．十年前に1時間かかった膝のMRIが今では高分解能画像が6-7シリーズ，20分程度で撮像可能となり隔世の感がある．

普及しすぎた感のあるMRIだが，その能力をほとんど発揮することなく，あまりに不適切に運用されている施設が多いのが現実だと思う．特に，本書をお読みになった方には，「前十字靱帯の描出にはもちろんのこと，その他の部位を撮る場合でも，膝を軽度屈曲して撮像する」ということを，ぜひ実践していただきたいし，また，これが世に普及して欲しいと念願している．

本書は冒頭のI先生こと筑波大学整形外科，**池田耕太郎**先生の全面的なご支援のもとに完成したものである．症例の紹介からその後のフォローアップ，関節鏡写真，臨床的側面や最新技術の紹介まで何から何までお世話になった．彼なくして本書の完成はあり得なかった．この場をお借りして最大の謝辞を捧げたい．またF先生こと東京大学大学院総合文化研究科の福林徹先生には私のMRI経歴初期の頃からご指導いただいた．さらに多数の貴重な症例を多くの整形外科の先生方からいただいた．こんな筆者を暖かく見守ってくださった筑波大学放射線科の板井悠二教授，斎田幸久助教授はじめ放射線診断・IVRグループの方々に深謝したい．また医学書院の阪本稔氏，黒田清氏には実務上いろいろお世話になった．最後に，父親稼業をいくらかは犠牲にしてしまったことも含めて二人の息子，光と充，そして妻・由紀子に深く感謝する．

2002年1月

新津　守

目次 Contents

第 1 章 膝の解剖

- 1-1 矢状断画像 ………………………………………………………………………… 2
- 1-2 冠状断画像 ………………………………………………………………………… 8
- 1-3 横断画像 …………………………………………………………………………… 11

第 2 章 MRI 撮像法

- 2-1 膝の固定方法：膝をコイル内で曲げる …………………………………………… 16
- 2-2 矢状断像の設定 …………………………………………………………………… 18
- 2-3 T1 強調と fast spin echo 法を用いたプロトン強調画像 ………………………… 21
- 2-4 Magic angle effect ………………………………………………………………… 23
- 2-5 In-phase 法，out-of-phase 法 …………………………………………………… 25
- 2-6 横断画像の有用性 ………………………………………………………………… 26
- 2-7 ACL に沿った斜冠状断像 ………………………………………………………… 26
- 2-8 脂肪抑制法 ………………………………………………………………………… 28
- 2-9 金属アーチファクトについて …………………………………………………… 29
- 2-10 軟骨の撮像方法 …………………………………………………………………… 31

第 3 章 前十字靱帯

- 3-1 解剖 ………………………………………………………………………………… 42
- 3-2 健常前十字靱帯の MRI 所見 ……………………………………………………… 44
- 3-3 前十字靱帯断裂の特徴 …………………………………………………………… 45
- 3-4 前十字靱帯完全断裂 ……………………………………………………………… 45
- 3-5 診断が難しい前十字靱帯部分断裂 ……………………………………………… 48
- 3-6 前十字靱帯急性断裂 ……………………………………………………………… 50
- 3-7 前十字靱帯急性断裂に伴う断片による伸展障害 ……………………………… 52
- 3-8 前十字靱帯陳旧性断裂 …………………………………………………………… 54
- 3-9 前十字靱帯の変性 ………………………………………………………………… 57
- 3-10 前十字靱帯断裂の二次的所見 …………………………………………………… 60
- 3-11 脛骨顆間隆起骨折 ………………………………………………………………… 63
- 3-12 前十字靱帯再建術 ………………………………………………………………… 66
- 3-13 再建靱帯の MRI 所見 ……………………………………………………………… 68
- 3-14 再建靱帯の再断裂と合併症 ……………………………………………………… 71
- 3-15 膝蓋下脂肪体の関節鏡後の変化 ………………………………………………… 77
- 3-16 断裂前十字靱帯の保存療法 ……………………………………………………… 79

第 4 章　後十字靱帯

- 4-1　解剖 ……………………………………………………………… 84
- 4-2　後十字靱帯断裂 ………………………………………………… 86
- 4-3　後十字靱帯断裂のMRI所見 …………………………………… 87

第 5 章　内側側副靱帯を含む内側支持組織

- 5-1　解剖 ……………………………………………………………… 100
- 5-2　内側側副靱帯断裂 ……………………………………………… 102
- 5-3　鵞足と鵞足包炎，膝内側の滑液包 …………………………… 108
- 5-4　半膜様筋腱 ……………………………………………………… 112
- 5-5　Stieda陰影（Pellegrini-Stieda病） …………………………… 115

第 6 章　外側側副靱帯を含む外側支持組織

- 6-1　解剖 ……………………………………………………………… 118
- 6-2　外側側副靱帯断裂 ……………………………………………… 124
- 6-3　腓骨頭裂離骨折と大腿二頭筋損傷 …………………………… 128
- 6-4　Segond骨折 …………………………………………………… 130
- 6-5　Gerdy結節裂離骨折 …………………………………………… 133
- 6-6　Iliotibial band friction syndrome（腸脛靱帯炎） …………… 134
- 6-7　腸脛靱帯包と膝外側の滑液包 ………………………………… 137
- 6-8　膝窩筋腱損傷 …………………………………………………… 139

第 7 章　半月板

- 7-1　解剖 ……………………………………………………………… 142
- 7-2　内側半月板と外側半月板 ……………………………………… 143
- 7-3　半月板のMRI描出 ……………………………………………… 144
- 7-4　半月板断裂 ……………………………………………………… 146
- 7-5　バケツ柄断裂 …………………………………………………… 157
- 7-6　高齢者の半月板病変 …………………………………………… 162
- 7-7　半月板辺縁部断裂と半月板関節包分離 ……………………… 164
- 7-8　円板状半月 ……………………………………………………… 167
- 7-9　半月板石灰化/半月板小骨/ガス発生 ………………………… 171
- 7-10　半月板術後のMRI所見 ………………………………………… 174
- 7-11　半月板病変のピットフォール ………………………………… 180

第 8 章　骨折と脱臼，筋損傷

- 8-1　脛骨高原骨折 …………………………………………………… 188
- 8-2　膝蓋骨骨折 ……………………………………………………… 191
- 8-3　膝蓋骨脱臼（反復性/外傷性） ………………………………… 193

	8-4	Tangential osteochondral fracture（膝蓋骨脱臼による骨軟骨損傷）	197
	8-5	膝蓋骨スリーブ骨折	200
	8-6	離断性骨軟骨損傷	201
	8-7	外傷性膝関節血症	205
	8-8	ストレス骨折，疲労骨折	206
	8-9	Bone bruise（骨挫傷）	208
	8-10	筋腱損傷	209

第9章 若年者の膝

	9-1	大腿骨遠位皮質骨不整	214
	9-2	Femoral condyle irregularity　大腿骨顆部不整	218
	9-3	Focal Periphyseal Edema（FOPE）　傍骨端線部限局性骨髄浮腫	221
	9-4	有痛性分裂膝蓋骨	223
	9-5	膝蓋骨背側（骨化）欠損	226
	9-6	Osgood-Schlatter 病	228
	9-7	Sinding-Larsen-Johansson 病	231
	9-8	膝蓋腱炎，ジャンパー膝	233
	9-9	Blount 病	238
	9-10	先天性前十字靱帯欠損症	239

第10章 軟骨損傷と変性・壊死

	10-1	軟骨損傷	242
	10-2	変形性関節症	245
	10-3	人工膝関節形成術	247
	10-4	特発性骨壊死，軟骨下脆弱性骨折	248
	10-5	骨髄の再転換	253

第11章 滑膜病変と脂肪体，タナ障害

	11-1	関節リウマチ	256
	11-2	腱滑膜巨細胞腫（色素性絨毛結節性滑膜炎）	260
	11-3	滑膜骨軟骨腫症	263
	11-4	滑膜血管腫	265
	11-5	樹枝状脂肪腫	267
	11-6	Hoffa 症候群	269
	11-7	アミロイド関節症	277
	11-8	滑膜ヒダ（タナ）障害	279
	11-8A	膝蓋上ヒダ	281
	11-8B	内側滑膜ヒダ	283
	11-8C	膝蓋下ヒダ	286

第12章 膝内外の液体貯留腔

- 12-1　関節内ガングリオン ……………………………… 292
- 12-2　半月板囊胞 …………………………………………… 295
- 12-3　膝窩囊胞(ベーカー囊胞) ………………………… 300
- 12-4　後方関節包 …………………………………………… 304
- 12-5　滑液包と滑液包炎 …………………………………… 307
  - 12-5A　膝蓋前滑液包 …………………………………… 307
  - 12-5B　浅膝蓋下滑液包 ……………………………… 309
  - 12-5C　深膝蓋下滑液包 ……………………………… 310
  - 12-5D　脛骨前滑液包 ………………………………… 311
  - 12-5E　Morel-Lavallée lesion ……………………… 312
  - 12-5F　Prepatellar fibrosis ……………………… 314
- 12-6　膝関節周囲のガングリオン ……………………… 315

■ 索引

- 欧文索引 ……………………………………………………… 317
- 和文索引 ……………………………………………………… 320

■ コラム一覧

短パン，検査着について …………………… 17	膝内障(internal derangement)とは ………… 137
マーカーの活用を ………………………… 18	これでいいのか膝のMRI ……………………… 145
T2強調とT2*強調画像 …………………… 21	半月板内部の高信号 ………………………… 146
積極的に患者さんの診察を ………………… 26	半月板内部の高信号のgradingについて …… 146
MTC (magnetization transfer contrast)法，MT効果 …………………………………… 32	混沌とする半月板断裂の用語 ……………… 151
3Tの利点と注意事項 ……………………… 36	知っておくべき膝の徒手検査③ …………… 178
本書に用いた大半の症例の撮像条件 …… 39	内側支帯とMPFL ……………………………… 195
前十字靱帯断裂の受傷機転 ………………… 45	放射線科医にとっての膝外傷の画像診断 … 198
知っておくべき膝の徒手検査① …………… 46	膝蓋骨は人体最大の種子骨である ………… 199
セッティングの重要性 …………………… 48	「脆弱性骨折」と「不全骨折」 …………… 207
Pseudoligamentを呈する陳旧性前十字靱帯断裂 …………………… 57	膝靱帯損傷による骨挫傷の好発部位 …… 208
前十字靱帯断裂における二次的所見 …… 60	裂離骨折と剝離骨折 ………………………… 212
前十字靱帯再建術の適応 …………………… 67	T1, T2からプロトン，T2*へ ……………… 226
Cyclopsとは ………………………………… 76	成長期の膝に特有な障害 …………………… 230
トップアスリートと一般人 ……………… 79	幼児の膝MRI ………………………………… 237
知っておくべき膝の徒手検査② …………… 95	変形性関節症のMRIの適応について ……… 253
膝MRIのレポートは整形外科医とのキャッチボールである ……………… 127	膝MRI検査で化粧はどうする？ …………… 256
外国人の名前のついた疾患 ……………… 130	膝蓋下脂肪体(Hoffa's fat pad, infrapatellar fat pad : iFP)について …… 270
可能な限り単純X線写真の参照を ……… 131	ガングリオンと滑液包 ……………………… 292
	闇夜のカラス？ ……………………………… 295
	膝は「内側顆，外側顆」，足関節は「内果，外果」 … 313

[本書の使い方]

本書は読むのではなく，忙しい現場で目を通せることを目的とした．
- そのためすべて箇条書きとし，参考文献は該当部位に挿入した．
- 視覚的理解を目指し写真はなるべくたくさん使った．
- 「MRI のポイント」の項で MRI 検査，読影の要点を示した．
- 膝は骨腫瘍，軟部腫瘍の宝庫でもあるが，腫瘍性病変は割愛した．
- 膝の MRI の基本は矢状断であるため，図の説明で断りのないものはすべて矢状断像を示すこととした．
- MRI の原理も最小限とし膝 MRI に有用と思われる技術に限定した．
- 正式にはプロトン密度強調画像（または中間的画像）というべきであるが，本書では簡略化して「プロトン強調像」と略す．
- 本書に用いた大半の症例の撮影条件については p.39 参照．

本書に使用した主な略語

ACL	anterior cruciate ligament	前十字靱帯
AMB	anteromedial bundle	
BPTB 法	bone-patellar-tendon-bone 法	
CHESS 法	chemical shift selective 法	
ET	echo train length	
FSE	fast spin echo	
GCTTS	giant cell tumor of tendon sheath	腱鞘巨細胞腫
GRE	gradient echo	
LCL	lateral collateral ligament	外側側副靱帯
MCL	medial collateral ligament	内側側副靱帯
MT 効果	magnetization transfer 効果	
MTC 法	magnetization transfer contrast 法	
OA	osteoarthrosis	変形性関節症
OCD	osteochondral dissecans	離断性骨軟骨損傷
PCL	posterior cruciate ligament	後十字靱帯
PLB	posterolateral bundle	
PVS	pigmented villonodular synovitis	色素性絨毛結節性滑膜炎
SAR	specific absorption rate	
SE	spin echo	
SLJ 病	Sinding-Larsen-Johansson 病	
STIR 法	short TI (tau) inversion recovery 法	
TI	time of inversion	

第 1 章

膝の解剖
Anatomy of the Knee

1-1　矢状断画像
1-2　冠状断画像
1-3　横断画像

1-1 矢状断画像
Saggital views

(A) プロトンに近い中間的画像（本書では以下「プロトン強調像」とする）FSE 3,240/28，ET 5，
2.5 mm 厚/0.25 mm ギャップ，150 mm FOV，512×409 matrix，
全 40 スライス（腓骨頭の位置まで含める）
(B) 脂肪抑制 T2*強調像 GRE 14/5，30 degree
3D 1.5 mm 厚，150 mm FOV，256×320 matrix，全 75 スライス

- 十字靱帯評価をはじめ膝関節 MRI の基本スライスとなる．前十字靱帯の描出を向上するために膝を軽度屈曲してある（第 2 章 p.16 参照）．3 mm 前後のスライス厚では前十字靱帯と後十字靱帯は同一面内に両者の全長が描出されることはない．半月板は蝶ネクタイ型の均一な低信号構造として描出される．

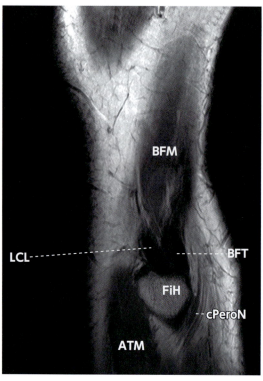

図 1-1A

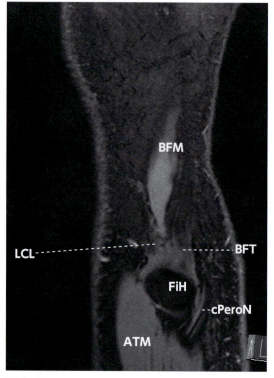

図 1-1B

ATM：前脛骨筋 anterior tibial muscle
BFM：大腿二頭筋 biceps femoris muscle
BFT：大腿二頭筋腱 biceps femoris tendon
cPeroN：総腓骨神経 common peroneal nerve，
　　　　腓骨頭のすぐ背側を走行する

FiH：腓骨頭 fibular head
LCL：外側側副靱帯 lateral collateral ligament

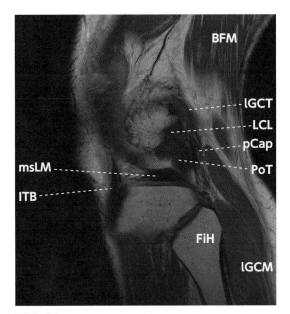

図 1-2A

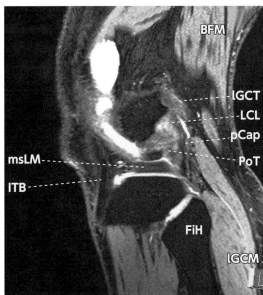

図 1-2B

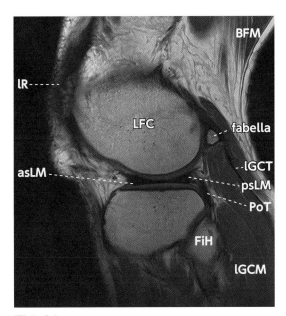

図 1-3A

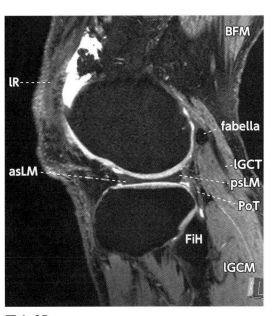

図 1-3B

asLM：外側半月板前節
　　　　lateral meniscus anterior segment
BFM：大腿二頭筋 biceps femoris muscle
fabella：ファベラ
FiH：腓骨頭 fibular head
ITB：腸脛靱帯 iliotibial band
LCL：外側側副靱帯 lateral collateral ligament
LFC：外側顆 lateral femoral condyle
lGCM：腓腹筋外側頭
　　　　lateral head of gastrocnemius muscle

lGCT：腓腹筋外側頭の腱
　　　　medial head of gastrocnemius tendon
lR：外側膝蓋支帯 lateral retinaculum
msLM：外側半月板中節
　　　　lateral meniscus middle segment
pCap：後方関節包 posterior capsule
PoT：膝窩筋腱 popliteus tendon
psLM：外側半月板後節
　　　　lateral meniscus posterior segment

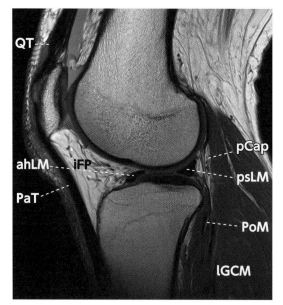

図 1-4A

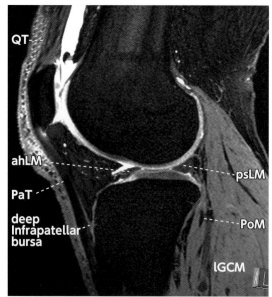

図 1-4B

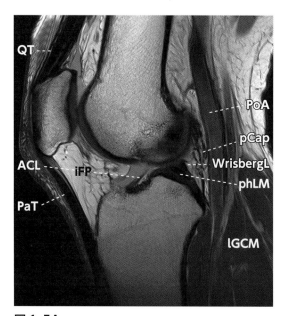

図 1-5A

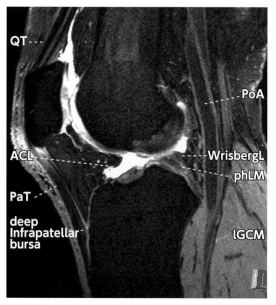

図 1-5B

ACL：前十字靭帯 anterior cruciate ligament
ahLM：外側半月板前角 lateral meniscus anterior horn
deep Infrapatellar bursa：深膝蓋下滑液包
iFP：膝蓋下脂肪体 infrapatellar fat pad
lGCM：腓腹筋外側頭
　　　　lateral head of gastrocnemius muscle
PaT：膝蓋腱 patellar tendon
pCap：後方関節包 posterior capsule

phLM：外側半月板後角
　　　　lateral meniscus posterior horn
PoA：膝窩動脈 popliteal artery
PoM：膝窩筋 popliteus muscle
psLM：外側半月板後節
　　　　lateral meniscus posterior segment
QT：大腿四頭筋腱 quadriceps femoris tendon
WrisbergL：Wrisberg 靭帯 Wrisberg's ligament

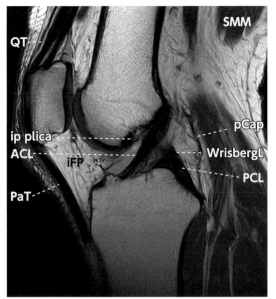

図 1-6A

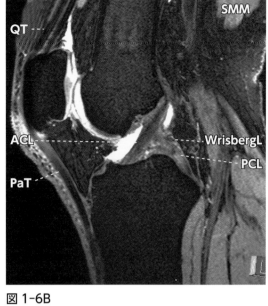

図 1-6B

図 1-7A

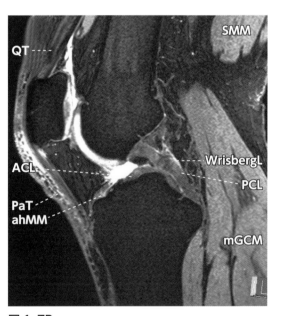

図 1-7B

ACL：前十字靱帯 anterior cruciate ligament
ahMM：内側半月板前角 medial meniscus anterior horn
iFP：膝蓋下脂肪体 infrapatellar fat pad
ip plica：膝蓋下ヒダ infrapatellar plica
mGCM：腓腹筋内側頭 medial head of gastrocnemius muscle

PaT：膝蓋腱 patellar tendon
pCap：後方関節包 posterior capsule
PCL：後十字靱帯 posterior cruciate ligament
QT：大腿四頭筋腱 quadriceps femoris tendon
SMM：半膜様筋 semimembranosus muscle
WrisbergL：Wrisberg 靱帯 Wrisberg's ligament

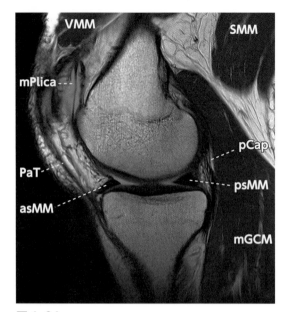

図 1-8A

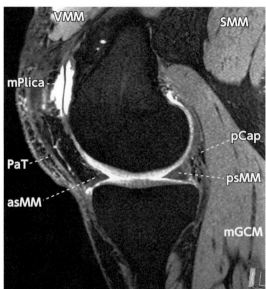

図 1-8B

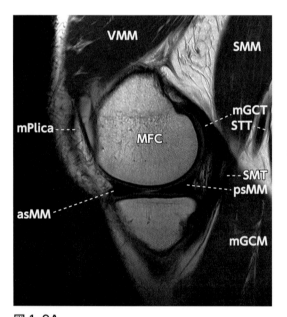

図 1-9A

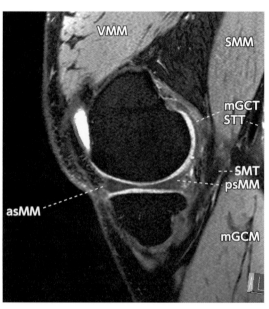

図 1-9B

asMM：内側半月板前節 medial meniscus anterior segment
MFC：内側顆 medial femoral condyle
mGCM：腓腹筋内側頭 medial head of gastrocnemius muscle
mGCT：腓腹筋内側頭の腱 medial head of gastrocnemius tendon
mPlica：内側滑膜ヒダ medial plica

PaT：膝蓋腱 patellar tendon
pCap：後方関節包 posterior capsule
psMM：内側半月板後節 medial meniscus posterior segment
SMM：半膜様筋 semimembranosus muscle
SMT：半膜様筋腱 semimembranosus tendon
STT：半腱様筋 semitendinosus tendon
VMM：内側広筋 vastus medialis muscle

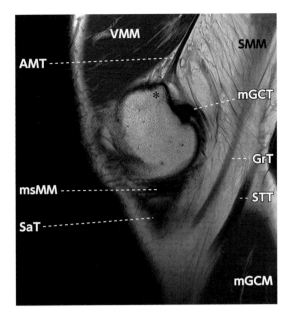

図 1-10A

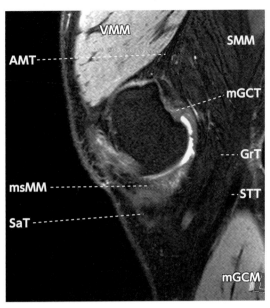

図 1-10B

AMT：大内転筋腱 adductor magnus tendon
GrT：薄筋 gracilis tendon
mGCM：腓腹筋内側頭
　　　　medial head of gastrocnemius muscle
mGCT：腓腹筋内側頭の腱
　　　　medial head of gastrocnemius tendon
msMM：内側半月板中節
　　　　medial meniscus middle segment

SaT：縫工筋腱 sartorius tendon
SMM：半膜様筋 semimembranosus muscle
STT：半腱様筋 semitendinosus tendon
VMM：内側広筋 vastus medialis muscle
＊内転筋結節, 大内転筋付着部

1-2 冠状断画像
Coronal views

脂肪抑制プロトン強調冠状断像　FSE 3,310/28，
2.5 mm 厚/0.25 mm ギャップ，150 mm FOV，512×358 matrix，
全 34 スライス（脛骨高原を前から後ろまで）

● 冠状断像では，半月板の評価と内外の側副靱帯の評価が中心となる．微細な半月板断裂による表面のわずかな凹凸や，特に自由縁が途切れていないかを入念にチェックする．

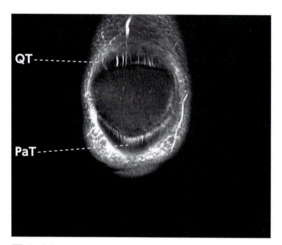

図 1-11

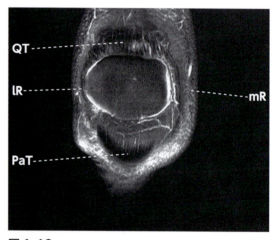

図 1-12

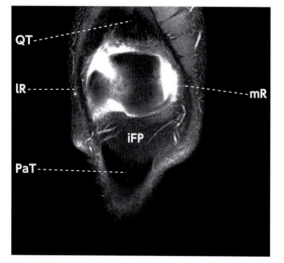

図 1-13

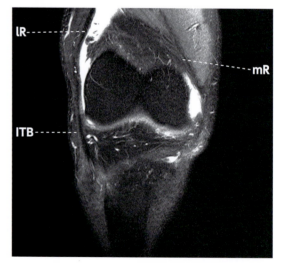

図 1-14

iFP：膝蓋下脂肪体 infrapatellar fat pad
ITB：腸脛靱帯 iliotibial band
lR：外側膝蓋支帯 lateral retinaculum

mR：内側膝蓋支帯 medial retinaculum
PaT：膝蓋腱 patellar tendon
QT：大腿四頭筋腱 quadriceps femoris tendon

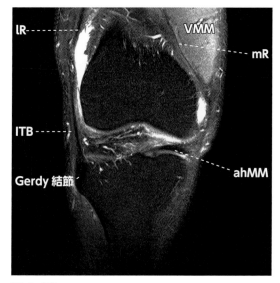

図 1-15

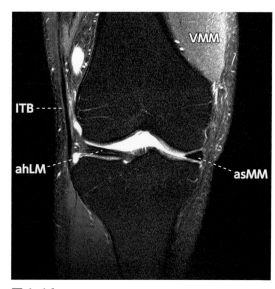

図 1-16

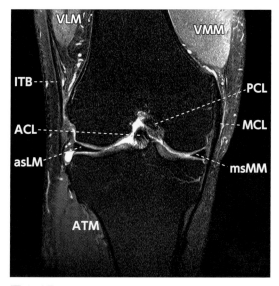

図 1-17

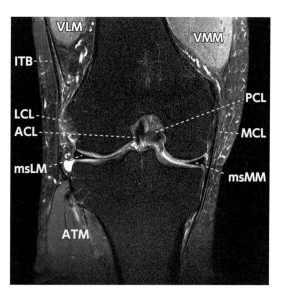

図 1-18

ACL：前十字靱帯 anterior cruciate ligament
ahLM：外側半月板前角 lateral meniscus anterior horn
ahMM：内側半月板前角
　　　　medial meniscus anterior horn
asLM：外側半月板前節
　　　　lateral meniscus anterior segment
asMM：内側半月板前節
　　　　medial meniscus anterior segment
ATM：前脛骨筋 anterior tibial muscle
Gerdy 結節：Gerdy's tubercle
ITB：腸脛靱帯 iliotibial band

LCL：外側側副靱帯 lateral collateral ligament
lR：外側膝蓋支帯 lateral retinaculum
MCL：内側側副靱帯 medial collateral ligament
mR：内側膝蓋支帯 medial retinaculum
msLM：外側半月板中節
　　　　lateral meniscus middle segment
msMM：内側半月板中節
　　　　medial meniscus middle segment
PCL：後十字靱帯 posterior cruciate ligament
VLM：外側広筋 vastus lateralis muscle
VMM：内側広筋 vastus medialis muscle

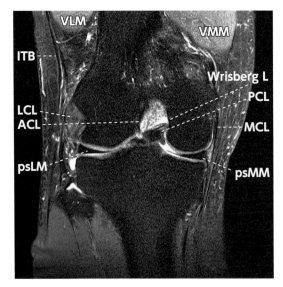

図 1-19

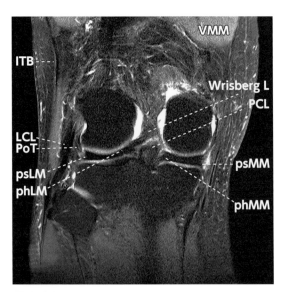

図 1-20

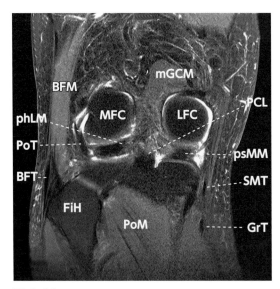

図 1-21

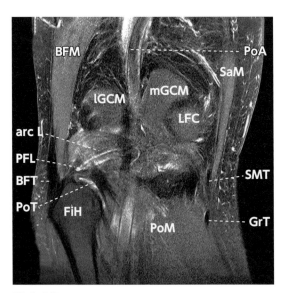

図 1-22

ACL：前十字靱帯 anterior cruciate ligament
arc L：弓状靱帯 arcuate ligament
BFM：大腿二頭筋 biceps femoris muscle
BFT：大腿二頭筋腱 biceps femoris tendon
FiH：腓骨頭 fibular head
GrT：薄筋 gracilis tendon
ITB：腸脛靱帯 iliotibial band
LCL：外側側副靱帯 lateral collateral ligament
LFC：外側顆 lateral femoral condyle
lGCM：腓腹筋外側頭
　　　lateral head of gastrocnemius muscle
MCL：内側側副靱帯 medial collateral ligament
MFC：内側顆 medial femoral condyle
mGCM：腓腹筋内側頭
　　　medial head of gastrocnemius muscle
PCL：後十字靱帯 posterior cruciate ligament
PFL：膝窩腓骨靱帯 popliteofibular ligament

phLM：外側半月板前角
　　　lateral meniscus posterior horn
phMM：内側半月板前角
　　　medial meniscus posterior horn
PoA：膝窩動脈 popliteal artery
PoM：膝窩筋 popliteus muscle
PoT：膝窩筋腱 popliteus tendon
psLM：外側半月板後節
　　　lateral meniscus posterior segment
psMM：内側半月板後節
　　　medial meniscus posterior segment
SaM：縫工筋 sartorius muscle
SMT：半膜様筋腱 semimembranosus tendon
VLM：外側広筋 vastus lateralis muscle
VMM：内側広筋 vastus medialis muscle
WrisbergL：Wrisberg 靱帯 Wrisberg's ligament

1-3 横断画像
Axial views

脂肪抑制プロトン強調横断像　FSE 2,000/21，
2.5 mm 厚/0.25 mm ギャップ，150 mm FOV，384×384 matrix，
全 36 スライス（膝蓋骨上極から脛骨粗面付近まで）

● 横断像は十字靱帯の大腿骨付着部の描出に優れ，矢状断などで困難とされる前十字靱帯部分断裂の評価に有効である．また膝周囲の液体貯留腔の検出や滑膜ヒダ，膝蓋大腿関節の評価にも用いられる．

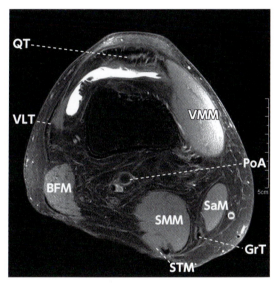

図 1-23

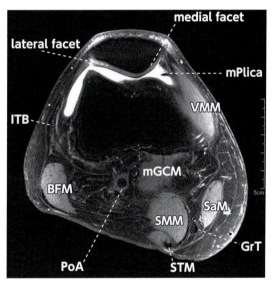

図 1-24

BFM：大腿二頭筋 biceps femoris muscle
GrT：薄筋 gracilis tendon
ITB：腸脛靱帯 iliotibial band
lateral facet：膝蓋骨外側関節面
medial facet：膝蓋骨内側関節面
mGCM：腓腹筋内側頭
　　　medial head of gastrocnemius muscle
mPlica：内側滑膜ヒダ medial plica

PoA：膝窩動脈 popliteal artery
QT：大腿四頭筋腱 quadriceps femoris tendon
SaM：縫工筋 sartorius muscle
SMM：半膜様筋 semimembranosus muscle
STM：半腱様筋 semitendinosus muscle
VLT：外側広筋腱 vastus lateralis tendon
VMM：内側広筋 vastus medialis muscle

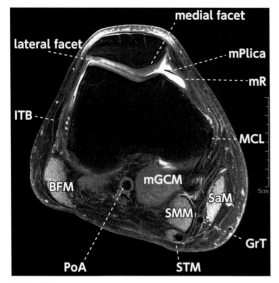

図 1-25

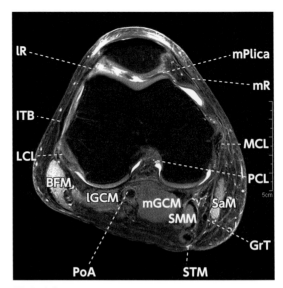

図 1-26

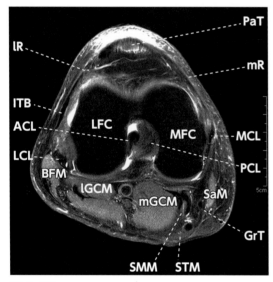

図 1-27

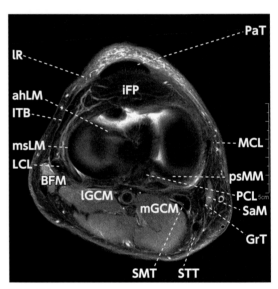

図 1-28

ACL：前十字靱帯 anterior cruciate ligament
ahLM：外側半月板前角 lateral meniscus anterior horn
BFM：大腿二頭筋 biceps femoris muscle
GrT：薄筋 gracilis tendon
iFP：膝蓋下脂肪体 infrapatellar fat pad
ITB：腸脛靱帯 iliotibial band
lateral facet：膝蓋骨外側関節面
LCL：外側側副靱帯 lateral collateral ligament
LFC：外側顆 lateral femoral condyle
lGCM：腓腹筋外側頭
　　　 lateral head of gastrocnemius muscle
lR：外側膝蓋支帯 lateral retinaculum
MCL：内側側副靱帯 medial collateral ligament
medial facet：膝蓋骨内側関節面
MFC：内側顆 medial femoral condyle

mGCM：腓腹筋内側頭
　　　　medial head of gastrocnemius muscle
mPlica：内側滑膜ヒダ medial plica
mR：内側膝蓋支帯 medial retinaculum
msLM：外側半月板中節
　　　 lateral meniscus middle segment
PaT：膝蓋腱 patellar tendon
PCL：後十字靱帯 posterior cruciate ligament
PoA：膝窩動脈 popliteal artery
psMM：内側半月板後節
　　　　medial meniscus posterior segment
SaM：縫工筋 sartorius muscle
SMM：半膜様筋 semimembranosus muscle
SMT：半膜様筋腱 semimembranosus tendon
STM：半腱様筋 semitendinosus muscle
STT：半腱様筋腱 semitendinosus tendon

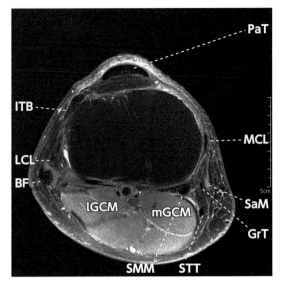

図 1-29

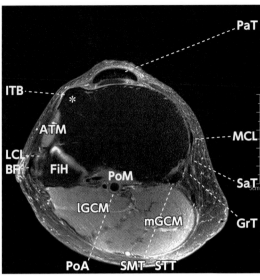

図 1-30

ATM：前脛骨筋 anterior tibial muscle
BF：大腿二頭筋 biceps femoris
FiH：腓骨頭 fibular head
GrT：薄筋 gracilis tendon
ITB：腸脛靱帯 iliotibial band
LCL：外側側副靱帯 lateral collateral ligament
lGCM：腓腹筋外側頭
　　　　lateral head of gastrocnemius muscle
MCL：内側側副靱帯 medial collateral ligament
mGCM：腓腹筋内側頭
　　　　medial head of gastrocnemius muscle

PaT：膝蓋腱 patellar tendon
PoA：膝窩動脈 popliteal artery
PoM：膝窩筋 popliteus muscle
SaM：縫工筋 sartorius muscle
SaT：縫工筋腱 sartorius tendon
SMM：半膜様筋 semimembranosus muscle
SMT：半膜様筋腱 semimembranosus tendon
STT：半腱様筋 semitendinosus tendon
＊Gerdy 結節

第 2 章

MRI 撮像法
MRI Technical Considerations

2-1　膝の固定方法：膝をコイル内で曲げる
2-2　矢状断像の設定
2-3　T1 強調と fast spin echo 法を用いたプロトン強調画像
2-4　Magic angle effect
2-5　In-phase 法，out-of-phase 法
2-6　横断画像の有用性
2-7　ACL に沿った斜冠状断像
2-8　脂肪抑制法
2-9　金属アーチファクトについて
2-10　軟骨の撮像方法

2-1 膝の固定方法：膝をコイル内で曲げる
Coil setting：slight flexion of the knee

➡ Niitsu M, Ikeda K, Fukubayashi T, et al：Knee extension and flexion：MR delineation of normal and torn anterior cruciate ligaments. J Comput Assist Tomogr 1996；20：322-327.

- 膝 MRI で最も重要な関節内要素は ACL である．
- ほとんどのメーカーが円筒形の膝用コイルを供給している．
- 円筒形のコイルに膝をセットすると，膝は伸展位で保持される傾向が強い（図 2-1A）．
- この伸展膝の矢状断像では，
  ① 顆間窩上端の骨縁と ACL 前縁が密着して靱帯の全体像の把握が困難．特に前縁は anteromedial bundle の走行部位であるが，ACL 損傷の多くはこの線維束が断裂する．
  ② 解剖的に脆弱であり特に断裂が好発する ACL の大腿骨付着部の描出が，大腿骨外側顆内側面との部分容積効果（partial volume effect）により不鮮明となる．
  ③ ACL 内部の全体的な信号強度の上昇が高頻度で観察され，これには magic angle effect の関与が考えられている．
- **完全伸展や過伸展膝の矢状断像で ACL は診断不可能である．**
- パッドなどを工夫することにより超電導マグネット内部でも膝は最大 30 度，平均約 15 度の軽度屈曲位をとることは可能である（図 2-1B）．
- 膝を屈曲することにより，前十字靱帯前縁は顆間窩上端の骨縁と離れ靱帯の全容が描出され，かつ大腿骨付着部がより明瞭となる（図 2-2）．
- 死体膝を用いて説明すると伸展位の大腿骨付着部では各線維束終末端は大腿骨外側顆内側面に幅広く平坦な形で付着する（第 3 章 p.43 参照）．膝屈曲により ACL が顆間窩天井から離れるにつれ，固定した大腿骨付着部とのよじれによりその長軸を中心に太まりを示す．言ってみれば「テープ」状であった ACL が「ロープ」状となり，矢状断像での描出が容易になると考えられる．
- 膝の軽度屈曲による PCL や半月板の描出能の低下は見られない．

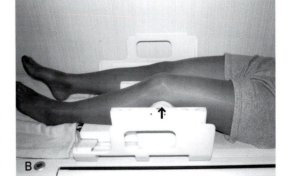

図 2-1A ● Ankle holder を使用した円筒形膝用コイル

MR 機に付属する膝用コイルは円筒形の場合が多く，ankle holder（*）などを用いてマニュアルどおりにセットすると膝は過伸展ぎみに保持される傾向が強い．

図 2-1B ● 小パッドを使用した円筒形膝用コイル

膝窩部に小パッド（矢印）を入れ，holder などを取り去ると膝は平均約 15 度の軽度屈曲位が可能になる．

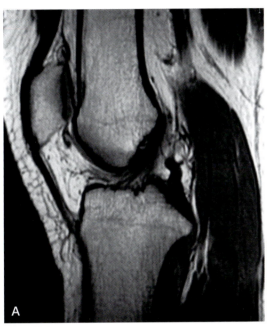
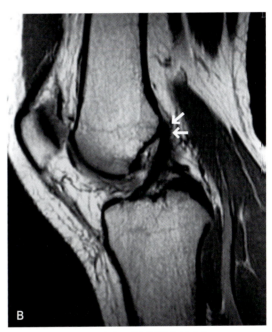

図 2-2 ● Ankle holder の使用による円筒形膝用コイル内での伸展位（A）と軽度屈曲位（B）

プロトン強調像．膝を軽度屈曲することにより ACL 前縁は顆間窩上端の骨縁と離れ，また大腿骨付着部（矢印）が明瞭となる．

■ 短パン，検査着について

- ◆ 膝の部分のストッキング，ソックスは画質を劣化させることがあり，取るべきである．
- ◆ コイルからのケーブルが皮膚に直接に接するとやけどの危険があるため，ズボン型の検査着の着用をすすめる．
- ◆ 女性を考慮して「裾のはだける」浴衣型の検査着は避けたい．

2-2 矢状断像の設定
Sagittal sections

- 膝 MRI の基本となる矢状断像の設定は，大腿骨顆部または脛骨高原の横断像で端から端までカバーするといわれたが，それでは不十分で，もう少し外側の腓骨頭まで含むべきである（図 2-3）．膝の外側支持組織（第 6 章 p.118 参照）の外側側副靱帯（LCL），大腿二頭筋腱（BFT）は腓骨頭付着部で合同の腱を形成し，矢状断で V 字型低信号を示す．膝の外傷ではこの付着部の損傷も多く，矢状断をこの位置まで含めると診断能が向上する．
- スライス厚 2.5 mm 程度の場合は成人男性で矢状断は 30 枚程度が必要となる．
- 膝をコイルに固定する際には十字靱帯，側副靱帯などのよじれを防ぐために極端な外旋，内旋は控えるべきである．
- ACL を 1 枚の斜矢状断で描出しようと，横断像からその長軸に沿って斜矢状断を設定すると，できあがった画像は骨皮質の部分容積効果（partial volume effect）も加わり ACL 大腿骨付着部の描出能が低下するので注意を要する（図 2-4）．あまり角度をつけない正矢状断像で十分である（ACL 全長は 2〜3 枚の矢状断に分割されるが，慣れれば読影に支障はない）．
- 上下に長い矢状断の位相エンコード方向を通常は A-P 方向（前後方向）に設定するが，その場合，膝窩動静脈からの血流のアーチファクトが重なってくる（図 2-5）．位相エンコード方向を S-I 方向（頭尾方向）に設定するとこれは回避されるが，今度は折り返しアーチファクトには注意が必要である（折り返し防止対策が必須）．

■ マーカーの活用を

本書では骨・軟部腫瘍をあえて扱わなかったが，膝には拡張した滑液包や骨棘・遊離体など，腫瘤性病変と鑑別を要する疾患も多い．体表から触れる・透見できる病変がある場合は，MR 検査室に入る前に，病変を挟みこむように（病変の直上に置くと変形するため）複数のマーカーを貼付すべきである．これは病変が MRI で描出されなかった場合に，「腫瘤がなかった」と説得できる大きな証拠となる．また体表からの進展範囲を深部との差も描出可能である．中身が粘液・ゼリー状の（期限切れの）錠剤などは，T1，T2 強調画像でともに高信号となり，取り扱いもしやすく，理想的なマーカーとなる．

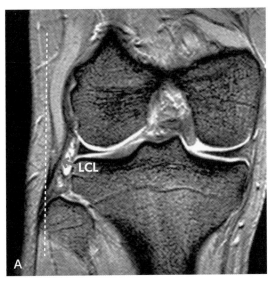
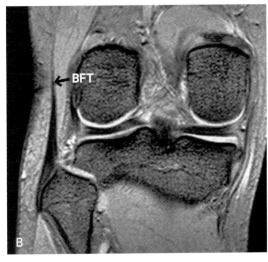
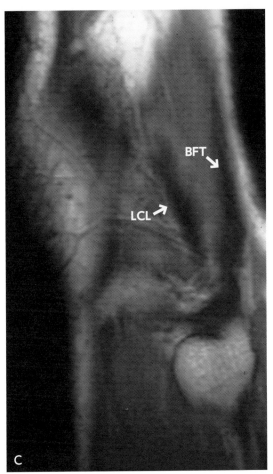
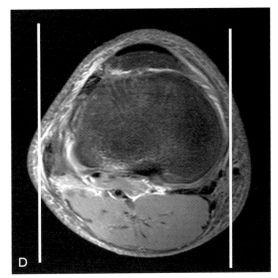

図 2-3 ● 矢状断像の設定（右膝）

外側側副靱帯（LCL，A），大腿二頭筋腱（BFT，B）は腓骨頭付着部で合同の腱を形成し，矢状断（C）では前がLCL，後ろがBFTのV字型低信号を示す．腓骨頭のこのスライス（破線，A）まで含めた矢状断を，横断面などから設定する必要がある（実線，D）．

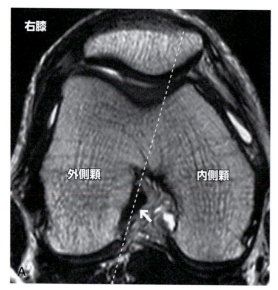
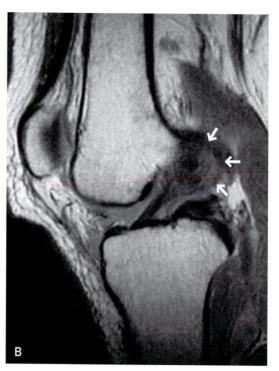

図 2-4 ● 矢状断像設定の失敗例（右膝）
横断像で外側顆内側壁に付着するACL（矢印，A）に平行に矢状断を設定すると（破線，A），その斜矢状断像では骨皮質のpartial volume effectも加わり（矢印，B），ACLの描出能が低下するので注意を要する．

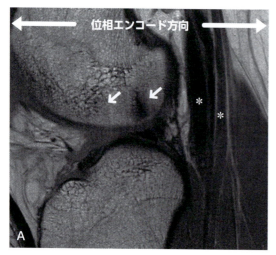
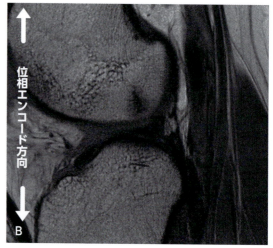

図 2-5 ● 位相エンコード方向による血流アーチファクト
位相エンコード方向をA-P方向（前後方向）に設定すると膝窩動静脈（＊）からの血流のアーチファクトが重なってくる（A）．位相エンコード方向をS-I方向（頭尾方向）にするとこれは回避される（B）．

2-3 T1強調とfast spin echo法を用いたプロトン強調画像　T1WI and PDWI(fast spin echo)

- MR撮像の「慣例に従って」T1強調画像とT2強調画像の両者を自動的に撮像する施設も多いが，靱帯や半月板の描出を主目的とする場合，**T1強調画像は意義が少ない**．
- 正常状態で低信号を呈する靱帯や半月板は，T1強調よりもプロトンに近い中間的画像のほうが周囲の軟骨や関節液とのコントラストがつきやすい（図2-6）．
- Fast spin echo(FSE)法は従来のspin echo(SE)法に対して撮像時間を劇的に短縮し高分解能画像を可能とし，膝関節MRIにおいても活用されている．
- ただし，以下の2点には注意が必要である．
  ① Echo train length(ETL)を最小限に抑えないと画像にぼけ(blurring)が生ずる．
  ② 脂肪の高信号化により半月板病変などのコントラストが低下することがある．
- プロトン強調画像でFSE法を使用する場合は上記に留意してETLを最小限（多くても5～6程度）に抑えるべきである．
- ②に対しては脂肪抑制法を併用する場合も多い．

■ 水を高信号とした中間的画像

- さらにFSE法による「プロトン強調画像」で，エコートレインの最後に−90度パルスを印加して縦磁化を強制的に回復する手法〔DRIVE(Philips)，FRFSE(GE)，RESTORE(Siemens)，T2 Plus(東芝)など〕を用いると，比較的短いrepetition time(TR)でもT2強調のコントラストを強調できる．関節液を高信号とすることにより（もはや「プロトン強調」とは呼べないが），軟骨や靱帯，半月板の描出能が向上する（図2-7）．

■ T2強調とT2*強調画像

関節液を高信号として靱帯や半月板病変とのコントラストをつくるT2(T2*)強調画像は有用である．特に撮像時間が比較的短く，高コントラストを提供するgradient echo法T2*強調画像は微細病変の描出には非常に有効である．ただしmagic angle effectの影響を考慮すると膝MRIの矢状断と冠状断に，gradient echo法と長いTEのspin echoまたはfast spin echo系列の撮像を振り分けることが必要であろう．

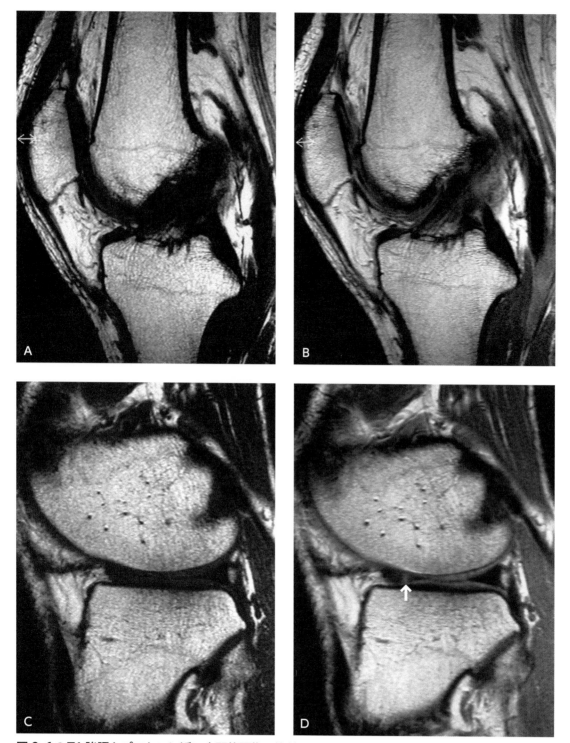

図 2-6 ● T1 強調とプロトンに近い中間的画像の比較

健常膝と外側半月板断裂例.T1 強調画像(SE 350/14,A・C).プロトンに近い中間的画像(FSE 1,324/17 ETL 5,B・D).T1 強調よりもプロトンに近い中間的画像のほうが前十字靱帯や関節軟骨の輪郭が描出されやすい.半月板の断裂部(D,矢印)もコントラストがつきやすい.

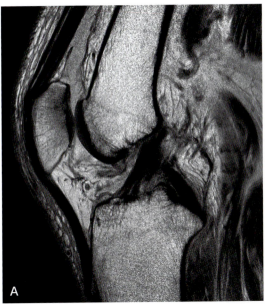 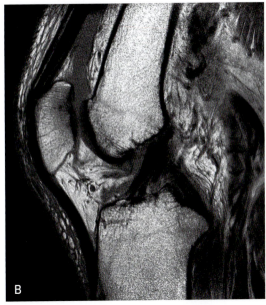

図 2-7 ● 関節液を高信号とした「プロトン強調画像」（DRIVE 付加）と従来のプロトン強調画像
従来法（B）に比べて高信号をした関節液と軟骨，前十字靱帯がコントラストをなし，より鮮明に描出されている（A）．
FOV 150 mm，Thick 3 mm/gap 0.3 mm，23 枚，512 scan matrix 864 ZIP，撮像時間 ともに約 6 分．

2-4　Magic angle effect

Magic angle effect とは

→ Erickson SJ, Prost RW, Timins ME : The "magic angle" effect : background and clinical relevance. Radiology 1993 ; 188 : 23-25.

→ Peterfy CG, Janzen DL, Tirman PF, et al : "Magic-angle" phenomenon : a case of increased signal in the normal lateral meniscus on short-TE MR images of the knee. AJR Am J Roentgenol 1994 ; 163 : 149-154.

- 靱帯などの索状構造物が静磁場方向に対して 55 度前後の角度で位置した場合に，内部の分子配列の方向性によりその信号強度が特異的に上昇する現象．
- 靱帯断裂などの異常所見と混同しやすいといわれる．
- Magic angle effect は TE の短い場合に顕著であり T1 強調やプロトン強調画像，T2 強調系では低いフリップ角を用いた gradient（field）echo 法（T2*強調）が該当する（図 2-8）．
- 靱帯の他にも外側半月板後角などへの magic angle effect の影響が挙げられている（図 2-9）．
- Magic angle effect の解決法の一つは，TE を長くすることである．したがって T2*強調画像で現象が見られた場合は長い echo time（TE）の SE または FSE 系列の T2 強調画像を撮像すると解決する（図 2-10）．

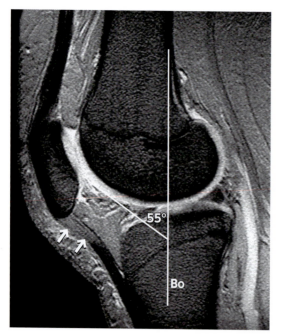

図 2-8 ● Magic angle effect
T2*強調像(GRE 560/14, フリップ角 30 度). 膝蓋腱の上部が局所的に信号上昇を示す(矢印). これは静磁場方向(Bo, 上下方向)に対して 55 度前後の角度で腱などが位置した場合に観察される.

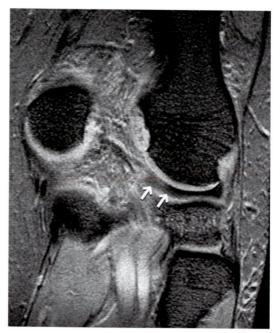

図 2-9 ● 外側半月板後角への magic angle effect
T2*強調冠状断像. 健常な外側半月板後角が局所的に信号上昇を示す(矢印).

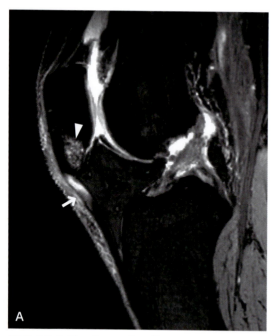

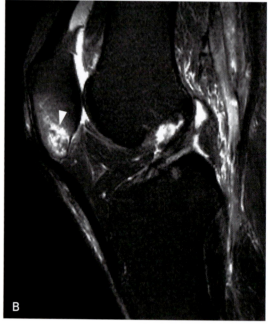

図 2-10 ● Magic angle effect における TE の作用
脂肪抑制 T2*強調像(TR/TE＝19.54/7)(A)と脂肪抑制 T2 強調像(FSE 5,619/90)(B). T2*強調像で膝蓋腱の頭側部に見られる局所的高信号(矢印, A)は TE を長くすることで消失する. 膝蓋骨下極に骨挫傷あり(矢頭).

2-5 In-phase 法，out-of-phase 法

- Gradient echo 法では TE により脂肪と水の信号に若干の差がある．
- 水と脂肪の共鳴周波数は 3.5 ppm の差がある（脂肪が低い）．これは 1.5 T では 224 Hz に相当する（63.9 MHz×3.5 ppm）．
- すなわち 1.5 T では TE の 4.5 msec ごとの周期で両者の周波数が一致する（in-phase 220 Hz＝4.5 msec）．
- その中間の TE（out-of-phase）では同一ピクセル内の水と脂肪の信号が打ち消しあって信号のロスを生じる．例えば皮下脂肪と筋肉や血管などとの境界が黒い縁取りとなる（boundary effect，図 2-11）．
- 1.0 T の場合は各々の数値を 1.5 倍，0.5 T の場合は 3 倍する．
- 3.0 T の場合は各々の数値を 0.5 倍する．

表 2-1 ● 1.5 T における in-phase，out-of-phase を示す TE（msec）

in-phase		4.5	9.0	13.5	18.0	22.5	27.0
out-of-phase	2.3	6.8	11.3	15.8	20.3	24.8

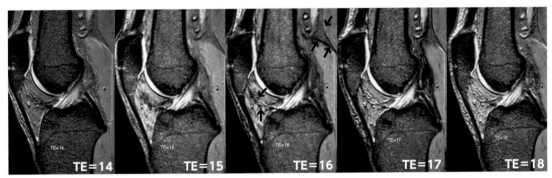

図 2-11 ● Gradient echo 法における TE の差による画像の違い（1.5 T）
左から TE＝14, 15, 16, 17, 18 msec．TE が約 14 msec と 18 msec で in-phase となり，16 msec 近くで out-of-phase となる．Out-of-phase のときには，皮下脂肪と筋肉，血管との境界が黒い縁取りとなる boundary effect が見られる（矢印）．

2-6 横断画像の有用性
Axial sections

→ Roychowdhury S, Fitzgerald SW, Sonin AH, et al : Using MR imaging to diagnose partial tears of the anterior cruciate ligament : value of axial images. AJR Am J Roentgenol 1997 ; 168 : 1487-1491.

- 主に上下方向に走行する靱帯や半月板の診断には矢状断と冠状断像が主体となるが，横断像もこれらの診断に有用な情報を与える．
- 横断像は十字靱帯の大腿骨付着部の描出に優れ，矢状断などで困難とされる前十字靱帯部分断裂の評価に横断像は有効と報告されている．
- 前十字靱帯再建術に用いられるハムストリングスや膝蓋腱の断面積を評価できる．
- 「タナ」と呼ばれる内側滑膜ヒダや，最も厚いとされる膝蓋大腿関節の軟骨は横断像で明確に描出され，膝蓋骨亜脱臼の精査にも用いられる．
- 半月板嚢胞などの半月板周囲の液体貯留も横断像でその全貌が明瞭に描出される．

2-7 ACLに沿った斜冠状断像
Oblique coronal section along ACL

- 矢状断でのACLの走行を確認し，それに平行する斜冠状断像を撮像する．
- 正常例ではACL脛骨付着部で線維束が扇状に散開して付着する様子が描出される（図2-12）．
- ACL断裂例での損傷部位の描出能が向上する（図2-13）．

> ■ 積極的に患者さんの診察を
>
> MR撮影の現場に張り付いて検査指示を出しつつ読影を行っている放射線科医も多いと思うが，ぜひ患者さんの診察を．MRI検査依頼票に必要事項が書いてあるはずだが，まれに半月板の内側外側が記載してなかったり，onsetの時期が不明の場合もある．そのようなときは患者さんに聞くのがいちばんであり，受傷の様子を聞いていると疾患の絞り込みが自然にできることが多い．その際に体表面の観察や圧痛部位の確認をすると情報量が一挙に増加する．高度な徒手検査などは素人には無理としても，患者さんの話を聞き，自分で病変確認する習慣が，結果的には的確な診断に直結するものと思われる．

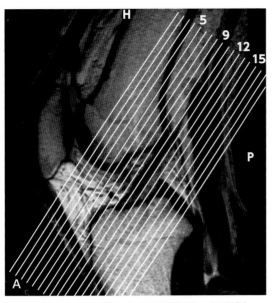
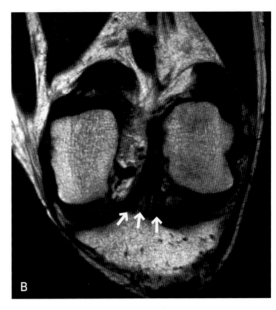

図 2-12 ● ACL に沿った斜冠状断像，正常例
プロトン強調像(A)，プロトン強調斜冠状断像(B)．矢状断(A)での ACL 走行に平行する斜冠状断像を撮像する(B)．脛骨付着部に扇状に散開して付着する ACL の線維束が描出される(矢印，B)．

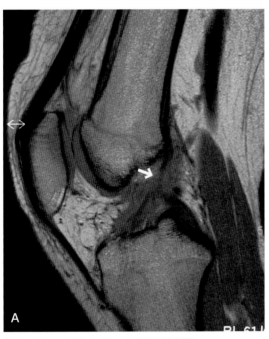
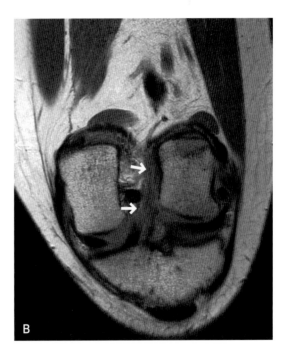

図 2-13 ● ACL に沿った斜冠状断像
10 歳代前半女児，ACL 部分断裂，プロトン強調像(A)，プロトン強調斜冠状断像(B)．矢状断でも ACL の部分断裂は診断可能であるが(矢印，A)，斜冠状断像では靱帯線維の不連続が明瞭となる(矢印，B)．

2-8 脂肪抑制法
Fat suppression

- 脂肪髄が大半を占める骨髄内部や皮下脂肪体へ進展する病変については脂肪抑制法が有用である．
- 水と脂肪の共鳴周波数の差(1.5 T では 224 Hz，p.25 にて前述)を利用して，脂肪の信号にのみ抑制パルスを照射する方法(CHESS：chemical shift selective 法，ChemSat 法)と IR 法にて TI(time of inversion)を脂肪のゼロ信号のポイント(null point)に設定する方法(STIR：short TI[tau]inversion recovery)などがある．
- これらとは別の脂肪抑制方法として，選択的水励起法(water selective excitation)がある．これは上述の「プリパルス」による脂肪の選択的抑制とは異なり，水のみを励起する「励起パルス」である．Binomial pulse と呼ばれる 1-1，1-2-1，1-3-3-1 など，励起パルスを分割し，水と脂肪の共鳴周波数による位相差を利用する方法である．いずれの方法にも一長一短がある．
- 骨髄や皮下組織など，脂肪が豊富な組織内の浮腫や液体貯留の検出には，脂肪抑制法が必須である．本書で多用する，脂肪抑制プロトン強調，脂肪抑制 T2 強調，STIR などは **fluid-sensitive sequence** と呼ばれ，有用である．

表 2-2 ● 脂肪抑制法の比較

	長所	短所
脂肪抑制パルス照射	撮像時間が若干延びる程度で撮像方法の制約が少ない	磁場の不均一による共鳴周波数のずれによる脂肪の消え残りのムラが発生し，特に大きなFOVの場合の辺縁部に目立つ
STIR 法	均一でほぼ完全な脂肪抑制が期待される	IR パルス照射による撮像方法の制約が多い(スライス間ギャップの確保や撮像時間延長など)
選択的水励起法	撮像時間の延長はほとんどない	磁場の不均一性にさらに敏感である

2-9 金属アーチファクトについて
Metallic artifact

- 体内の磁性体によりアーチファクトが生ずるのはMRIの宿命.
- ACL再建術後のステープルは局所の磁場の撹乱による画像のゆがみを生じる.この場合,周波数エンコード方向に特有の折り返し状の「抜け」と位相エンコード方向により広範囲にアーチファクトの重なりが観察される(図2-14).

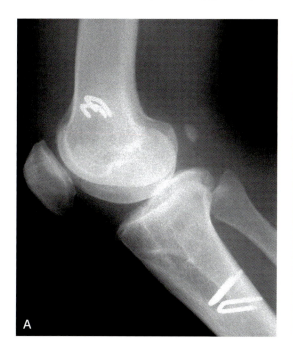

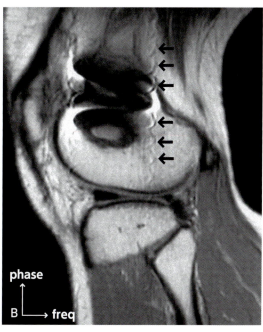

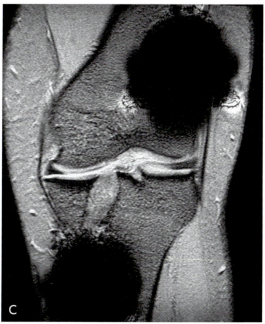

図2-14● 金属アーチファクト

ACL再建術後.単純X線写真(A)で大腿骨と脛骨に各々,ステープルが確認される.MRIでは局所の磁場の撹乱による画像のゆがみ(矢印)と信号の「抜け」が見られる(B,プロトン強調像,図の上下が位相エンコード[phase],左右が周波数エンコード[freq]方向).このアーチファクトは磁場の不均一により敏感なgradient echo法でより顕著である(C,T2*強調像).

- 金属アーチファクトは磁場の不均一に敏感な gradient echo 法でより顕著である．
- ごく微細な金属片(粉)がMRI撮像時に偶発的に見つかることもある(図2-15)．このような小さな金属片による画像の劣化は局所に留まるが，注意すべきはそれを導体として通電することによるやけどである．注意深く検査室へ入れ，頻繁に様子を観察する必要がある．

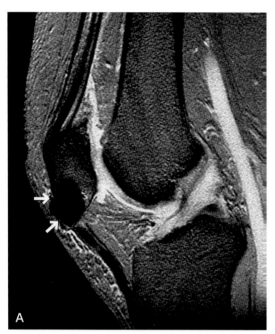 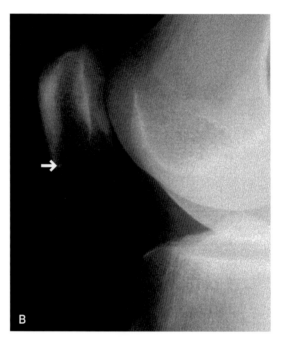

図 2-15 ● ごく小さな金属粉によるアーチファクト
T2*強調像で局所の信号の「抜け」とゆがみが見られる(矢印，A)．単純X線写真ではかろうじて描出される程度の小さな金属粉(矢印)であった(B)．

2-10 軟骨の撮像方法
Cartilage imaging

- 膝関節の軟骨は荷重面である大腿-脛骨関節（femoro-tibial：FT関節）と膝伸展・屈曲に関与する膝蓋-大腿関節（patello-femoral：PF関節）に大別される．
- 膝蓋骨の軟骨は人体最大の厚みがあり最大4mmほどある．
- 関節軟骨の層構造は表層（superficial zone），移行層（transitional zone），放射層（radial zone），石灰化層（calcified zone）となる．
- 関節軟骨の組成は，水（70％），Ⅱ型コラーゲン（20％），プロテオグリカン（10％）からなる．
- プロテオグリカンはさらにヒアルロン酸，コアプロテインおよびグリコサミノグリカン（glycosaminoglycan：GAG）に分類され，GAGは軟骨損傷・変性で減少し，関節軟骨の本質的構成要素となる．GAGは陰性荷電．
- 関節鏡検査は軟骨表面の観察となり，軟骨層内部の性状は不明で，また死角もある．
- 単純X線写真による軟骨損傷・変形性関節症の分類はKellgren-Lawrence分類が知られている（**表2-3**）．
- また関節鏡やMRIによる軟骨損傷の進達度分類はICRS（International Cartilage Repair Society）分類がよく用いられる（**表2-4**）．
- 今後，MRIによる形状診断「形」，質的診断「質」が重要となる（**表2-5**）．

➡ Kellgren JH, Lawrence JS：Radiological assessment of osteo-arthrosis. Ann Rheum Dis 1957；16：494-502.

表2-3 ● Kellgren-Lawrence分類

grade 0：正常
grade 1：関節裂隙狭小化の疑い．わずかな骨棘形成
grade 2：軽度の関節裂隙狭小化，骨棘形成
grade 3：中等度の関節裂隙狭小化，骨棘形成，軟骨下骨硬化
grade 4：高度の関節裂隙狭小化，大きな骨棘形成，高度の軟骨下骨硬化

表2-4 ● ICRS（International Cartilage Repair Society）分類

grade 0：正常
grade 1：ほぼ正常（表層の陥凹や微細亀裂）
grade 2：異常（軟骨損傷が50％以下の深さ）
grade 3：高度の異常（軟骨損傷が50％以上の深さ，石灰化層まで達する）
grade 4：高度の異常（軟骨損傷が軟骨下骨まで達する）

→ Årøen A, Løken S, Heir S, et al：Articular cartilage lesions in 993 consecutive knee arthroscopies. Am J Sports Med 2004；32, 211-215.

表 2-5 ● 軟骨の画像診断

- 軟骨の「形」を見る
  高分解能画像が必須：空間分解能
  - 空間分解能　0.数 mm が必要
  - 適切な断層面の設定

  関節液とのコントラストが必要：コントラスト分解能
  - 軟骨灰色－関節液白，軟骨白－関節液黒
- 軟骨の「質」を見る
  緩和時間の差などを用いる

軟骨の「形」を見る

→ Disler DG, McCauley TR, Kelman CG, et al：Fat-suppressed three-dimensional spoiled gradient-echo MR imaging of hyaline cartilage defects in the knee；comparison with standard MR imaging and arthroscopy. AJR Am J Roentgenol 1996；167：127-132.

→ Ramnath RR, Magee T, Wasudev N, et al：Accuracy of 3-T MRI using fast spin-echo technique to detect meniscal tears of the knee. AJR Am J Roentgenol 2006；187：221-225.

- 軟骨の「形」を見るためには高分解能画像が必須で，0.数 mm の**空間分解能**が要求される．その装置での最高の SNR の得られる多チャンネルコイルやアプリケーションが必要となる．
- 軟骨の損傷軸に対する断層面の設定も重要である（図 2-16）．
- さらに軟骨と関節液とのコントラストが必要（**コントラスト分解能**）となる．例えば軟骨を灰色，関節液を白とするコントラスト（bright fluid imaging，T2*強調画像など）や，軟骨を白，関節液を黒とするコントラスト（dark fluid imaging，脂肪抑制 T1 強調 GRE 法など）がある（図 2-17）．
- 両方法ともに sensitivity は 9 割以上，specificity も 8 割以上の成績がある．
- また，3 軸補償型 gradient echo 法を用いる方法がある．これは傾斜磁場をエコー点を中心に左右対称に配列して各信号を spoil せずに保持する手法で，True FISP（Siemens）や Balanced FFE（Philips），FIESTA（GE），などが挙げられる．比較的高いフリップ角で関節液などの水信号が高信号化し高コントラスト画像が可能である．また TR も短縮可能であり，短時間に高画質の軟骨画像が得られる利点がある（図 2-19）．
- さらに3D撮像による三方向の高分解能画像（図 2-20）や 3 T を駆使した拡大画像（図 2-21）がある．

■ MTC（magnetization transfer contrast）法，MT 効果

- MRI で画像化されるのは自由水のプロトンがほとんどである．
- 自由水の他には高分子の蛋白に結合する水があり，その共鳴周波数は数千 Hz にわたり広がる．
- 自由水の共鳴周波数から数千 Hz 以上離れたパルス（off-resonance pulse）を照射すると蛋白結合水とともに自由水の信号も抑制され（MT 効果），MRI でコントラストをつける（magnetization transfer contrast：MTC）手法である．
- コラーゲンやプロテオグリカンを主成分とする関節軟骨の信号を特異的に抑制し，T2 強調像で高信号を示す関節液とのコントラストを向上させる（図 2-18）．
- ただし MT パルスを照射することにより SAR（specific absorption rate）で規定される生体の発熱を考慮する必要がある．またスキャン時間の若干の延長を伴う．
- 180 度パルスを多用する FSE 法もこの MT 効果を含んでおり，自動的に軟骨のコントラストが改善している．

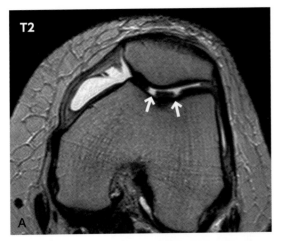
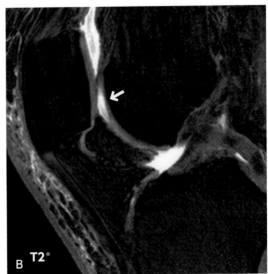
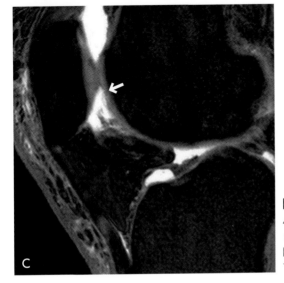

図 2-16 ● 撮像断面による関節軟骨描出の違い
40歳代女性，T2強調横断像（A）と2スライスのT2*強調像（B・C）．大腿骨滑車を上下に走行する2本の軟骨亀裂は横断像で明瞭である（矢印，A）．しかし亀裂に並行する矢状断ではその一部が不描出となる（矢印，C）．

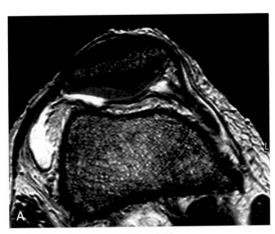
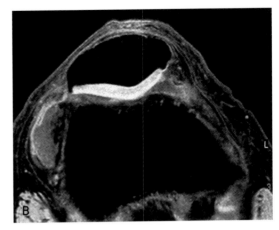

図 2-17 ● 関節軟骨の描出方法
(A) bright fluid imaging，MTC付加T2強調画像（TR/TE＝38/14，30 degree，off-resonance MTC，scan time 4：32 m）．(B) dark fluid imaging，脂肪抑制T1強調GRE法（32/6.8，25 degree，fat suppression，scan time 5：03 m）．MTC付加T2強調画像では高信号の関節液（bright fluid imaging）に対して軟骨を低信号としてコントラストを得る．脂肪抑制T1強調GRE法では関節液は低信号（dark fluid imaging），軟骨は高信号に描出される．ともに1.5 mm thickness，130 mm FOV，256×512 matrix.

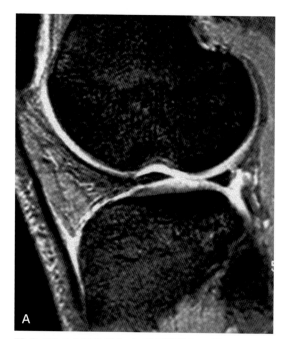
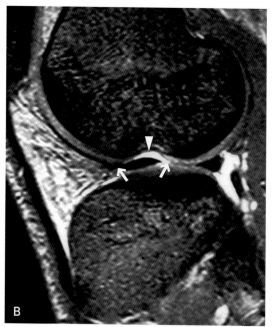

図 2-18 ● MTC 法による関節軟骨の描出

T2*強調像（A，GRE 545/15，30 degree），MTC 付加 T2*強調像（B，パラメータは A と同一）．T2*強調像では関節軟骨と関節液がともに高信号を示す．MT 効果により軟骨の信号が特異的に抑制され（矢印），高信号を保つ関節液（矢頭）とのコントラストを向上させる．

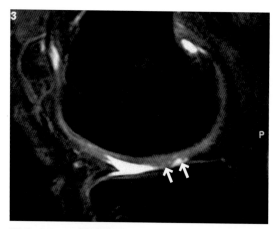

図 2-19 ● 3 軸補償型 gradient echo 法を用いた軟骨描出

Balanced FFE（TR/TE＝12/6.0，70 degree，1-3-3-1 選択的水励起法併用，1.6 mm thickness，140 mm FOV，256×512 matrix，scan time 4：06 m）．関節液が高信号となり軟骨不整部分（矢印）とのコントラストが良好である．

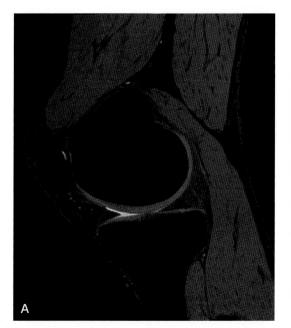
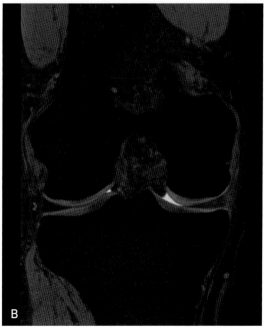
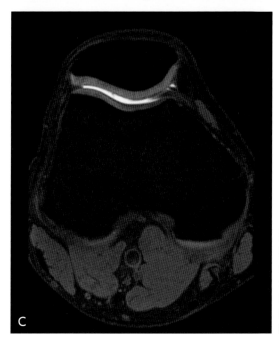

図 2-20 ● 3D 撮像による三方向の高分解能画像

脂肪抑制 T2*強調画像（A，3D-GRE19/7.0＋13.3），それからの再構成による冠状断像（B），横断像（C）．矢状断（膝の大きさにより撮像枚数を 260〜320 枚程度で調整）の原画像から冠状断，横断像を再構成（計算にかかる時間はごくわずか）し，主に，軟骨・半月板・滑膜・関節内遊離体などを観察する．

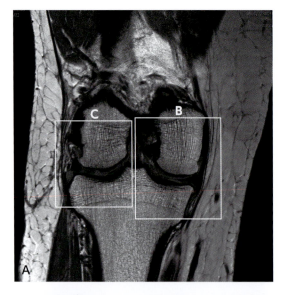
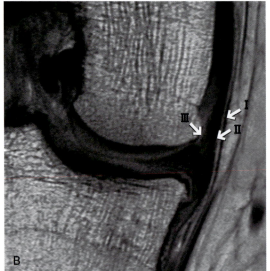
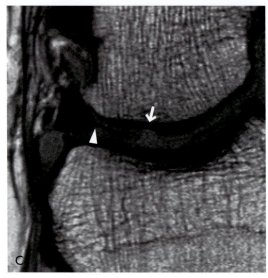

図 2-21 ● 3 T を駆使した拡大画像

1,024 matrix 画像（A, FSE 2,025/20 3.0/0.3 FOV 160 1,024×1,024）とその拡大図（B・C）．内側の拡大画像では第 1〜3 層が描出され（Ⅰ〜Ⅲ, B），マイクロスコピーコイルを用いた高分解能画像（図 5-3，第 5 章 p.101 参照）に匹敵する．外側の拡大図では外側顆の軟骨欠損（矢印）と外側半月板自由縁の断裂変形（矢頭）が明瞭である（C）．

■ 3 T の利点と注意事項

- SN 比の向上
  高分解能画像：薄いスライス厚，小さな FOV，1,024 matrix など
  撮像時間の短縮，撮像シリーズの増加
- T1 値延長，T2 値若干短縮（膝の場合には大きな欠点とはならない）
- 化学シフトの顕著化（band width の調整，脂肪抑制の併用）
- RF 浸透の低下，信号ムラ（マルチチャンネル，parallel imaging 採用）
- 磁化率効果増大（金属アーチファクトの対処，susceptibility 画像への応用）
- SAR 増大（発熱に要注意）

軟骨の「質」を見る

➡ Baum T, Joseph GB, Arulanandan A, et al：Association of magnetic resonance imaging-based knee cartilageT2 measurements and focal knee lesions with knee pain：data from the Osteoarthritis Initiative. Arthritis Care Res 2012；64：248-255.

➡ Mosher TJ, Liu Y, Yang QX, et al：Age dependency of cartilage magnetic resonance imaging T2 relaxation times in asymptomatic women. Arthritis Rheum 2004；50：2820-2828.

➡ Kijowski R, Blankenbaker DG, Munoz Del Rio A, et al：Evaluation of the articular cartilage of the knee joint；value of adding a T2 mapping sequence to a routine MR imaging protocol. Radiology 2013；267：503-513.

➡ Gold GE, Chen CA, Koo S, et al：Recent advances in MRI of articular cartilage. AJR Am J Roentgenol 2009；193：628-638.

- 軟骨の「質」を見るために，T2マッピング，T2*マッピング，T1ρマッピング，dGEMRIC，gag-CESTなどがある（表2-6）．

表2-6 ● 軟骨の質的診断

Method	Target	利点・欠点
T2マップ	Collagen water	広く普及 Magic angleに依存
T2*マップ	Collagen	UTE使用
T1ρマップ	GAG	高RF照射によるSAR上昇
dGEMRIC	GAG	倍量造影剤使用，保険適用外 撮像までに数時間
gag-CEST	GAG pH	B0不均一補正必須 3Tでは検出能低い

Goldらの文献より改変

- T2マッピングは軟骨内の水分含有量を反映し，正常軟骨では移行層のT2値が高い．このT2値は軟骨変性・損傷により延長する．T2マッピングはマルチエコーSE法を使用し，各画素ごとのT2値を計測，カラーコーディングしてMR画像に重ねる．特殊なアプリを必要とせず，臨床機で作成可能である（図2-22）．
- 短所としてmagic angle effect（p.23参照）があり，静磁場に対してのコラーゲン線維の方向性によりT2値が変化する．
- ルーチンMRIにT2マッピングを追加することで軟骨の診断能向上が報告されている．
- T2*マッピングはTEが1ms以下のultra-short TEを用い，T2*値をマップ化したもの．T2*値はT2値より極端に短く，軟骨下骨などT2値が極めて短く従来法では検出不可能であるが，T2*マッピングではその質的診断が可能（図2-23）．
- T1ρマッピングの正式名称はspin-lattice relaxation in the rotating frameである．一言でいうと「造影剤を用いないGAG濃度評価法」である．これはspin lock timeを変えて数回撮像し，画素ごとのT1ρ値を計測しマップ化する．変性によるGAG濃度減少により水分子運動が増大し，T1ρ値が延長する．
- dGEMRIC（delayed gadolinium enhanced magnetic resonance imaging of cartilage，遅延相軟骨造影MRI）はイオン性造影剤を用いてGAG濃度評価を行う．GAGは陰性荷電であり，Gd-DTPA^{2-}と反発，そのためGAG濃度が少ない軟骨変性・損傷部位はGdが集積，T1短縮（染まる）となる．
- CEST（chemical exchange saturation transfer）はoff-resonanceの飽和パルスを周波数を変えて多数回照射し，微量の組織定量を行う．飽和パルス照射の点ではMTC法に似る．GAGの水酸基（-OH）をtargetとし，gag-CESTと呼ばれる．pHも測定可能だが，欠点はB0不均一に影響され厳重な磁場補正が必須な点である．また現状の3Tでは検出能が低い．

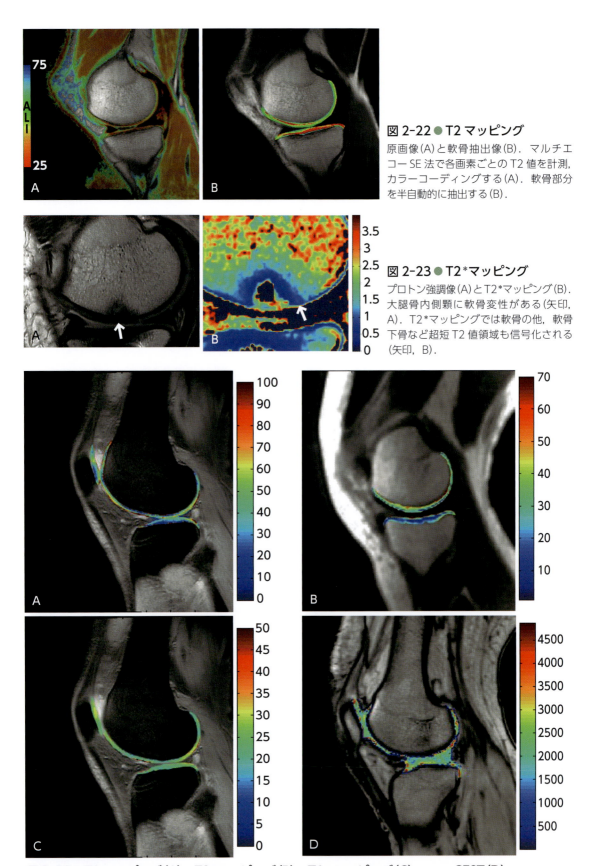

図 2-22 ● T2 マッピング
原画像（A）と軟骨抽出像（B）．マルチエコー SE 法で各画素ごとの T2 値を計測，カラーコーディングする（A）．軟骨部分を半自動的に抽出する（B）．

図 2-23 ● T2*マッピング
プロトン強調像（A）と T2*マッピング（B）．大腿骨内側顆に軟骨変性がある（矢印，A）．T2*マッピングでは軟骨の他，軟骨下骨など超短 T2 値領域も信号化される（矢印，B）．

図 2-24 ● T2 マッピング（A），T2*マッピング（B），T1ρ マッピング（C），gag-CEST（D）
筆者の病院と関連施設の画像であるが，T2 マッピング以外は臨床応用のハードルが高い．

本書に用いた大半の症例の撮像条件

1.5 T

スライス厚 3.0〜3.5 mm，ギャップ 0.3〜0.5 mm

矢状断は 23 枚，冠状断と横断像は 18 枚

140〜150 mm FOV，512×256 or 864×512 matrix

- ◆プロトンに近い中間的画像(以下，本書では便宜上，プロトン強調画像)
  FSE 1,300〜2,500/13〜17，ET 4〜6(+DRIVE など水高信号化パルス)
- ◆脂肪抑制プロトン強調画像　上記に脂肪抑制(1-3-3-1 など水励起パルス)を追加※
- ◆T2*強調画像　GRE 500〜700/14〜15，フリップ角 25〜35 度
- ◆T2 強調画像　FSE 2,500〜3,500/90〜100，ET 10〜15
- ◆T1 強調画像(腫瘍や骨髄病変，造影時のみ)　SE 350〜500/11〜17

3.0 T

2D 画像

スライス厚 2.0〜2.5 mm ギャップ 0.2〜0.3 mm

矢状断は 26〜30 枚，冠状断と横断像は 26 枚

150 mm FOV，864×512 or 1,024×864 matrix

- ◆プロトン強調画像 FSE 2,400〜2,800/17〜30，ET 4〜7(+DRIVE など水高信号化パルス)
- ◆脂肪抑制プロトン強調画像　上記に脂肪抑制(1-3-3-1 など水励起パルス)を追加※
- ◆T2 強調画像，T1 強調画像は 1.5 T とほぼ同じ

3D 画像

スライス厚 0.6 mm/−0.3 mm (overlapping)

矢状断 280 枚，冠状断と横断像は 再構成後適当な枚数

150 mm FOV，512×512 matrix (0.3×0.3×0.3 mm isovoxel)

- ◆脂肪抑制 T2*強調画像 3D-GRE 19/7.0+13.3 (1st echo と 2nd echo の合算による)，脂肪抑制 (1-3-3-1 など水励起パルス)※

SE：spin echo，FSE：fast spin echo，GRE：gradient echo，ET：echo train length
※：fluid-sensitive sequence

第 3 章

前十字靱帯
ACL：Anterior Cruciate Ligament

3-1　解剖
3-2　健常前十字靱帯の MRI 所見
3-3　前十字靱帯断裂の特徴
3-4　前十字靱帯完全断裂
3-5　診断が難しい前十字靱帯部分断裂
3-6　前十字靱帯急性断裂
3-7　前十字靱帯急性断裂に伴う断片による伸展障害
3-8　前十字靱帯陳旧性断裂
3-9　前十字靱帯の変性
3-10　前十字靱帯断裂の二次的所見
3-11　脛骨顆間隆起骨折
3-12　前十字靱帯再建術
3-13　再建靱帯の MRI 所見
3-14　再建靱帯の再断裂と合併症
3-15　膝蓋下脂肪体の関節鏡後の変化
3-16　断裂前十字靱帯の保存療法

3-1 解剖
Anatomy

→ Fayad LM, Rosenthal EH, Morrison WB, et al : Anterior cruciate ligament volume : analysis of gender differences. J Magn Reson Imaging 2008 ; 27 : 218-223.

→ Girgis FG, Marshall JL, Monajem A : The cruciate ligaments of the knee joint. Anatomical, functional and experimental analysis. Clin Orthop Relat Res 1975 ; 106 : 216-231.

→ Kennedy JC, Weinberg HW, Wilson AS : The anatomy and function of the anterior cruciate ligament. J Bone Joint Surg 1974 ; 56 : 223-235.

- 前十字靱帯（ACL）は関節包内（intraarticular），かつ滑膜腔外の構造物（extrasynovial structure）である．
- 長さは平均38 mm，幅11 mmで全長にわたり線維はらせん状によじれて走行する．
- 男性は女性より主に身長に比例してACLの体積は大きい．
- 前十字靱帯にはanteromedial bundle（AMB）とposterolateral bundle（PLB）の2本の主要線維束がある（図3-1）．この2本の線維束をMRI上，同定できる場合は少ないが見える場合もある（図3-2）．
- AMBは屈曲時の膝安定性に関与し，屈曲時に断裂しやすい．一方，PLBは伸展時の回転安定性に関与，伸展時に断裂しやすい．
- AMBはACLの前縁を形成し（矢状断像で確認しやすい）かつ損傷を受けやすいため重要．
- ACLは大腿骨顆間部を後外側から前内側へ斜走する．
- ACL全体としては最大伸展時と90度屈曲時に張力が増すが，これは主にAMBに作用し，45度程度の屈曲位ではACLは若干緩む．
- 大腿骨付着部は長さが約23 mmで脛骨付着部に比べて小さく解剖的にも脆弱であり，スキーによるACL損傷の約8割は大腿骨付着部の損傷といわれる（図3-3A）．
- 脛骨へは脛骨棘（tibial spine）と内側半月板前角との間に扇状に散開して付着し，脛骨付着部の長さは平均30 mmである（大腿骨付着部より大きい）（図3-4，2-12B）．

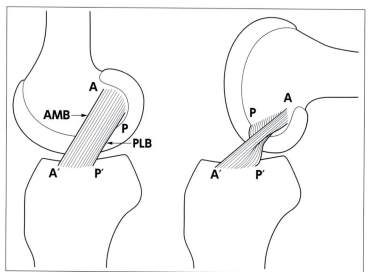

図3-1 ● ACLの2本の線維束
前縁のanteromedial bundle（AMB）と後方のposterolateral bundle（PLB）．ACL全体としては最大伸展時と90度屈曲時に張力が増すがこれは主にAMBに作用し，またその損傷も多い（Girgisらの文献より改変）．

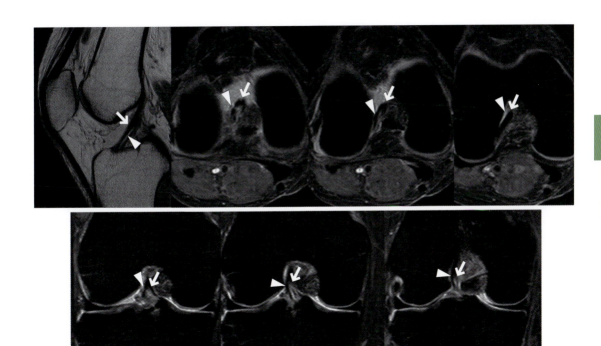

図 3-2 ● ACL の 2 本の線維束

AMB（矢印）と PLB（矢頭）．この 2 本が分離して見える場合も見えない場合もある．両者は脛骨付着部では散開しているが，互いによじれて大腿骨付着部では合同している場合が多い．

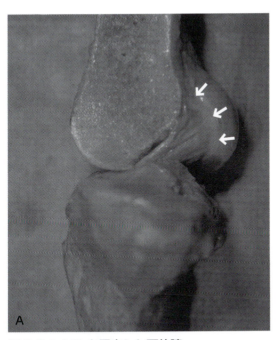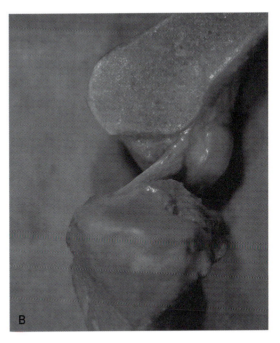

図 3-3 ● ACL を露出した死体膝

伸展位（A）と軽度屈曲位（B）．ACL はテープ状の靱帯で，大腿骨顆間部を斜走する．大腿骨付着部において靱帯線維末端は大腿骨外側顆内側面に幅広く平坦な形で付着する（A，矢印）．膝屈曲により ACL が顆間窩天井から離れるにつれ，固定した大腿骨付着部とのよじれによりその長軸を中心に太まりを示し，MRI 矢状断像での描出が容易になる（B）．

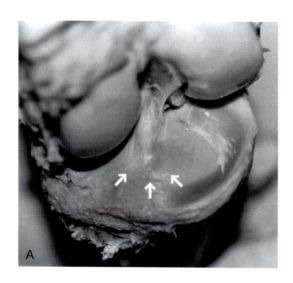
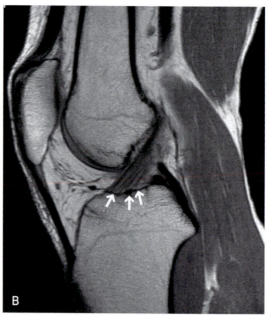

図 3-4 ● ACL 脛骨付着部
死体膝(A)とプロトン強調像(B). 靱帯線維は顆間隆起の前方に扇状に散開して付着(矢印)するためその結合は強固である.

3-2 健常前十字靱帯の MRI 所見
MRI findings of intact ACL

- ACL は顆間窩を大腿骨から脛骨付着部へ向けて緩やかなカーブを描いて走行する.
- 矢状断画像で ACL の前縁は最も平滑で, あらゆる撮像法で低信号を示す(図 3-5). これは anteromedial bundle の走行に一致する.
- ACL の前縁から離れた中央部と背側部は軽度の高信号を示すことがあるが, これは靱帯線維の走行密度が粗であり, その間に介在する脂肪組織のためである.
- ACL は PCL に比べて全体的に高信号に描出される場合が多い.

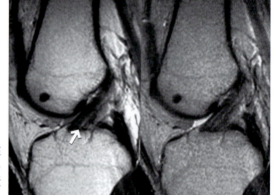

図 3-5 ● 健常 ACL
プロトン強調像(左, SE 2,000/20), T2 強調像(右, SE 2,000/60). ACL の前縁は平滑で最も低い信号を示し anteromedial bundle の走行に一致する. 脛骨付着部付近は脂肪組織などによる線状の高信号が介在する(矢印).

3-3 前十字靱帯断裂の特徴
Clinical feature of ACL tear

→ Girgis FG, Marshall JL, Monajem A : The cruciate ligaments of the knee joint. Anatomical, functional and experimental analysis. Clin Orthop Relat Res 1975 ; 106 : 216-231.

→ Wojtys EM, Huston LJ, Lindenfeld TN, et al : Association between the menstrual cycle and anterior cruciate ligament injuries in female athletes. Am J Sports Med 1998 ; 26 : 614-619.

- ACL断裂は膝靱帯損傷のうち頻繁に見られる.
- これはACLは後十字靱帯に比べて線維自体の細さやその小さな付着部などの解剖的脆弱性に起因する.

■ 前十字靱帯断裂の受傷機転

スポーツ動作に関連する受傷機転が多く含まれる.
1. 膝屈曲,外反,下腿外旋(スキー事故に代表される)または内反,下腿内旋
2. 膝過伸展
3. 膝軽度屈曲時のストップやジャンプ(特にバスケットボール,バレーボールなどnon-contact sportに特徴的で,女性に多い)

- 女性は男性に比べて4〜8倍,ACL断裂の頻度が高く,女性ホルモンの関与が指摘されている.
- 典型例では受傷者はpopと呼ばれる断裂音を自覚し,急速に増大する関節血腫を経験する.関節血症の6〜8割にACL断裂が見られるという.骨折を合併すると関節血腫に加えて脂肪滴が観察されることがある.
- MRI検査時にすでにACL断裂の臨床診断が得られている場合もある.しかし不完全断裂や陳旧性断裂などを含めてその臨床症状は多彩.

3-4 前十字靱帯完全断裂
Complete tear of ACL

- 靱帯線維の完全な断裂.
- 約7割がACLの中央部での断裂(図3-6),次いで大腿骨付着部(図3-7)が約2割.
- 脛骨付着部の完全断裂は少ない.

■ MRI所見

- 靱帯線維の不連続.
- ACL完全断裂の診断は比較的容易(正診率は90%以上).
- Kissing contusion(p.61参照)を含めてACL断裂に特徴的なbone bruiseの合併が見られる(外側大腿陥凹直下と脛骨高原背側,大腿骨内側顆辺縁など,図3-8).
- ACL完全断裂の半数以上に半月板断裂や複合靱帯断裂を合併するといわれる.
- 特に陳旧性ACL断裂には内側半月板断裂の発生が多い.

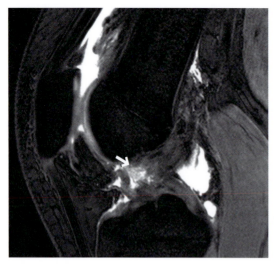

図 3-6 ● ACL 完全断裂(靱帯中央部)
10歳代後半男性,T2*強調像.ACLは靱帯中央部で完全に連続性を失う(矢印).

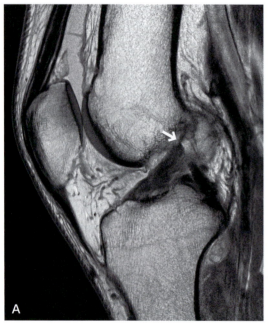

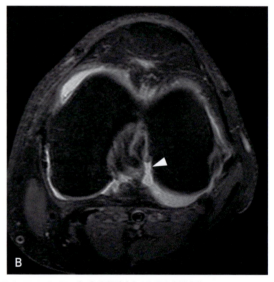

図 3-7 ● ACL 完全断裂(大腿骨付着部)
40歳代男性,プロトン強調像(A),脂肪抑制プロトン強調横断像(B).ACLは大腿骨付着部で連続性を失う(矢印).矢状断とともに冠状断,横断像でも大腿骨付着部がemptyであることを確認することが大切(矢頭,B).

> ■ **知っておくべき膝の徒手検査①**
>
> - 前方引き出しテスト(anterior drawer test) → ACL
>   膝90度屈曲で脛骨を前方へ引き出す.ACL機能残存の有無.
> - ラックマンテスト(Lachman test) → ACL
>   膝軽度屈曲で脛骨を前方へ引き出す.急性期で疼痛がある場合は,前方引き出しテストより有用.
> - Pivot-shift test → ACL
>   膝屈曲から伸展時に外反・下腿内旋ストレスを加える.陽性例では亜脱臼や不安定感を惹起する.

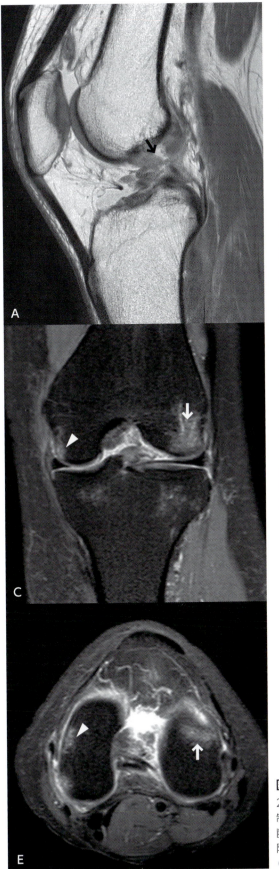
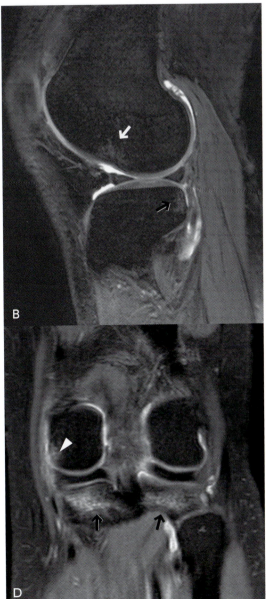

図 3-8 ● ACL 完全断裂と bone bruise の合併
20 歳代女性，プロトン強調像（A），T2*強調像（B），脂肪抑制プロトン強調冠状断像（C・D），脂肪抑制プロトン強調横断像（E）．ACL は中位で連続性を失う（矢印，A）．外側大腿骨陥凹直下（矢印）と脛骨高原背側（矢印），大腿骨内側顆辺縁（矢頭）に bone bruise が見られる．

3-4 前十字靱帯完全断裂

3-5 診断が難しい前十字靱帯部分断裂
Partial tear of ACL, Isolated bundle tear of ACL

→ Yamato M, Yamagishi T : Can MRI distinguish between acute partial and complete anterior cruciate ligament tear? Nihon Igaku Hoshasen Gakkai Zasshi 1996；56：385-389.

→ Roychowdhury S, Fitzgerald SW, Sonin AH, et al：Using MR imaging to diagnose partial tears of the anterior cruciate ligament : value of axial images. AJR Am J Roentgenol 1997；168：1487-1491.

- ACL 部分（不完全）断裂とは，AMB と PLB の一方，またはさらにそれらの一部分の断裂とされるが，もともとこの 2 本の主要線維束の MRI 描出・識別は困難であり，臨床的には完全断裂に対しての不完全断裂といわれる場合が多い．したがって定義が曖昧なこともあり，部分断裂の多くは完全断裂として診断されてきた．
- ACL 部分断裂は MRI 診断が非常に難しいといわれる．
- ACL 部分断裂の多くは AMB が切断される．

■ MRI 所見
- 靱帯線維は連続して見える場合が多い．
- 微細な所見として靱帯内部の高信号や靱帯の angulation などがある．
- 特に急性期で浮腫や出血，滑膜腫脹などを伴う場合は完全断裂との識別は困難なことが多い．

■ 対策
- コイル内で膝をなるべく曲げ，顆間窩天井から分離して ACL 前縁をうまく描出する（図 3-9）．
- なるべく薄いスライスと高い面内分解能を用いる．

■ セッティングの重要性

円筒形が多い膝コイルに膝をセッティングする場合，まず少しでも膝を屈曲して前十字靱帯の描出能を向上させる．この際，詰め込むパッドを下腿が動かない程度に押し込むのが重要．少なすぎると動いてしまうし，詰めすぎると 20 分以上の検査時間中に痛みを訴え検査が中断する．患者さんに「動かないことがあなたの最大の協力」と説明納得してもらい，神経質そうな人にはこまめに声をかけるのがよい．また脂肪抑制を併用する場合は磁場不均一性補償パッドを巻いたり，コイルを少しでも磁場中心に近づける工夫を．なにはともあれ検査前のセッティングが重要である．

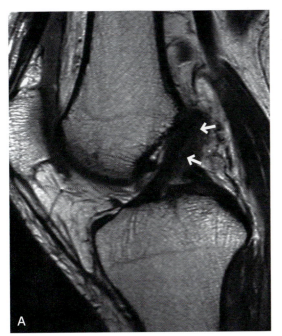
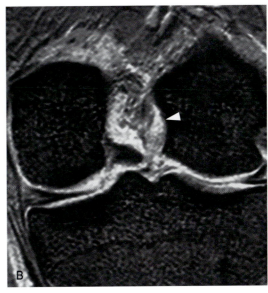
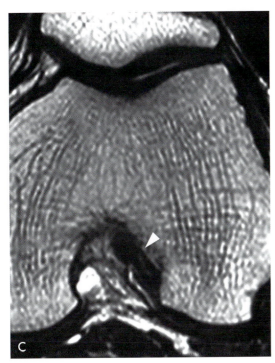

図 3-9 ● ACL 部分断裂

50 歳代男性，プロトン強調像（A），T2*強調冠状断像（B），T2 強調横断像（C）．矢状断で大腿骨付着部付近の ACL 辺縁が不明瞭化し（矢印）損傷を疑うが，これのみで断裂を確定するのは難しい．冠状断像と横断像で靱帯の横断面をとらえると大腿骨付着部の靱帯内部に限局した高信号があり，部分断裂と診断される（矢頭，B・C）．

3-5 診断が難しい前十字靱帯部分断裂

3-6 前十字靱帯急性断裂
Acute tear of ACL

▎定義	● 受傷から数週間以内.
▎MRI 所見	● 靱帯と周囲組織の膨化と不連続(図 3-10, 11).
	● 靱帯内部の線状の高信号はinterstitial tearを示すとされ,受傷から半年近くまで持続する.
	● 断裂した大腿骨付着部は血腫や滑膜組織を巻き込んで mass 様に見えることがある.さらに外側顆との partial imaging も加わるが,これは膝を軽度屈曲することにより防止可能.
	● 部分断裂との鑑別は別として ACL 損傷を見落とすことは少ない.

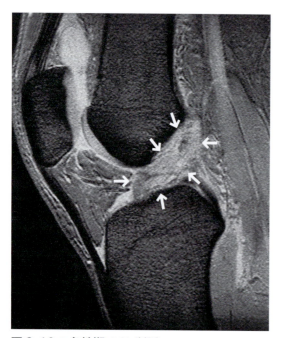

図 3-10 ● 急性期 ACL 断裂
10 歳代後半男性,T2*強調像.ACL は連続性を失い全長にわたり著明な膨化を示す(矢印).

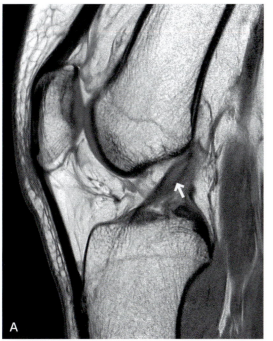
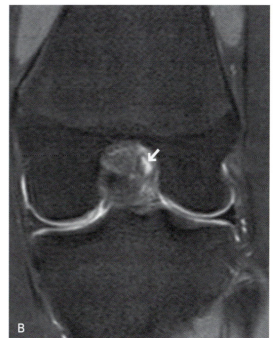
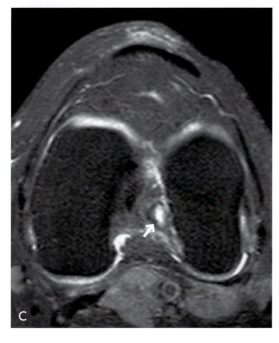

図 3-11 ● 急性期 ACL 部分断裂
10 歳代後半女性，2 週間前に受傷．プロトン強調像（A），脂肪抑制プロトン強調冠状断像（B），脂肪抑制プロトン強調横断像（C）．ACL は大腿骨側の一部で部分的な膨化と高信号を示す（矢印）．

3-7 前十字靭帯急性断裂に伴う断片による伸展障害 Acute ACL stump entrapment

➡ Huang GS, Lee CH, Chan WP, et al：Acute anterior cruciate ligament stump entrapment in anterior cruciate ligament tears；MR imaging appearance. Radiology 2002；225：537-540.

➡ Runyan BR, Bancroft LW, Peterson JJ, et al：Cyclops lesions that occur in the absence of prior anterior ligament reconstruction. Radiographics 2007；27：e26.

- 急性期 ACL 断裂の断片が顆間窩前方に変位して膝の伸展障害をきたすことがある．
- 結節様腫瘤が顆間窩前方に存在する(type 1)，または ACL の前方に屈曲する舌状の断片が見られる(type 2，図 3-12，13)．
- 組織学的には断裂・変形した ACL 線維に，線維化と炎症が加味されたもの．
- ACL 再建後に発生し膝伸展障害の原因となる Cyclops lesion(p.75参照)が，ACL 断裂直後に生じたものともいえる．

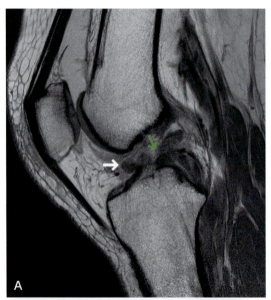

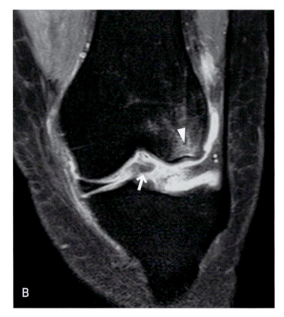

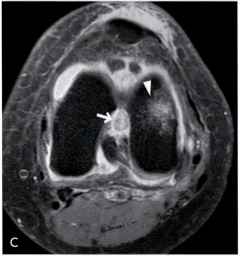

図 3-12 ● Acute ACL stump entrapment
40歳代女性，1か月前に ACL 断裂．プロトン強調像(A)，脂肪抑制プロトン強調冠状断像(B)，同横断像(C)．ACL 完全断裂がある（緑矢印，A）．顆間窩の前方に ACL 断片に連続して塊状の低信号の軟部組織がある(矢印，A〜C)．ACL 断裂に付随する外側大腿陥凹直下の bone bruise が見られる(矢頭，B・C)．

➡ Lefevre N, Naouri JF, Bohu Y, et al : Sensitivity and specificity of bell-hammer tear as an indirect sign of partial anterior cruciate ligament rupture on magnetic resonance imaging. Knee Surg Sports Traumatol Arthrosc 2014 ; 22 : 1112-1118.

● また，伸展制限をきたさないまでも，ACL 部分断裂（大半は AMB）により ACL 前方に突出する腫瘤影を bell-hammer tear という場合もある．

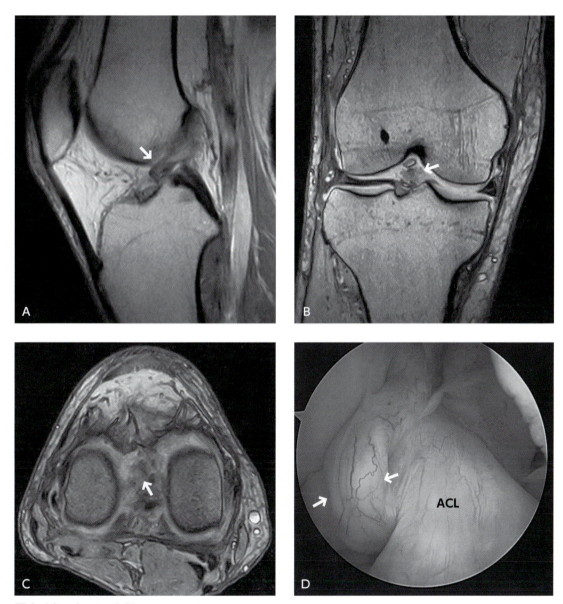

図 3-13 ● Acute ACL stump entrapment
30 歳代男性，数日前に ACL 部分断裂，伸展制限あり．プロトン強調像（A），T2*強調冠状断像（B），同横断像（C），関節鏡写真（D）．顆間窩の前方に塊状の軟部組織がある（矢印，A～C）．関節鏡では ACL の横に軟部組織腫瘤を認めた（矢印，D）．

3-8 前十字靱帯陳旧性断裂
Chronic tear of ACL

- 受傷から約8週間以上経過した陳旧期に至ると断裂靱帯は様々な様相を呈する.

1. 靱帯の消失 (defect)
- 損傷を受けた靱帯は次第に吸収され, 受傷後数年を経ると顆間窩に靱帯線維の全く存在しない症例を多く経験する (empty notch sign, 図3-14). この場合の診断には問題がない.

2. 不連続な索状物 (discontinuous band)
- 遺残靱帯が索状物として見られる.
- 大腿骨付着部の断裂が多いため, 脛骨側に残存する場合が多い (図3-15).
- ACLへの血流供給の多さを反映して大腿骨側の断端がPCLに付着することもある (図3-16, 17). 特に顆間窩の高位でPCLに付着する場合は矢状断像のみでは健常靱帯と見誤る (pseudoligament) 可能性もある. 顆間窩の天井へ付着する場合もある (図3-18).

3. 過長な索状物 (continuous band with elongation)
- 顆間窩に索状物が連続するが過長である場合 (図3-19).
- いわゆるbridging fibrous scarと呼ばれる断裂靱帯を置換した瘢痕組織.
- 明らかなelongationが見られない場合は, いかにも健常靱帯があるように見え (pseudoligament), 注意を要する (図3-20).

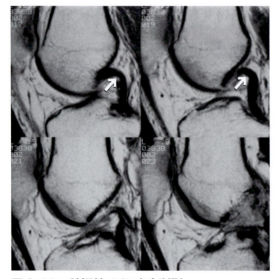

図3-14● 陳旧性ACL完全断裂
30歳代男性, 受傷後約2年. 4枚の連続するプロトン強調像. 大腿骨顆間部にてわずかな索状物を残してACLは全く見られず (empty notch sign), 陳旧性完全断裂を示す. PCLも鋭角に屈曲しており (矢印), ACL断裂の二次的所見となる.

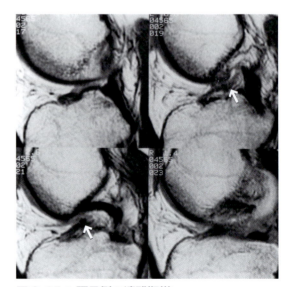

図3-15● 脛骨側の遺残靱帯
20歳代女性, 4枚の連続するプロトン強調像. 脛骨に付着する短い遺残靱帯が見られるのみである (矢印).

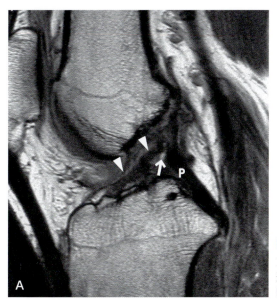

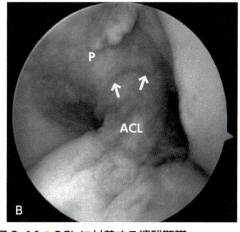

図 3-16 ● PCL に付着する遺残靱帯
20 歳代男性，プロトン強調像（A），関節鏡写真（B）．ACL の遺残靱帯（矢頭）は低い位置を走行し，大腿骨側の断端が PCL（P）に付着している（矢印）．

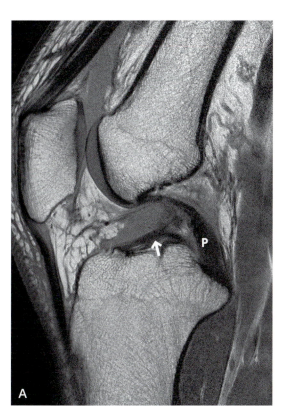

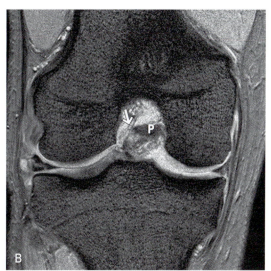

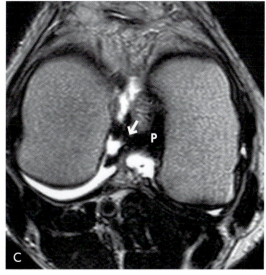

図 3-17 ● PCL に付着する遺残靱帯
20 歳代男性，2 か月前に受傷，プロトン強調像（A），T2*強調冠状断像（B），T2 強調横断像（C）．ACL の遺残靱帯は矢状断で低い位置を走行し（矢印，A），冠状断と横断像で断端が PCL（P）に付着しているのがわかる（矢印，B・C）．

3-8 前十字靱帯陳旧性断裂 | 55

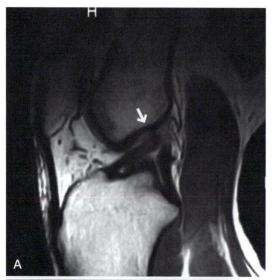
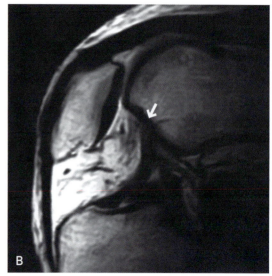
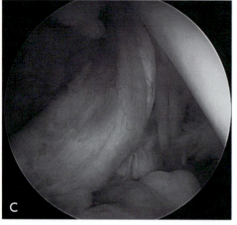

図 3-18 ● 顆間窩天井に付着する遺残靱帯

10歳代後半男性，プロトン強調像伸展位(A)，屈曲位(B)，関節鏡写真(C)．ACLの遺残靱帯は屈曲位で明らかなように，顆間窩の天井に付着している(矢印)．関節鏡では不自然に屈曲した遺残靱帯が見られた(C)．

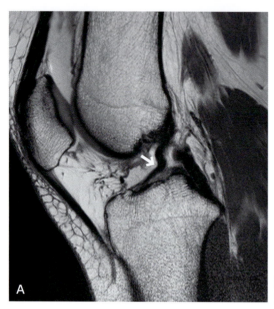
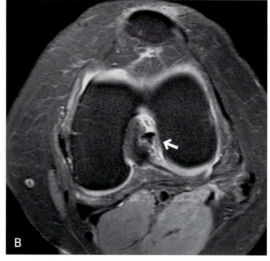

図 3-19 ● Bridging fibrous scar

20歳代男性，5年前に受傷，以降，膝くずれ症状あり．プロトン強調像(A)，脂肪抑制プロトン強調横断像(B)．顆間窩に索状物が連続するが，屈曲・たわんでいる(矢印，A)．横断像でもサイズが小さく(矢印，B)，断裂靱帯を置換した瘢痕組織と考えられる．

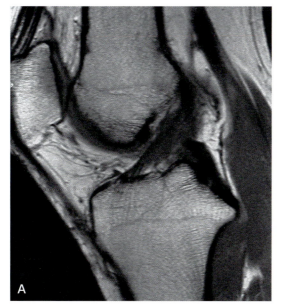
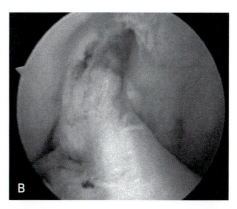
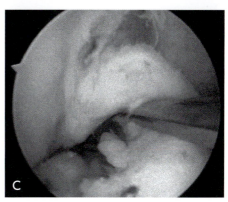

図 3-20 ● Pseudoligament を呈した bridging fibrous scar

20歳代男性，プロトン強調像（A），関節鏡写真（B・C）．MRI で顆間窩にいかにも健常 ACL があるように見える索状物が連続する．関節鏡でも一見，正常であるが（B），プロービングを行うと健常靱帯でないことがわかる（C）．

■ Pseudoligament を呈する陳旧性前十字靱帯断裂

❶ 高位で PCL に付着する遺残靱帯
❷ ほぼ全長にわたり遺残線維が存在するもの
❸ 「たわみ」のわずかな bridging fibrous scar

3-9 前十字靱帯の変性
Degeneration of ACL

→ Bergin D, Morrison WB, Carrino JA, et al : Anterior cruciate ligament ganglia and mucoid degeneration ; coexistence and clinical correlation. AJR Am J Roentgenol 2004 ; 182 : 1283-1287.

- 加齢や微細外傷の蓄積などにより，ACL 内部に粘液（ムコイド）変性が発生することがある．
- ムコイド変性は若年者・小児にも発生するといわれる．
- 高度に変性が進行した場合は ACL 全体が高信号化，腫脹し，靱帯線維の一部は走行が確認され，食物の「セロリ」に似るため celery stalk ACL とも呼ばれる（図 3-21）．
- 囊胞性変化をきたし，靱帯内ガングリオン（第 12 章参照）を呈する場合もある．
- この粘液変性と靱帯内ガングリオンは合併する場合が多いが，膝の不安定性には関与しないといわれる（図 3-22，23）．

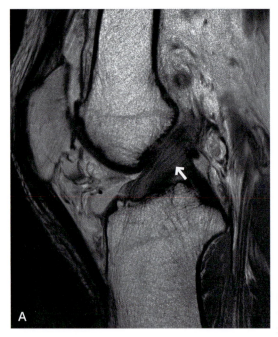
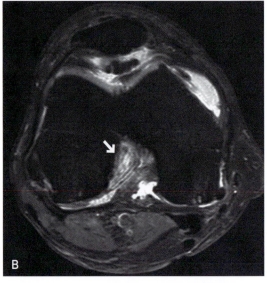

図 3-21 ● Celery stalk ACL（ACLの粘液変性）
70歳代女性，プロトン強調像（A），脂肪抑制プロトン強調横断像（B）．ACLは全体的に腫脹，高信号化（粘液変性）し，靱帯線維の一部は走行が確認され，食物の「セロリ」に似る（矢印）．

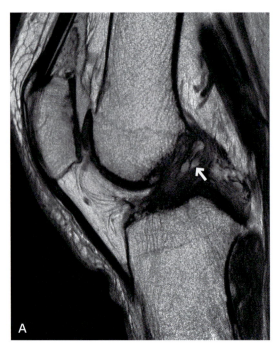
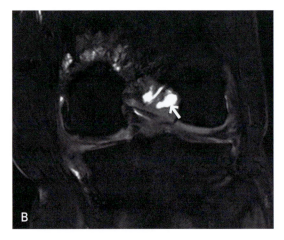

図 3-22 ● ACLの粘液変性に靱帯内ガングリオンを合併
70歳代女性，プロトン強調像（A），脂肪抑制T2*強調冠状断像（B）．全体的に腫脹，高信号化（粘液変性）したACLの一部に靱帯内ガングリオンを合併する（矢印）．関節の不安定性はなかった．

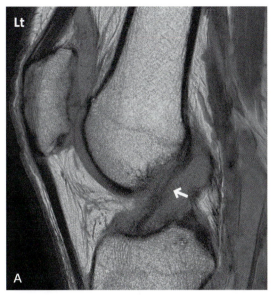
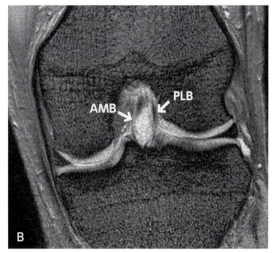
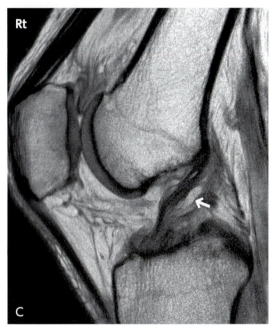
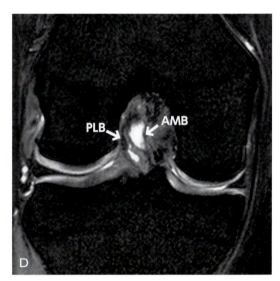

図 3-23 ● ACL 変性に両膝で靱帯内ガングリオンを合併
30 歳代女性，左膝 (A・B)，右膝 (C・D)，プロトン強調像 (A・C)，脂肪抑制 T2*強調冠状断像 (B・D)．両膝で ACL は腫脹し，2 つの主要線維束 AMB と PLB の間にガングリオンを合併する (矢印)．

3-10 前十字靱帯断裂の二次的所見
Secondary sign of ACL tear

→ Gentili A, Seeger LL, Yao L, et al : Anterior cruciate ligament tear ; indirect signs at MR imaging. Radiology 1994 ; 193 : 835-840.

→ Brandser EA, Riley MA, Berbaum KS, et al : MR imaging of anterior cruciate ligament injury ; independent value of primary and secondary signs. AJR Am J Roentgenol 1996 ; 167 : 121-126.

→ Prince JS, Laor T, Bean JA : MRI of anterior cruciate ligament injuries and associated findings in the pediatric knee ; changes with skeletal maturation. AJR Am J Roentgenol 2005 ; 185 : 756-762.

→ Cobby MJ, Schweitzer ME, Resnick D : The deep lateral femoral notch ; an indirect sign of a torn anterior cruciate ligament. Radiology 1992 ; 184 : 855-858.

→ Chan KK, Resnick D, Goodwin D, et al : Posteromedial tibial plateau injury including avulsion fracture of the semimembranous tendon insertion site ; ancillary sign of anterior cruciate ligament tear at MR imaging. Radiology 1999 ; 211 : 754-758.

- 膝 MRI 検査では ACL 自体の描出を第一とするのは当然であるが，その二次的所見も時に診断の一助となる．今までに多くの知見が報告されている．

① 脛骨の前方転位：ACL は脛骨の前方への変位を防止する役割を担うことより，ACL 不全膝では脛骨は前方へ転位する．基準値は各機種のコイルなどの形状と検査時の膝固定方法にもよるが，大腿骨外側顆の中央スライスにて脛骨後縁との距離が 5.0 mm 以上も一つの目安となる（図 3-24）．

② PCL bowing：① に関連して鋭角に屈曲した PCL（PCL bowing）も ACL 断裂の二次的所見となる（図 3-25）．

③ Bone bruise：ACL の役割である脛骨の前方転位阻止がなくなるため大腿骨，特に外側顆と脛骨高原後方が直接に衝突する（図 3-26）．この際，骨内部に bone bruise と呼ばれる微細骨折，小出血，骨浮腫の像が見られる（kissing contusion と呼ばれる）．ただし靱帯に伸張性のある若年者ではこの所見が必ずしも ACL 断裂を示すものではない．またこれにより深い外側大腿陥凹が見られるとの報告もある（図 3-27）．

④ Segond 骨折：外側関節包の脛骨高原外側の裂離（剝離）骨折である Segond 骨折では，ACL 断裂を高頻度（ほぼ 100％）に伴う（第 6 章 p. 130 参照）．

⑤ 半膜様筋腱の付着部の裂離断裂を含む内側脛骨高原背側の損傷（図 3-28，第 5 章 p. 112 参照）．

■ 前十字靱帯断裂における二次的所見

❶ anterior drawer sign（lat > 5 mm）
❷ PCL bowing
❸ bone bruise at lat. femoral condyle + posterolateral tibial plateau
❹ Segond fracture
❺ avulsion fracture of semimembranous tendon insertion

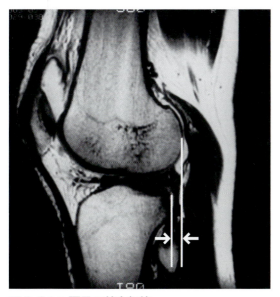

図 3-24 ● 脛骨の前方転位
ACL 断裂二次的所見その 1.
大腿骨外側顆の中央スライスにて脛骨後縁との距離（矢印間）が 5.0 mm 以上拡大する場合は ACL が不全である可能性が高い．

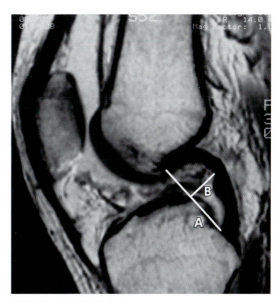

図 3-25 ● PCL bowing
ACL 断裂二次的所見その 2.
PCL の屈曲も二次的所見の一つとなる．各種の計測法が提案されている．

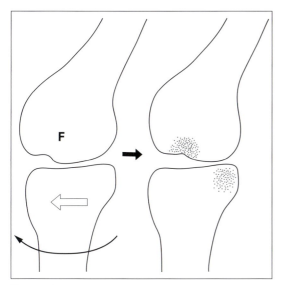

図 3-26 ● Kissing contusion
ACL 断裂二次的所見その 3.
下腿に前方引き出し外力（⇐）と内旋力（↶）が加わると ACL 断裂の危険性が高まる．大腿骨，ちょうど外側大腿陥凹（F）直上と脛骨高原後方に bone bruise が見られる（点描部分）．

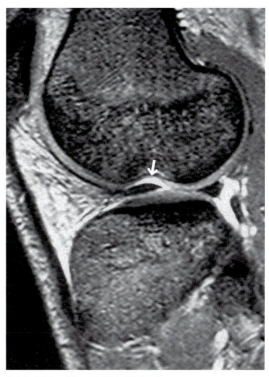

図 3-27 ● 深い外側大腿陥凹
10 歳代後半男性，ACL 完全断裂，MTC 付加 T2*強調像（図 2-18B と同一）．外側大腿陥凹（lateral femoral notch）が深く関節軟骨の欠損も見られる（矢印，図 3-46 参照）．

3-10 前十字靱帯断裂の二次的所見

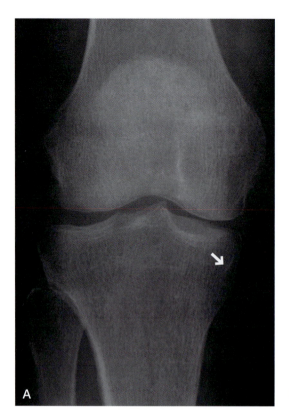
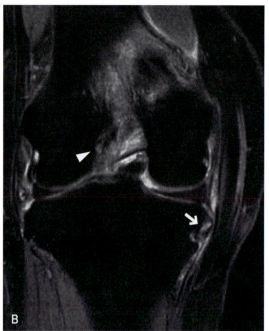
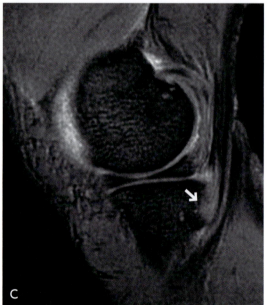

図 3-28 ● 半膜様筋腱付着部の裂離骨折

ACL 断裂二次的所見. 60 歳代女性. X 線単純写真正面像 (A), 脂肪抑制プロトン強調冠状断像 (B), T2*強調像 (C). 内側脛骨高原背側の半膜様筋腱の付着部の裂離骨折が見られる (矢印). ACL 断裂が見られる (矢頭).

3-11 脛骨顆間隆起骨折
Intercondylar eminence fracture

→ Meyers MH, Mckeever FM : Fractures of intercondylar eminence of the tibia. J Bone Joint Surg Am 1959 ; 41-A : 209-222.

→ Prince JS, Laor T, Bean JA : MRI of anterior cruciate ligament injuries and associated findings in the pediatric knee : changes with skeletal maturation. AJR Am J Roentgenol 2005 ; 185 : 756-762.

- ACL の脛骨付着部は扇状に散開して顆間隆起の前方に強固に付着する（図3-4）.
- 骨の強度が未熟な若年者では過伸展などにより，この部位の裂離骨折が起きやすい.
- 症状は ACL 断裂に似る.
- 裂離骨片の位置は Meyers-Mckeever 分類により臨床評価する場合が多い（図 3-29）.
- 裂離骨片が遊離を示す Meyers-Mckeever 分類の 3 型以上は手術適応となる（図 3-30）.
- 一方ごくまれに，ACL の大腿骨付着部が裂離骨折を起こすことがある（図 3-32）.

■ MRI のポイント

- ◆ 単純 X 線写真上，裂離骨片が不明瞭な場合には MRI で裂離骨片の大きさ，位置を確認する.
- ◆ ACL の実質に損傷がないかを確認する.
- ◆ 損傷による骨髄浮腫は軽度で限局性である（図 3-31）.

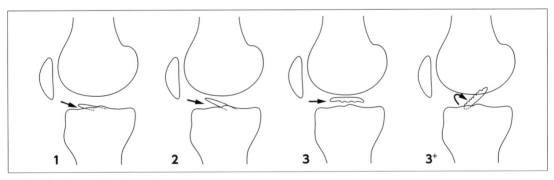

図 3-29 ● 脛骨顆間隆起骨折

Meyers-Mckeever 分類のシェーマ.
1 型：裂離骨片の転位は軽微で前方のみが浮き上がるもの.
2 型：骨片の転位はあるが骨片の後方部で母床と連続性はあるもの.
3 型：骨片の遊離.
3$^+$型：骨片が翻転しているもの.
（Meyers らの文献より引用）

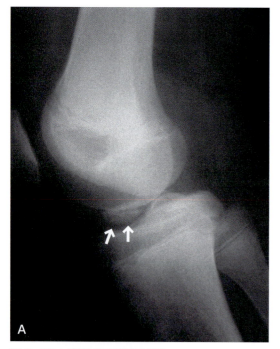
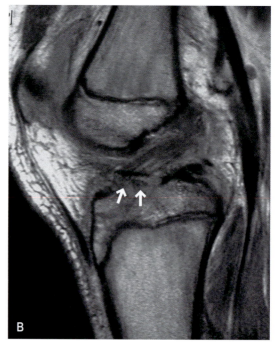

図 3-30 ● 脛骨顆間隆起骨折
13歳男児，単純X線写真側面像（A），プロトン強調像（B）．骨の強度が未熟な若年者ではACL付着部の顆間隆起の裂離骨折が起きやすい．裂離骨片は頭側へ遊離しており（矢印），Meyers-Mckeever分類の3型を示す．MRIで裂離骨片の大きさ，位置を確認し，ACLの実質に損傷がないかをチェックする．

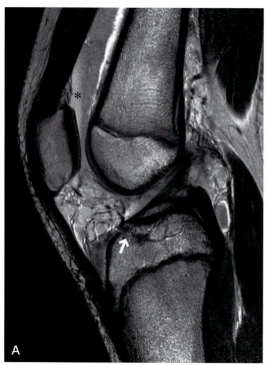
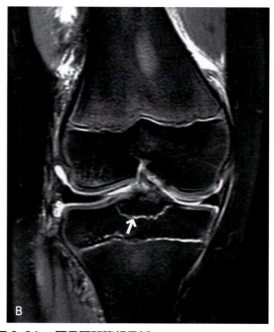

図 3-31 ● 脛骨顆間隆起骨折
9歳女児，プロトン強調像（A），脂肪抑制プロトン冠状断像（B）．裂離（剥離）骨片はほとんど変位がなく，前方のみが浮き上がっており，Meyers-Mckeever分類の1型を示す（矢印）．関節血症がある（＊）．骨折線周囲の骨髄浮腫はほとんど見られない．

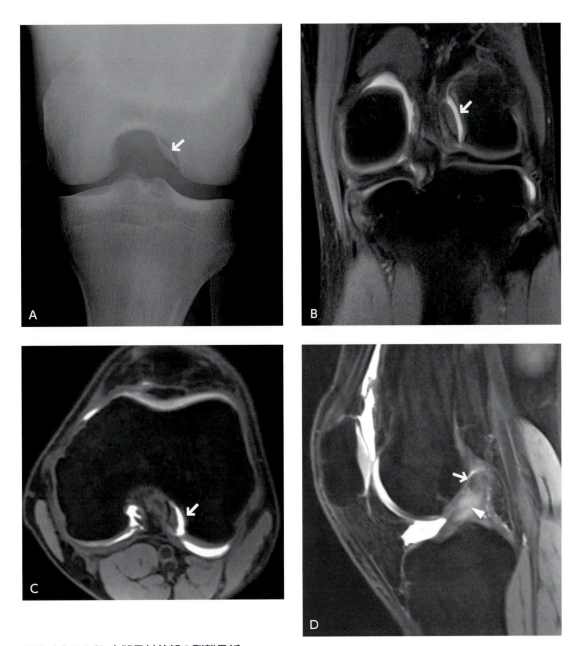

図 3-32 ● ACL 大腿骨付着部の裂離骨折

20歳代男性，単純X線写真正面像(A)，脂肪抑制プロトン強調冠状断像(B)，脂肪抑制プロトン強調横断像(C)，T2*強調像(D)．ACLは全体に腫脹，高信号化し(矢頭，D)，大腿骨付着部に裂離骨片が見られ，関節液が介在する(矢印)．

3-12 前十字靱帯再建術
ACL reconstruction surgery

→ McCauley TR : MR imaging evaluation of the postoperative knee. Radiology 2005 ; 234 : 53-61.

→ White LM, Kramer J, Recht MP : MR imaging evaluation of the postoperative knee ; ligaments, menisci, and articular cartilage. Skeletal Radiol 2005 ; 34 : 431-452.

→ Zbojniewicz AM, Meyers AB, Wall EJ : Post-operative imaging of anterior cruciate ligament reconstruction techniques across the spectrum of skeletal maturity. Skeletal Radiol 2016 ; 45 : 517-530.

- 前十字靱帯再建術の適応は靱帯の損傷程度とそれに伴う機能損失，患者の年齢と生活様式やスポーツ活動への要求度，他の靱帯や半月板などの損傷の有無など，各種の要素が加味される．
- 受傷直後の炎症性変化の消退する3週後以降に再建術を行う．
- 関節包を開けずに関節鏡下に行うことが多い（図3-33）．
- 再建に用いる移植組織をどこから採取するかで術式は様々だが，下記2つの方法が主流である．
  ① ハムストリングス（半腱様筋と薄筋の腱；semitendinous-gracilis tendon, ST/G）を用いる（図3-34）．
  ② 膝蓋腱を用いる（bone-patellar-tendon-bone：BTB法）．
- 大腿骨と脛骨に骨トンネルを作成し，本来のACLの走行に近似させて顆間部に移植腱を設定するものである．
- 最近では2本の主要線維束（AMBとPLB, p.42参照）の走行に近似させて2本のgraftを再建する方法も提唱されている（図3-35）．
- 移植腱の固定方法としてはstaple, endobutton, screwなどがある．
- 再建術の重要点はisometryである点と，impingementを防止する点．
- 再建靱帯がisometryである点は伸展と屈曲の過程で骨孔同士の位置の変化がないことで，ともに大腿骨と脛骨の骨トンネルの設置位置が重要である．
- 再建靱帯のimpingementは，脛骨の骨トンネルの開口部が前方に偏ると大腿骨顆間部前端との間で挟み込まれる．さらにこの前端部に骨棘が存在したり，大腿骨顆間窩が狭い場合には，骨組織を削るnotchplastyが行われる．

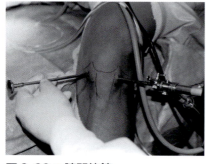

図3-33 ● 膝関節鏡
膝蓋腱をはさんで内外にportalと呼ばれる小孔を開け，関節鏡とプローブを挿入する．ACL再建術の場合はさらに脛骨と大腿骨に骨孔を開け，またハムストリングスや膝蓋腱を採取するための切開を加える．

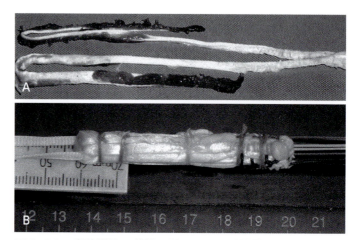

図3-34 ● 半腱様筋と薄筋の腱による再建靱帯
半腱様筋（長いほう）と薄筋の腱を採取（A），半腱様筋腱を四重に，薄筋の腱を二重に束ねてgraftを作成する（B）．

- 最大伸展位で脛骨骨トンネルの軸はBlumensaat's lineに平行が望ましいとされる.
- 術中の微細金属片や移植靱帯の留置に用いられる骨釘によるアーチファクトが見られるが, 診断に大きな支障をきたすことは少ない(図3-36).
- 術直後, 移植腱は一時的に阻血性壊死に陥るが数週間で滑膜に被覆される. その後数か月で血流が再開通し線維芽細胞の増殖と膠原線維の付加が開始されるといわれる.
- BTB法は膝蓋腱の両端に骨片があるため, 骨孔周囲骨との強固な初期固定力が期待できる. 一方, 術後に膝蓋大腿関節不適合症や膝前部の痛み, 膝蓋骨骨折(1〜2%)の合併もあり得る. 術後, 膝蓋腱の中央部上下に, スリット状の腱採取部位の不整領域が残る(図3-37).
- 骨端線閉鎖前の若年者は原則的にACL再建術の対象とはならないが, 骨端軟骨の損傷を最小限にする骨トンネルの設置方法も検討されている. 一つには大腿骨側の骨孔を何とか骨端線にかからないように低位に置く方法, または大腿骨側をendobottonを用いた細いトンネルを作成する方法. 一方, 脛骨側はどうしても骨端線にかかる場合があり, 十数%で術後に骨架橋が見られた報告がある. その合併症としては発育不全, graftのゆるみ, 運動制限などがある.

■ 前十字靱帯再建術の適応

- ◆ 前十字靱帯の完全断裂例
- ◆ 日常生活レベルで不安定感の強いもの
- ◆ スポーツ復帰に意欲的な患者
- ◆ 一般に骨端線閉鎖後

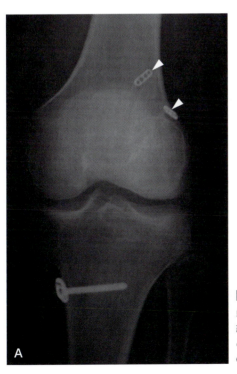
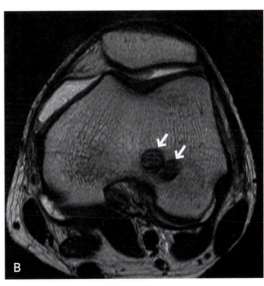

図3-35 ● ACL二重束再建術
単純X線写真正面像(A), T2強調横断像(B). 2本の主要線維束(AMBとPLB)の走行に近似させてgraftを再建するため, 2本の骨孔が開けられる(矢印). 大腿骨への繋留にはendobutton(矢頭)が用いられることが多い.

3-13 再建靱帯の MRI 所見
MRI findings of ACL reconstruction

➡ Schatz JA, Potter MG, Rodeo SA, et al : MR imaging of anterior cruciate ligament reconstruction. AJR Am J Roentgenol 1997 ; 169 : 223-228.

➡ Rak KM, Gillogly SD, Schaefer RA, et al : Anterior cruciate ligament reconstruction : evaluation with MR imaging. Radiology 1991 ; 178 : 553-556.

➡ Saupe N, White LM, Chiavaras MM, et al : Anterior cruciate ligament reconstruction grafts ; MR imaging features at long-term follow-up—correlation with functional and clinical evaluation. Radiology 2008 ; 249 : 581-590.

- 術後，正常の再建靱帯はいずれの撮像でも均一な低信号の索状物として描出される．
- 再建靱帯内部の MR 信号は一般に術後数か月で軽度の信号上昇を示すが，neoligamentization（血行再開，滑膜被覆化）により 18〜24 か月で低信号化する（図 3-36）．これら信号変化は頻繁に見られるが，膝不安定性や機能不全に必ずしも関係しない．
- Graft 束間の軽微な高信号は正常所見．

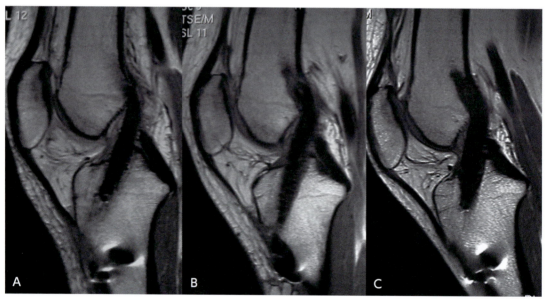

図 3-36 ● ACL 再建術
プロトン強調像，術後 1 か月（A），3 か月（B），1 年（C）．再建靱帯は術後数か月で軽度の均一な信号強度上昇が見られる（B）が，1 年以降では均一な低信号を呈するようになる（C）．骨釘などによるアーチファクトが見られるが，診断に大きな支障をきたすことは少ない．

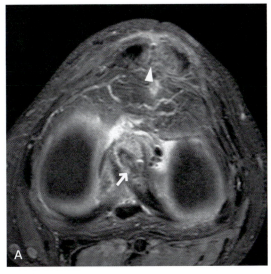

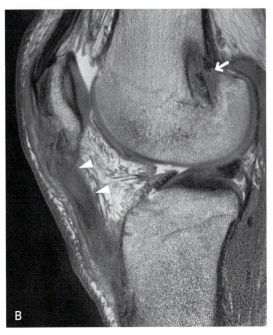
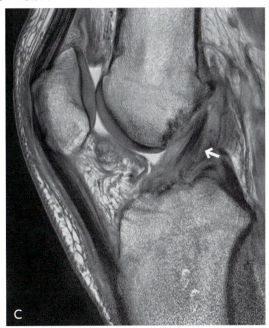

図3-37 ● BTB法（膝蓋腱）によるACL再建術

10歳代後半男性，BTB法によるACL再建術後3か月，脂肪抑制プロトン強調横断像（A），プロトン強調像（膝蓋腱中央部（B）とその2スライス中央寄り（C）．BTB法によるgraftが見られる（矢印）．膝蓋腱の中央部に上下にスリット状に走行する腱採取による不整領域が見られる（矢頭，A・B）．

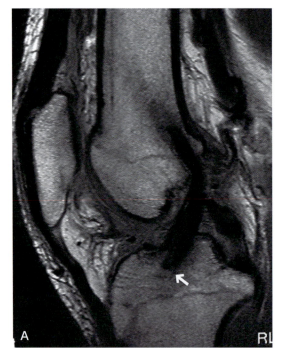
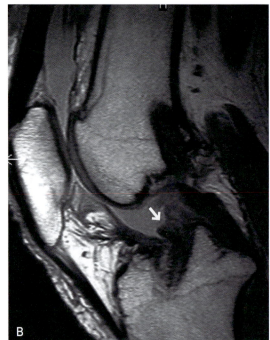
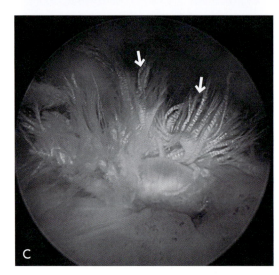

図 3-38 ● ACL 再建術と graft の断裂

プロトン強調像, 術後 2 週間 (A), 6 か月後 (B), 関節鏡写真 (C). 脛骨骨トンネルの入口部のみに移植腱を挿入し (矢印, A), テープなどでアンカーして採取する腱組織を最小限に抑える方法もある. endobutton などを用いて大腿骨骨トンネルや皮切も最小限で金属アーチファクトも少ない. Graft が断裂すると顆間窩内の走行部位で高信号, 不連続となり (矢印, B), 関節鏡でも線維の破綻が見られる (矢印, C).

3-14 再建靱帯の再断裂と合併症
ACL graft tear and complications

→ Horton LK, Jacobson JA, Lin J, et al : MR imaging of anterior cruciate ligament reconstruction graft. AJR Am J Roentgenol 2000 ; 175 : 1091-1097.

→ McCauley TR : MR imaging evaluation of the postoperative knee. Radiology 2005 ; 234 : 53-61.

→ Ghazikhanian V, Beltran J, Nikac V, et al : Tibial tunnel and pretibial cysts following ACL graft reconstruction ; MR imaging diagnosis. Skeletal Radiol 2012 ; 41 : 1375-1379.

- 再建靱帯の断裂は索状物の不連続や内部の高信号が所見である.
- 脛骨の骨トンネルの開口部が前方に偏ると大腿骨顆間部下端により容易に impingement をきたし再断裂が好発する (図 3-39).
- 再建靱帯が完全断裂しないまでも, その線維束の一部が破綻, 延長することがある (図 3-40).
- 脛骨の骨トンネルが長年の経過で拡大する場合も見られる (図 3-41). 一般的に再建術時には BTB で 10 mm, ハムストリングで 8 mm 径の脛骨骨孔を作成するが, 術後3か月まで拡大し数年後までに縮小するといわれる.
- 骨トンネル拡大の成因としては, 壊死, 異物反応, graft と骨組織の親和性欠如, graft 内への関節液流入などの諸説がある.
- MRI で単房性または多房性の, 関節液と同等の液体貯留として観察される. これは脛骨前 (図 3-42) や顆間窩, または膝窩へ突出することがある.
- この骨孔拡大・嚢胞形成と, graft 断裂・不安定性との関連は証明されていない.
- 骨孔周辺の感染性腫脹も経験される (図 3-43).

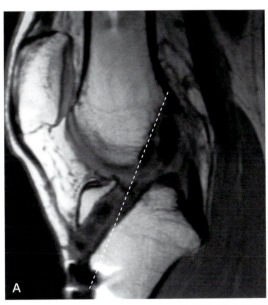 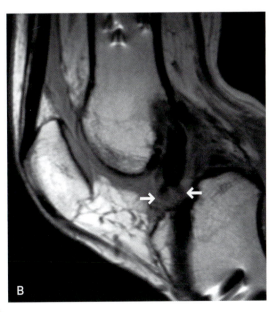

図 3-39 ● Impingement による再建靱帯の再断裂
プロトン強調像, 伸展位 (A) と屈曲位 (B). 伸展位で脛骨骨トンネルは Blumensaat's line (点線) より前にある. この部の impingement により再建靱帯は再断裂をきたしている (矢印).

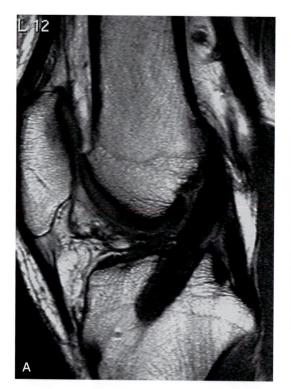
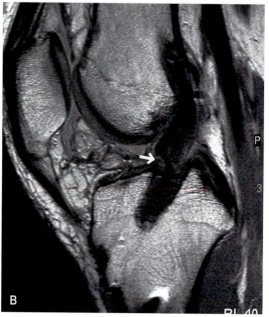
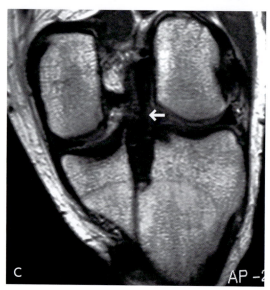

図 3-40 ● 再建靱帯の部分損傷，蛇行
20歳代男性，プロトン強調像，術後6か月（A）と術後1年の矢状断と冠状断像（B・C）．術後6か月まで正常の経過だった再建靱帯が，術後1年では，高信号化と不自然な屈曲を示している（矢印）．

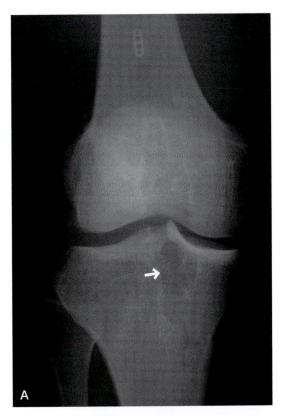
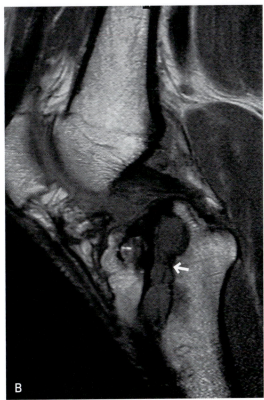
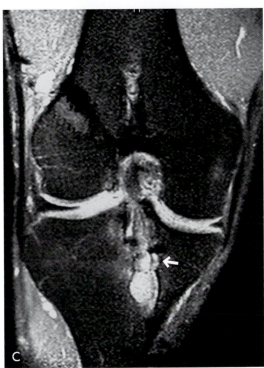

図 3-41 ● 再建靱帯の囊胞状変化，骨トンネルの拡大

20歳代男性，術後3年6か月の単純X線写真正面像（A），プロトン強調像（B），脂肪抑制プロトン強調冠状断像（C）．単純X線写真で脛骨の骨トンネルが拡大しており（矢印，A），MRIでは囊胞状領域が占拠している（矢印，B・C）．

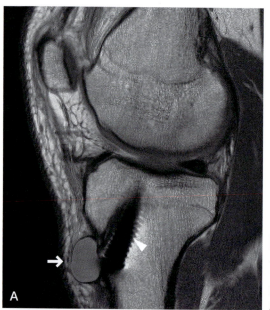
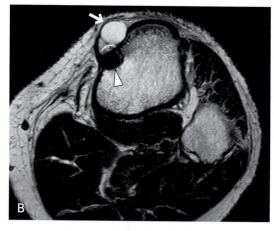

図 3-42 ● 脛骨骨孔出口の嚢胞形成
40歳代男性，術後2年，脛骨皮下に腫瘤を触れる．プロトン強調像（A），T2強調横断像（B）．脛骨の骨トンネル出口には固定スクリューがあるが（矢頭），その前方皮下に嚢胞形成が見られる（矢印）．

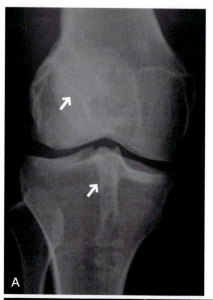
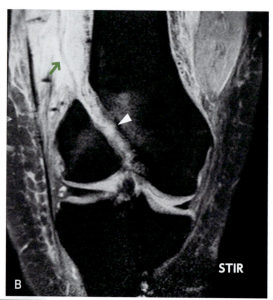
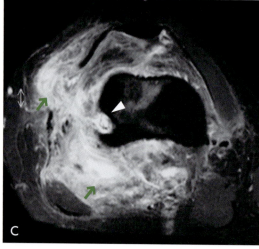

図 3-43 ● 再建靱帯周囲への感染
30歳代女性，術後1年の単純X線写真正面像（A），STIR冠状断像（B），Gd投与脂肪抑制T1強調横断像（C）．単純X線写真では大腿骨と脛骨の骨孔には異常はなさそうである（矢印，A）．MRIでは大腿骨骨孔内部（矢頭，B・C）とともに大腿骨孔出口から周囲に増強される軟部組織と浮腫性変化が進展している（緑矢印，B・C）．

Cyclops lesion

- 再建靱帯の脛骨骨孔入口部前方に線維性肥厚が発生し，膝伸展障害をきたす場合があり，これを cyclops lesion と呼ぶ（図 3-44）．
- 線維性肥厚は軽度のものから結節様をきたすものまで多様である．
- Cyclops lesion はその線維化を反映していずれの撮像でも中間から低信号を示すことが多い（図 3-45）．

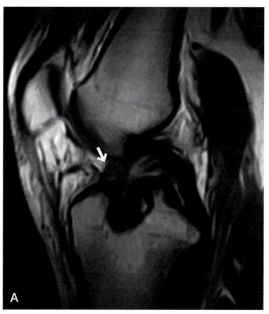

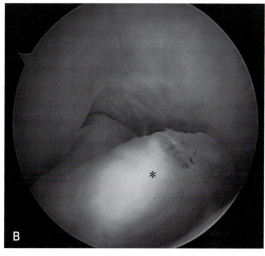

図 3-44 ● Cyclops lesion
30 歳代男性，1 年半前に ACL 再建術をしたが伸展障害あり．プロトン強調像（A），関節鏡写真（B）．脛骨骨孔前方に線維性肥厚部が見られる（矢印，＊）．

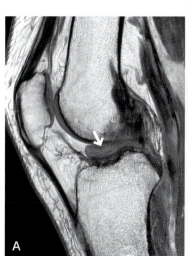
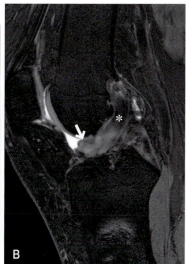
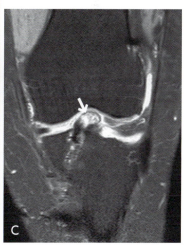

図 3-45 ● Cyclops lesion
40 歳代男性，1 半年前に ACL 再建術．プロトン強調像（A），T2*強調像（B），脂肪抑制プロトン強調冠状断像（C）．連続性の保たれる再建靱帯（＊）遠位の前方，脛骨骨孔の直上に，中間信号の軟部組織が見られる（矢印）．

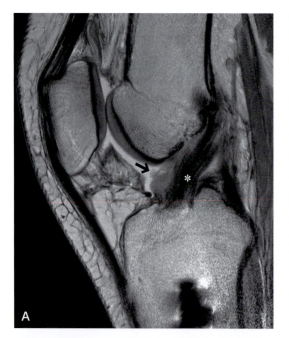
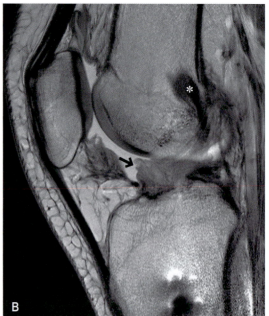
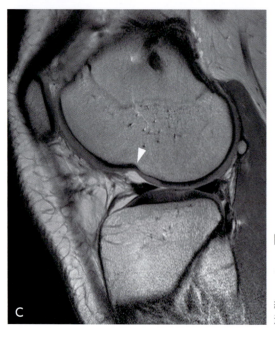

図 3-46 ● Cyclops lesion graft
前方の軽度の肥厚

10歳代後半男性，1年前にACL再建術．プロトン強調像（A〜C）．再建靱帯（＊）遠位の前方に中間信号を呈する軟部組織が見られる（矢印，A・B）．ACL断裂によると思われる深い外側大腿陥凹がある（矢頭，C）．

■ Cyclops とは

キュークロープスとはギリシャ神話の一つ目の巨人種族で，シチリア島に住み，ゼウスの火矢を作ったと伝えられる．膝関節鏡で再建術後のgraftを観察すると，突出した線維性肥厚部が「一つ目」のように見えたためこの名前がついたという．

3-15 膝蓋下脂肪体の関節鏡後の変化
Fat pad change after arthroscopy

→ McCauley TR : MR imaging evaluation of the postoperative knee. Radiology 2005 ; 234 : 53-61.

→ Bradley DM, Bergman AG, Dillingham MF : MR imaging of cyclops lesions. AJR 2000 ; 174 : 719-726.

- 膝関節鏡施行時には膝蓋下脂肪体（Hoffa's fat pad）に最低2本の進入路が作られる．術後これらは線維化され瘢痕組織となり次第に吸収され，1年以上経過すると半数以上の症例で確認できなくなる（図3-47）.
- まれに術後数年にわたり線維性瘢痕が持続することもある（図3-48）．この瘢痕化による障害はほとんどないが，炎症が合併し腫脹をきたす場合もある．
- 膝蓋下脂肪体の広範囲に瘢痕形成が及ぶと膝伸展障害・拘縮の状態となる（図3-49）．

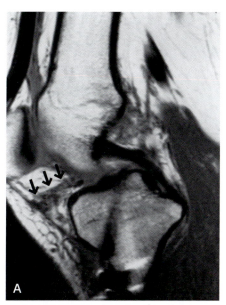
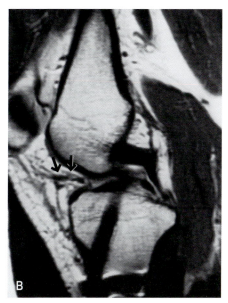

図 3-47 ● 膝関節鏡後の膝蓋下脂肪体内の線維性瘢痕
20歳代女性，プロトン強調像，術後3か月（A），術後1年（B）．脂肪体内の進入経路（矢印）は次第に瘢痕化し吸収される．

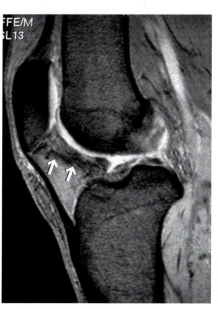

図 3-48 ● 関節鏡後4年後に見られた線維性瘢痕
30歳代女性，T2*強調像．膝蓋下脂肪体内に瘢痕化した関節鏡の進入経路が残る（矢印）．

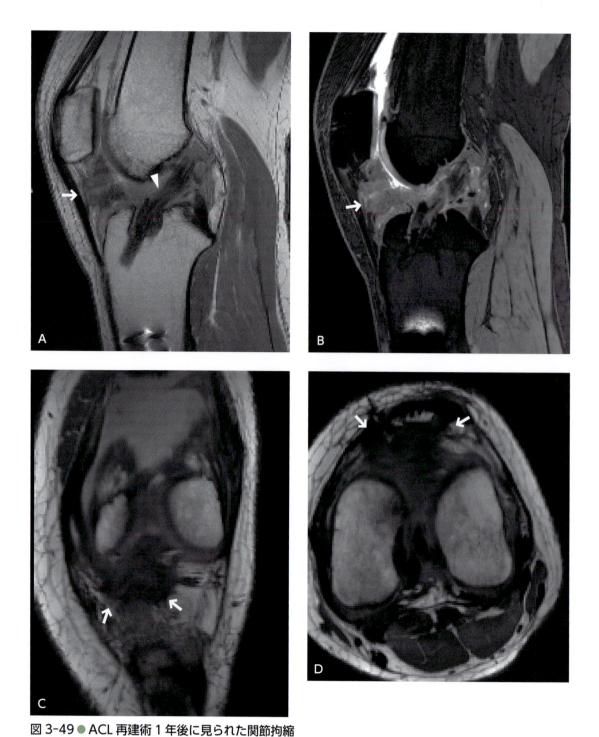

図 3-49 ● ACL 再建術 1 年後に見られた関節拘縮
30 歳代女性,プロトン強調像(A),T2*強調像(B),プロトン強調冠状断像(C),同横断像(D). ACL 再建術後(矢頭, A). 膝蓋下脂肪体内に広範囲に瘢痕が広がる(矢印).

3-16 断裂前十字靱帯の保存療法
Conservative treatment for ACL tear

→ Umans H, Wimpfheimer O, Haramati N, et al：Diagnosis of partial tears of the anterior cruciate ligament of the knee；value of MR imaging. AJR Am J Roentgenol 1995；165：893-897.

- ACLの不完全断裂例で骨端線閉鎖前の若年者や活動レベルの低い患者や自覚症状の乏しい患者には，保存的治療が用いられることがある（図3-50，51）．
- 受傷後早期から保護装具装着下に積極的運動負荷による修復損傷を期待する．
- 経過観察中に二次性の半月板，軟骨損傷に至る場合がある（図3-52）．また再受傷，再断裂をきたした時点で再建術に移行することもある．

■ トップアスリートと一般人

トップアスリートと一般人とでは診断に要求されるレベルが違うと思う．プロや五輪代表選手のようなトップアスリートにとって膝障害は「致命的」である．一般人であれば「まあ今後は無理をしないでください」程度の半月板の小断裂でも，彼らにとっては「死活」問題である．実際，彼らにMR画像で「告知」するのはこちらも辛い．またトップアスリートになるまでに酷使してきた膝は多くの傷跡を抱えており，若くして変形性膝関節症をもつ選手もいる．診断は非常に難しく気を遣う（決して一般人の診断をおろそかにしていいとはいわないが）．ただし五輪選手に選考され「本番では膝が壊れてもいい」と決意した時点で，この厳しい画像診断基準が崩れるのは，ちょっと空しい．

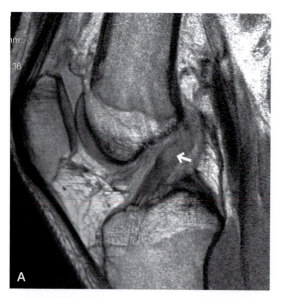
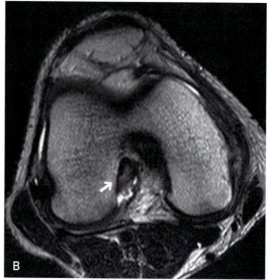
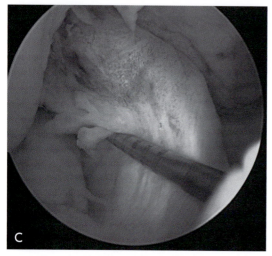

図 3-50 ● 断裂 ACL の保存療法

10歳代後半男性，受傷直後と半年後のプロトン強調像（A・D），T2強調横断像（B・E），受傷直後の関節鏡写真（C）．受傷直後にはACLの大腿骨付着部付近に限局する高信号があり不完全断裂を示し（矢印，A・B），関節鏡では靱帯の若干の弛緩が見られたが表面は滑膜に被覆されていた（C）．保存療法を行い半年後，靱帯内部の高信号は消失し，臨床上その機能は保たれていた．

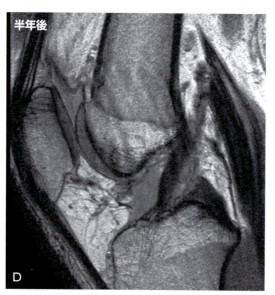
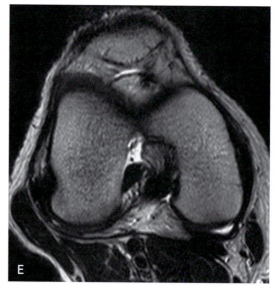

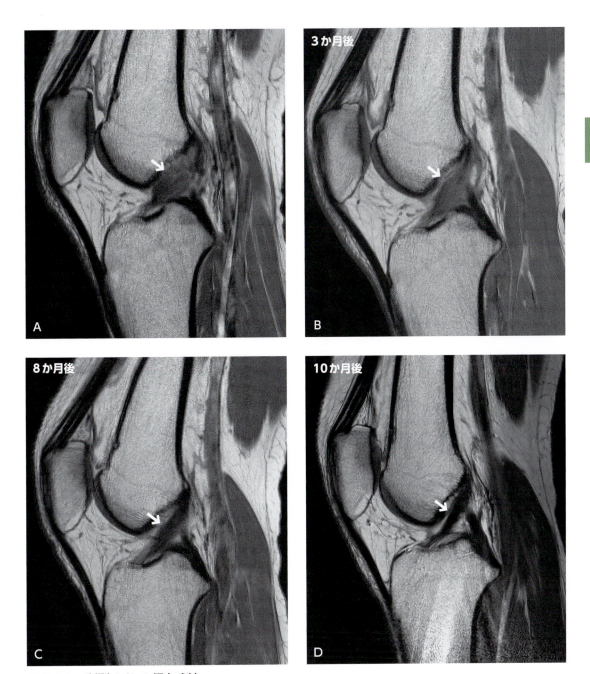

図 3-51 ● 断裂 ACL の保存療法
40 歳代女性，受傷直後，3 か月後，8 か月後，10 か月後，プロトン強調像（A〜D）．受傷直後には ACL のほぼ全長の浮腫性腫脹があったが（矢印，A），次第に減弱し（矢印，B・C），10 か月後には正常に近くなり，機能も復帰した（矢印，D）．

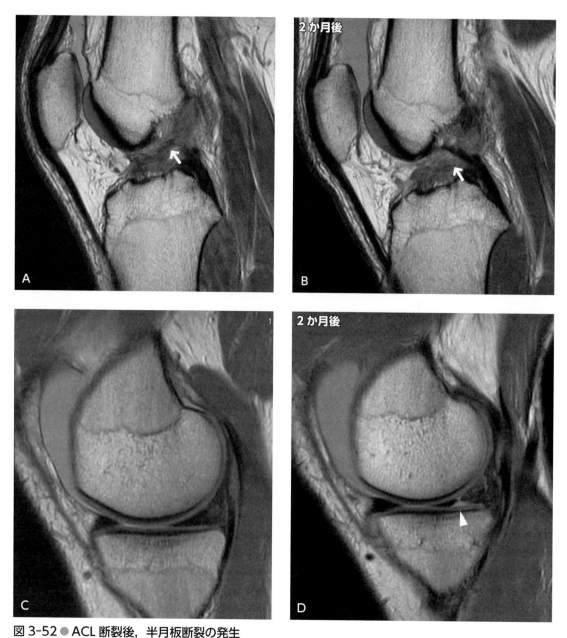

図 3-52 ● ACL 断裂後，半月板断裂の発生
20 歳代男性，受傷直後と 2 か月後のプロトン強調像（A〜D）．ACL は完全断裂を示す（矢印）．2 か月後も大きな変化なし（矢印，B）．2 か月後には内側半月板後節に受傷時にはなかった断裂が新出している（矢頭，D）．

第 4 章

後十字靱帯
PCL：Posterior Cruciate Ligament

4-1　解剖
4-2　後十字靱帯断裂
4-3　後十字靱帯断裂のMRI所見

4-1 解剖
Anatomy

→ Sonin AH, Fitzgerald SW, Hoff FL, et al : MR imaging of the posterior cruciate ligament : normal, abnormal, and associated injury patterns. Radiographics 1995 ; 15 : 551-561.

→ Grover JS, Bassett LW, Gross ML, et al : Posterior cruciate ligament : MR imaging. Radiology 1990 ; 174 : 527-530.

→ Bintoudi A, Natsis K, Tsitouridis I : Anterior and posterior meniscofemoral ligaments ; MRI evaluation. Anat Res Int 2012 ; 2012 : 839724.

- 後十字靱帯（PCL）は前十字靱帯と同様に intraarticular, extrasynovial structure である．
- 長さは平均38 mm，幅13 mmで脛骨側にいくにつれてやや先細りをし，関節包に一部埋没する．脛骨付着部は関節面から1 cm下方．
- PCLはACLに比べて2倍近くの太さをもち，また他の膝の靱帯に比べても2倍以上の張力を有する．血流も豊富である．
- PCLはACLと同様に2本の主要線維束から構成される．Anterolateral bundle と posteromedial bundle で，前者のほうが太い．ただし健常靱帯ではMRI上，この2本を識別することは不可能で，PCLはACLとは異なりほぼ均一の texture を示す．PCL損傷ではしばしばこの2本のうち1本のみが断裂することもある（p.87参照）．
- PCLは膝の屈曲伸展のすべての角度で張力を受ける．
- PCLは，ACLのように顆間部を斜走することなく頭尾方向にほぼ平行に走行する（図4-1）．そのため矢状断像での描出が容易であり，通常のMRI検査で健常PCLを描出できない場合はまずない．
- 矢状断像でPCLの前後を横切る meniscofemoral ligament（外側半月板の後角と大腿骨内側顆背側面を結ぶ，後述のMCL深層と同名であることに注意）が存在し，「第三の十字靱帯」とも呼ばれる．PCLや半月板の異常と見誤らないように注意が必要である．前方を横切るものがHumphrey's ligament，後方がWrisberg's ligamentと呼ばれる（図4-2）．Wrisberg靱帯のほうがやや大きい．それぞれの頻度は文献により異なるがHumphrey靱帯が12〜24％，Wrisberg靱帯が23〜64％，両方が約12〜16％，両者ともに欠損が10％弱である．

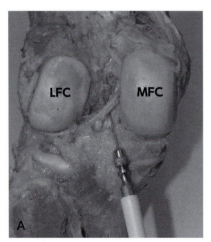 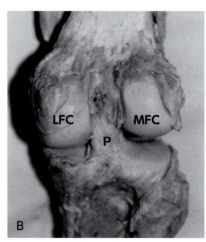

図4-1 ● Wrisberg靱帯を露出した死体膝（A）と後十字靱帯を露出した死体膝（B）
Wrisberg靱帯は大腿骨外側顆（LFC）下方の外側半月板後角から大腿骨内側顆（MFC）方向へ斜走する（靱帯の下にニードル，A）．Wrisberg靱帯の深部にPCL（P）が頭尾方向にほぼ平行に走行する（B）．PCLは太い．

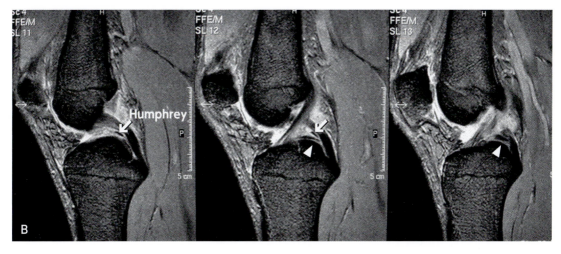

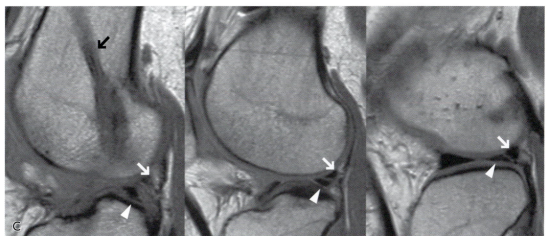

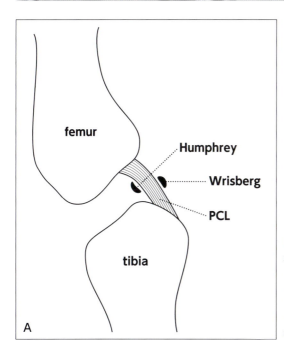

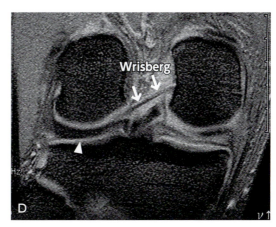

図4-2 ● HumphreyとWrisbergの靱帯
模式図(A), Humphrey靱帯(矢印, B), Wrisberg靱帯(矢印, C・D). 矢状断MR画像でPCLの前後を横切るmeniscofemoral ligament(前方がHumphrey靱帯, 後方がWrisberg靱帯)が存在し, PCLや半月板の異常と見誤らないように注意が必要である. 外側半月板(矢頭), ACL再建術後(黒矢印, C).

4-1 解剖

4-2 後十字靱帯断裂
PCL tear

→ Margheritini F, Mariani PP : Diagnostic evaluation of posterior cruciate ligament injuries. Knee Surg Sports Traumatol Arthrosc 2003 ; 11 : 282-288.

- PCLは太く強固であるため，靱帯損傷の中での割合は少ないとされる（すべての膝損傷の中で3〜20％，手術を要する膝外傷の中では1％未満といわれる．ただしPCLの臨床的診断が困難であることも背景にある）．
- PCL受傷には強大な外力が必要でスポーツ外傷はまれで，多くは交通事故による．
- PCLの単独損傷はまれで，ACLや側副靱帯，半月板の損傷を伴うことが多い．
- PCL損傷によりその機能が消失または低下しても，荷重時の不安定性はACL断裂より少なく，自覚症状に乏しいこともある．また二次的な半月板損傷や軟骨損傷もACLの場合に比べて少ないといわれる．

後十字靱帯断裂の受傷機転

→ Sonin AH, Fitzgerald SW, Hoff FL, et al : MR imaging of the posterior cruciate ligament : normal, abnormal, and associated injury patterns. Radiographics 1995 ; 15 : 551-561.

① 脛骨前面への直達外力：乗用車の搭乗者のdashboard injuryに代表される膝屈曲位での脛骨前面への直達外力により，脛骨が後方変位を強制される．PCL損傷の原因で最も多い．この場合，靱帯中央での断裂が多く，後方関節包の破綻を伴うことがある．外側顆背側面と脛骨高原前方のbone bruiseが見られる場合がある（図4-3）．
② 膝の過伸展：過伸展によりPCLの脛骨付着部の裂離骨折が生じやすい．この場合，靱帯本体は断裂せずに保たれる場合が多い．若年者に多いACLの裂離骨折に比べて，年長者に多いとされる．過伸展による大腿骨と脛骨の衝突であるので，両者ともにその前面にbone bruiseが見られる場合がある（図4-4）．
③ 極端な内転，回転の外力：内外の側副靱帯の断裂に引き続き，ACL，そしてPCLが損傷されるといわれる．

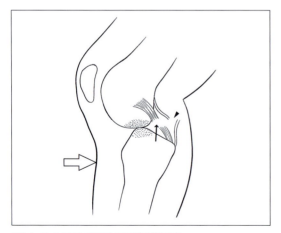

図4-3 ● PCL断裂の受傷機転①
膝屈曲位での脛骨前面への直達外力．脛骨の後方変位によりPCL中央での断裂が多く（矢印），また後方関節包の破綻を伴うことがある（矢頭）．外側顆背側面と脛骨高原前方のbone bruiseが見られる（Sonin らの文献より改変）．

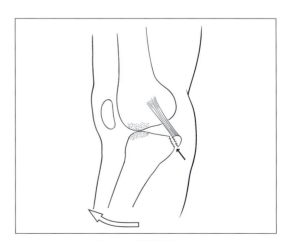

図4-4 ● PCL断裂の受傷機転②
膝の過伸展．過伸展によりPCLの脛骨付着部の裂離骨折が生じやすい（矢印）．Bone bruiseは大腿骨と脛骨の前面に見られる（Sonin らの文献より改変）．

4-3 後十字靱帯断裂の MRI 所見
MRI findings of PCL tear

→ Sonin AH, Fitzgerald SW, Friedman H, et al：Posterior cruciate ligament injury；MR imaging diagnosis and patterns of injury. Radiology 1994；190：455-458.

→ Rodriguez W Jr, Vinson EN, Helms CA, et al：MRI appearance of posterior cruciate ligament tears. AJR Am J Roentgenol 2008；191：1031.

- PCL 断裂は徒手検査による診断能は低いため MRI の役割は重要である.
- ❶ 完全断裂 (complete tear)：靱帯線維の途絶，または消失 (図 4-5, 6). ただし，前述のように PCL は太く，強固であるため完全に途絶することは少ない.
- ❷ 不完全断裂 (partial tear, 靱帯内損傷 intrasubstance injury)：靱帯全体としての連続性は見られ，特に辺縁部の線維は連続性を保つ. ほとんどの PCL 断裂はこのパターンを示す. 一般に靱帯全長にわたって腫脹し，内部の実質部に高信号が見られる場合が多い (図 4-7). この場合，PCL は腫脹するがその前後を走行する Humphrey と Wrisberg の靱帯は intact であり，肉に巻き付けた糸が食い込む「ボンレスハム」のように見える (図 4-8). またこの高信号が PCL の一部に限局する場合もある (図 4-9). さらに 2 本の主要線維束 anterolateral bundle (ALB) と posteromedial bundle (PMB) のうち 1 本のみの断裂が MRI で同定されることもある (図 4-10, 11). この両者の境界と思われる PCL 中央部を帯状の高信号が走行する像をまれに観察する (図 4-12).
- ❸ 後十字靱帯付着部裂離 (剝離) 骨折 (avulsion fracture)：PCL は脛骨付着部で裂離 (剝離) 骨折しやすい. 若年者に多い ACL の場合に対して，PCL 裂離骨折は成人に多い (図 4-13). 裂離骨片が高位に位置することもある. 裂離骨片と母床との間に関節液が流入すると unstable となる. また，関節血症となりうる (図 4-14).

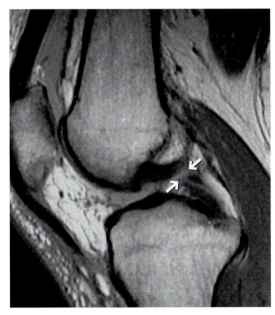

図 4-5 ● PCL 完全断裂
30 歳代女性，プロトン強調像. PCL は中間部で途絶している (矢印).

後十字靱帯の変性 Degeneration of PCL

- 加齢や微細外傷の蓄積により，PCL 内部に粘液変性が発生する．
- ACL と同様に（第3章 p.57 参照），高度に変性が進行した場合は PCL 全体が高信号化，腫脹し，celery stalk PCL と呼ばれる所見に遭遇する（図 4-15）．
- 嚢胞性変化をきたし，PCL 靱帯内ガングリオン（第12章 p.292 参照）を呈する場合もある（図 4-16）．

Reverse Segond 骨折

→ Escobedo EM, Mills WJ, Hunter JC : The "reverse Segond" fracture : association with a tear of the posterior cruciate ligament and medial meniscus. AJR Am J Roentgenol 2002 ; 178 : 979-983.

- PCL 断裂に MCL 深層の裂離骨折を伴うことがある．脛骨内側縁に付着する meniscotibial ligament の裂離骨折によるもので，ACL 断裂に伴う脛骨外側縁の裂離骨折（Segond 骨折，第6章 p.130 参照）に対抗して，reverse Segond 骨折と呼ばれる（図 4-17）．下腿の外反と外旋力による．内側半月板にきわめて近接する MCL 深層の損傷であるため，内側半月板の断裂を伴うことも多い．

後十字靱帯断裂 長期経過の MR 像

→ Tewes DP, Fritts HM, Fields RD, et al : Chronically injured posterior cruciate ligament ; magnet resonance imaging. Clin Orthop Relat Res 1997 ; 335 : 224-232.

→ Irizarry JM, Recht MP : MR imaging of the knee ligaments and the postoperative knee. Radiol Clin North Am 1997 ; 35 : 45-76.

- 長期間経過を追うと高信号化していた後十字靱帯内部の信号が正常に見えることがある（図 4-18）．この場合，徒手検査では明らかな PCL 不全を示す場合が多く見られ，安易に「治癒」したとレポートしないことが重要である．また ACL 断裂の二次的所見で見られる PCL の buckling も PCL 断裂で見られることがある．
- また，靱帯内損傷の修復は靱帯線維全体にわたって行われるため，陳旧性 ACL 損傷の場合とは異なり，靱帯自体が「やせる」ことは少ない（図 4-19）．これには PCL の豊富な血流が関与しているといわれる．

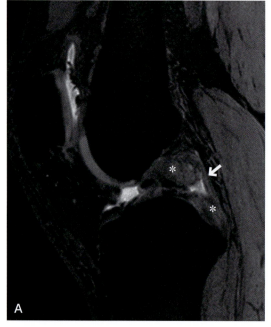
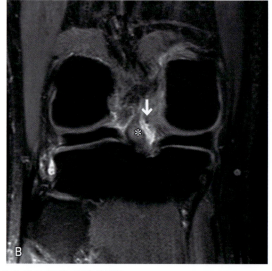

図 4-6 ● PCL 完全断裂
30 歳代男性，1 か月前に受傷．T2*強調像（A），脂肪抑制プロトン強調冠状断像（B）．PCL は中間部で途絶し（矢印），残存靱帯は腫脹している（*）．

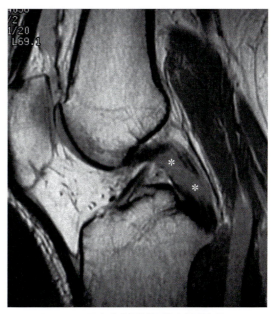

図 4-7 ● PCL 不完全断裂（靱帯内損傷）①
30 歳代男性，プロトン強調像．PCL は辺縁部の線維は連続性を保つが全長にわたって腫脹し実質部に高信号が見られ（＊），靱帯内損傷（intra-substance injury）を示す．

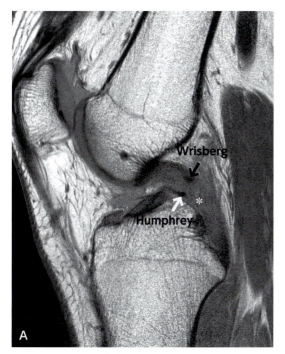
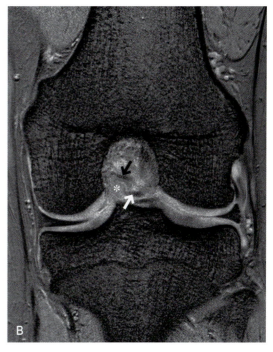

図 4-8 ● PCL 不完全断裂（靱帯内損傷）②
30 歳代男性，プロトン強調像（A），T2＊強調冠状断像（B）．PCL は全長にわたって腫脹，高信号化し（＊），その前後を走行する Humphrey 靱帯（白矢印）と Wrisberg 靱帯（黒矢印）が腫脹した PCL に食い込み，「ボンレスハム」のように見える．

4-3 後十字靱帯断裂の MRI 所見

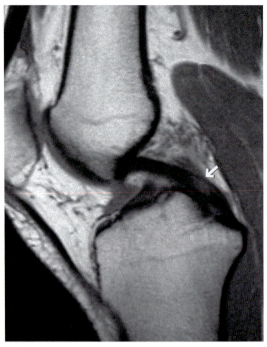

図 4-9 ● PCL 不完全断裂（靱帯内損傷）③
20 歳代女性，プロトン強調像．PCL の脛骨付近の実質内部に限局する高信号が見られる（矢印）．

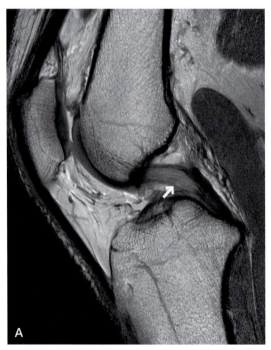
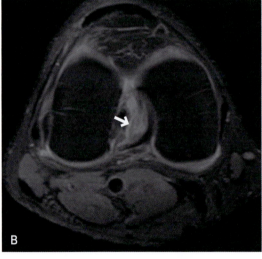

図 4-10 ● PCL 不完全断裂（靱帯内損傷）④，anterolateral bundle の損傷
50 歳代男性，プロトン強調像（A），脂肪抑制プロトン強調横断像（B）．PCL の 2 本の主要線維束のうち anterolateral bundle のみが腫脹，高信号化している（矢印）．

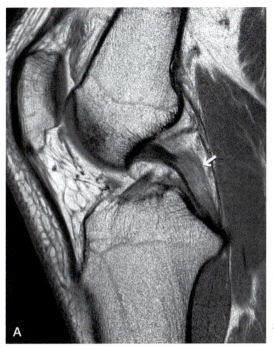
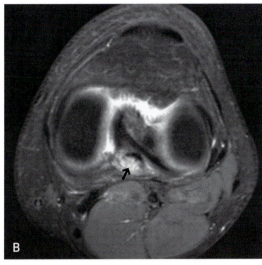

図 4-11 ● PCL 不完全断裂（靱帯内損傷）⑤，posteromedial bundle の損傷
20 歳代男性，プロトン強調像(A)，脂肪抑制プロトン強調横断像(B)．posteromedial bundle のみが腫脹，高信号化している(矢印)．

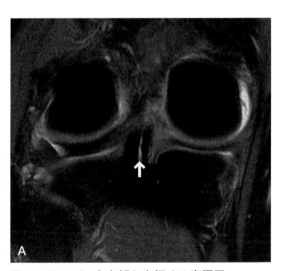
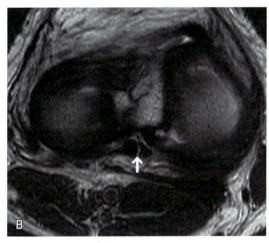

図 4-12 ● PCL 中央部を走行する高信号
10 歳代後半男性，脂肪抑制プロトン強調冠状断像(A)，T2 強調横断像(B)．PCL の主要線維束 anterolateral bundle と posteromedial bundle の境界と思われる帯状高信号が PCL の中央部を走行する(矢印)．

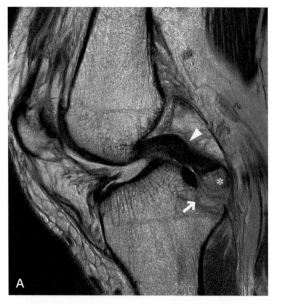
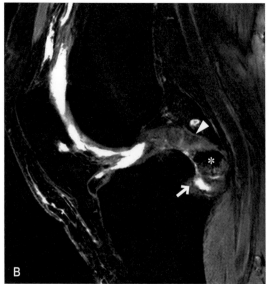
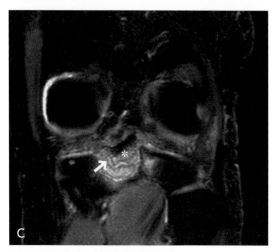
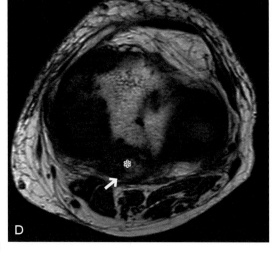

図 4-13 ● PCL 付着部裂離骨折
60 歳代男性，プロトン強調像(A)，T2*強調像(B)，脂肪抑制プロトン強調冠状断像(C)，T1 強調横断像(D)．PCL はたわみ，高信号化する(矢頭，A・B)．PCL は脛骨付着部で裂離し，10 mm 大の骨片(*)があり，母床との間に液体貯留が認められる(矢印)．

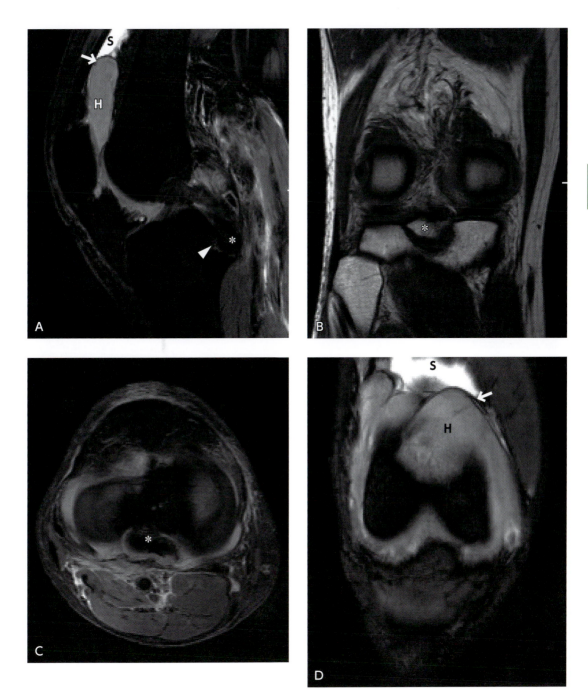

図 4-14 ● PCL 付着部裂離骨折，関節血症と膝蓋上包
40 歳代男性．T2*強調像（A），プロトン強調冠状断像（B），脂肪抑制プロトン強調横断像（C），脂肪抑制 T2*強調冠状断像（D）．PCL は脛骨付着部で裂離し骨片（*）を伴うが，母床との間に液体貯留は認めない（矢頭，A）．関節血症があり（H），膝蓋上ヒダ（矢印，A・D）で境界され，膝蓋上包（S）は分離している．

4-3 後十字靱帯断裂の MRI 所見　93

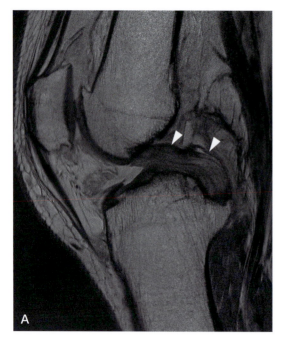
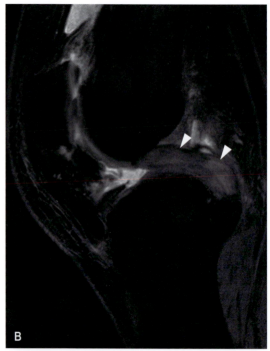
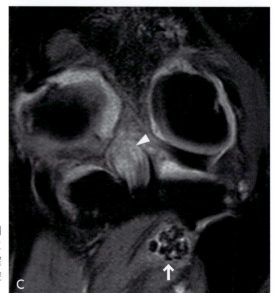

図 4-15 ● Celery stalk PCL（PCL の粘液変性）
50 歳代女性，プロトン強調像（A），脂肪抑制プロトン強調像（B），脂肪抑制プロトン強調冠状断像（C）．PCL は全体的に腫脹，高信号化（粘液変性）し，靱帯線維の一部は走行が確認され，食物の「セロリ」に似る（矢頭）．膝窩筋腱鞘内に遊離体あり（矢印，C）．

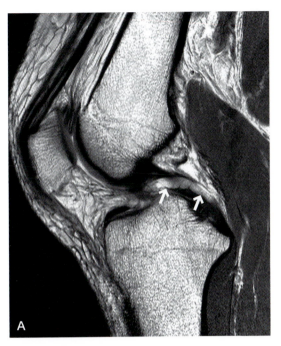
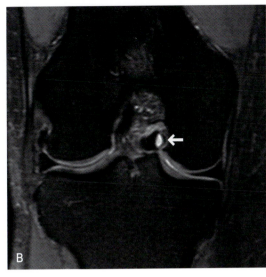
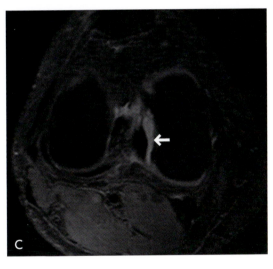

図 4-16 ● PCL 靱帯内ガングリオン
30 歳代女性，プロトン強調像(A)，脂肪抑制プロトン強調冠状断像(B)，脂肪抑制プロトン強調横断像(C)．PCL の内部に粘液状の液体貯留があり靱帯内ガングリオンを示唆する(矢印)．

■ 知っておくべき膝の徒手検査②

- 後方引き出しテスト(posterior drawer test) → PCL
  前方引き出しテストの PCL 版
- 脛骨後方落ち込み徴候(tibial posterior sagging sign) → PCL
  膝屈曲位で陳旧性の PCL 不全があると脛骨が後方へ落ち込む．いわゆる「サギング」．
- 外反ストレステスト(valgus stress test) → MCL (＋ACL，PCL)
- 内反ストレステスト(varus stress test) → LCL (＋ACL，PCL)

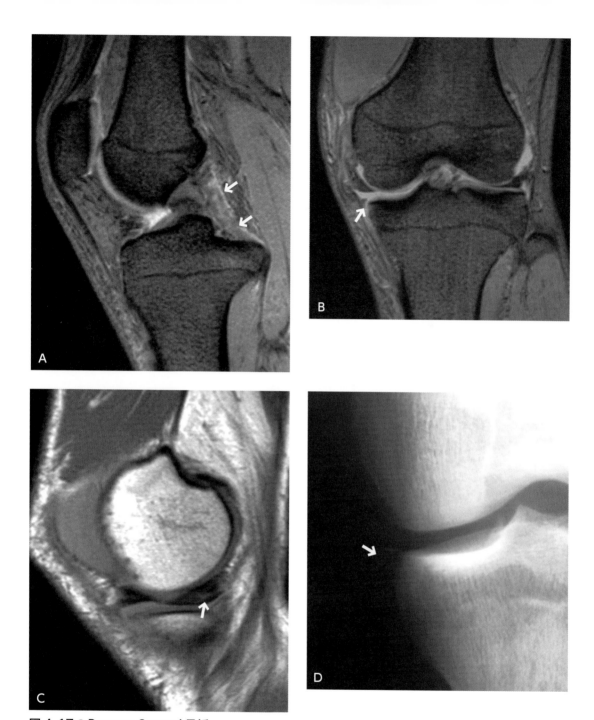

図 4-17 ● Reverse Segond 骨折
30 歳代男性，T2*強調像（A），T2*強調冠状断像（B），プロトン強調像（C）．単純 X 線写真正面像（D）．PCL は靱帯内断裂を示す（矢印，A）．MCL 深層 meniscotibial ligament の裂離骨折がある（矢印，B・D）．内側半月板の断裂を伴う（矢印，C）．

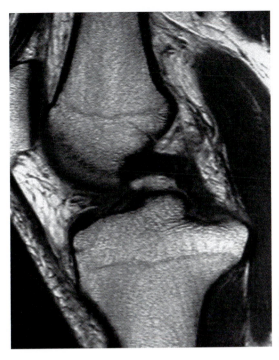

図 4-18 ● 長期経過の PCL 断裂
30 歳代男性（受傷から 1 年後），プロトン強調像．徒手検査では PCL 不全を示したが，MRI 上，PCL の「やせ」はなく，正常に見える．

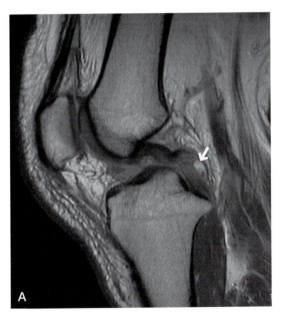

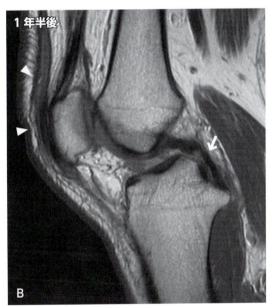

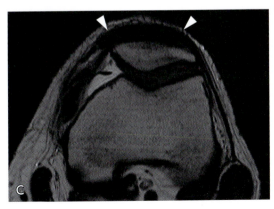

図 4-19 ● PCL 断裂後の靱帯の萎縮
30 歳代男性，プロトン強調像受傷直後（A），1 年半後（B）．受傷直後には PCL 遠位側が腫脹，高信号化し，囊胞変化もきたしている（矢印，A）．1 年半後にはその部分は萎縮している（矢印，B）．膝蓋前に広範囲の低信号域があり（矢頭，B・C），その間に発生した膝蓋前滑液包炎の瘢痕域を示唆する．Prepatellar fibrosis が鑑別となる．

4-3 後十字靱帯断裂の MRI 所見 | 97

第 5 章

内側側副靱帯を含む内側支持組織
Medial Supporting Structures including MCL (Medial Collateral Ligament)

- 5-1　解剖
- 5-2　内側側副靱帯断裂
- 5-3　鵞足と鵞足包炎，膝内側の滑液包
- 5-4　半膜様筋腱
- 5-5　Stieda 陰影（Pellegrini-Stieda 病）

5-1 解剖
Anatomy

→ Warren LF, Marshall JL : The supporting structures and layers of the medial side of the knee : an anatomical analysis. J Bone Joint Surg Am 1979 ; 61 : 56-62.

→ De Maeseneer M, Van Roy F, Lenchik L, et al : Three layers of the medial capsular and supporting structures of the knee ; MR imaging-anatomic correlation. Radiographics 2000 ; 20 : S83-S89.

- 内側側副靱帯（medial collateral ligament：MCL）は成書によりその区分けと名称が若干異なるが，一般的には3つの層に大別される（図 5-1）．
  第1層：最表層で腓腹筋などの筋膜により構成される．
  第2層：MCL 浅層（別名 tibial collateral ligament）．前方では split と呼ばれる開窓部を介して第1層と合流して内側支帯を形成する．また背側では後斜線維を介して第3層と融合する．
  第3層：膝の内側関節包でありその一部が MCL 深層（medial capsular ligament）を形成する．
- 第1層と第2層の間は fibrofatty tissue が充填し内部を薄筋と半腱様筋の腱が走行する．
- 第2層と第3層の間，すなわち MCL 浅層と深層の間の fibrofatty tissue 内部には微細な滑液包が含まれる（図 5-3）．
- MCL 浅層は上下に走行し幅約 15 mm，長さ 8～12 cm，厚さ 2～3 mm．
- MCL 浅層の下方背側では後斜線維（後方斜靱帯）が付随し，脛骨に付着するとともに半月板も固着する（図 5-4）．

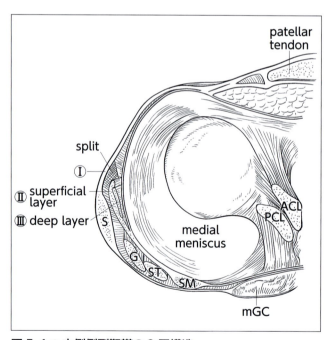

図 5-1 ● 内側側副靱帯の 3 層構造
第1層（Ⅰ）：腓腹筋などの筋膜，第2層（Ⅱ）：MCL 浅層，第3層（Ⅲ）：MCL 深層を含む内側関節包．S：縫工筋，G：薄筋，ST：半腱様筋，SM：半膜様筋，mGC：腓腹筋内側頭（Warren らの文献より改変）．

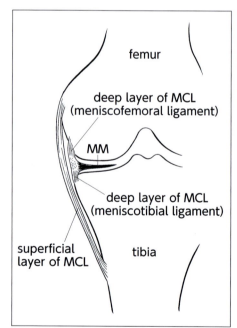

図 5-2 ● MCL の模式図
MCL 浅層（別名 tibial collateral ligament）と深層（別名 medial capsular ligament）．MCL 浅層は関節裂隙の 7～8 cm 下方（かなり下であることに要注意）に付着する．深層は内側半月板（MM）に強固に付着し，meniscofemoral, meniscotibial ligament とも呼ばれる．

→ Lee JK, Yao L : Tibial collateral ligament bursa ; MR imaging. Radiology 1991 ; 178 : 855-857.

→ De Maeseneer M, Lenchik L, Starok M, et al : Normal and abnormal medial meniscocapsular structures ; MR imaging and sonography in cadavers. AJR Am J Roentgenol 1998 ; 171 : 969-976.

- MCL 浅層は関節裂隙の5 cm 上方の大腿骨内側顆から下方は6〜7 cm 下方の脛骨骨幹端内側部に付着する（図5-2）．このため，靱帯の末端（特に下方の）が絞ったFOVからはみ出さないよう注意が必要である．下端部は鵞足の深部，背側に位置する．
- MCL 深層は浅層の直下で縦方向に肥厚して靱帯様をなす．内側半月板に強固に付着し，半月板と大腿骨，脛骨を連絡するため，各々meniscofemoral, meniscotibial ligament とも呼ばれるが，関節液の貯留しない健常膝では描出されないことが多い（図5-5）．
- MCL 浅層は半月板との直接の連続はない．
- MCL は下腿の外反と外旋を防止する．

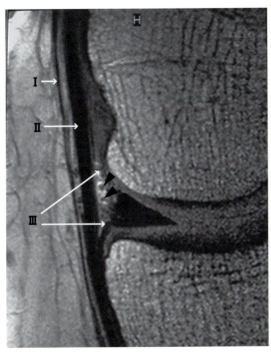

図 5-3 ● マイクロスコピーコイルによる膝内側面の高分解能画像（FOV 50 mm, 厚さ 1.5 mm）

図 5-1 で示したように表層から，薄い筋膜層（Ⅰ），MCL 浅層（Ⅱ），MCL 深層（Ⅲ），およびMCL 浅層と深層間の微細な滑液包と小血管（矢頭）．

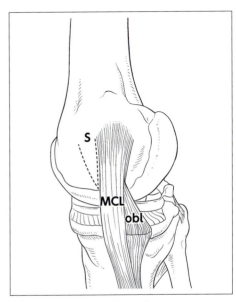

図 5-4 ● MCL 浅層（MCL）と下方背側の後方斜靱帯（obl）

MCL 浅層の前方には split（S）と呼ばれる開窓部が存在する（図 5-1 参照）．

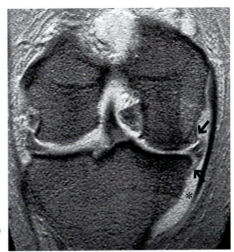

図 5-5 ● 関節液貯留により描出された MCL 深層（矢印）

この場合，MCL または内側半月板に損傷があり，MCL の浅層と深層の間にも液体貯留（＊）が生じて，深層の描出が可能となる．

5-2 内側側副靱帯断裂
MCL tear

→ Schweitzer ME, Tran D, Deely DM, et al：Medial collateral ligament injuries：evaluation of multiple signs, prevalence and location of associated bone bruises, and assessment with MR imaging. Radiology 1995；194：825-829.

→ Blankenbaker DG, De Smet AA, Fine JP：Is intra-articular pathology associated with MCL edema on MR imaging of the non-traumatic knee? Skeletal Radiol 2005；34：462-467.

- MCL損傷は膝の靱帯損傷の中では最も頻度が高い.
- MCL単独損傷は下腿の外反により生じやすい. このため牽引伸張損傷をきたすMCLとともに, 外側の大腿骨・脛骨の衝突による骨挫傷・骨髄浮腫も見られる(図5-6).
- MCL断裂は臨床的に3つのgradeに分類される.
  Grade 1：微細断裂(sprainまたはstrain), 靱帯のelongationが主体で, 機能的な障害にはならない. 治療も保存的となる.
  Grade 2：部分断裂
  Grade 3：完全断裂
- MRI所見も含めて実際はgrade 2と3は鑑別不可能の場合が多く, grade 2～3と表記することが多い.
- Grade 1のMCL断裂では靱帯線維に沿って微細断裂による浮腫を示す高信号域が見られる(図5-7). ただしこの浮腫は内側半月板断裂や変形性膝関節症でも見られることがある. まれに浅層自体の腫脹も見られる(図5-8).
- Grade 2～3の断裂では, 靱帯線維の不連続と, 血腫や浮腫による異常信号が見られる(図5-9, 10).
- MCLの靱帯組織のみならず, 周囲の内側支帯や内側広筋の筋膜に沿っても広範囲に浮腫性変化が見られることがある(図5-9, 11).
- MCL断裂の半数以上は大腿骨側で発生する. まれに脛骨側でも経験される(図5-12).
- MCLは複合損傷も多く, MCL断裂にACL断裂, および外側半月板断裂を合併する場合が多い. 外側半月板の代わりに内側半月板の組み合わせによるいわゆる"O'Donoghue's unhappy triad"はアメリカンフットボールなどの複合損傷として有名ではあるが実際には少ない(第7章 p.155参照).
- MCL損傷に合併する内側半月板損傷はperipheral longitudinal tearが多いといわれる.
- MCLは関節外構造物であり, その単独の損傷による関節液貯留は見られない.
- MCL深層である関節包が断裂しない限り関節鏡では確認されない(図5-10B).
- 断裂後の靱帯組織は瘢痕組織に置換される. MRI上, 一見, 健常靱帯があるように見える場合でも, 機能不全であることが多い(図5-13, 16). ただし, 変形性関節症による内反膝ではMCLのたわみにより同様な肥厚像が見られることもあるので注意が必要である.
- MCLの浅層, 深層ともにその骨付着部の裂離損傷も見られる(図5-14, 15).

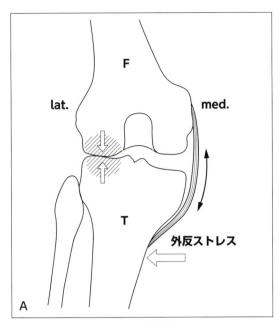
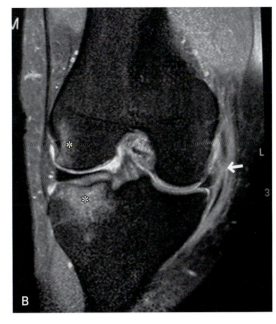

図 5-6 ● MCL 断裂の発生機序

MCL 断裂の発生機序(A)．20 歳代男性の脂肪抑制プロトン強調冠状断像(B)．下腿の外反により MCL は牽引伸張損傷をきたす(矢印，B)．同時に外側の大腿骨・脛骨の衝突による骨挫傷・骨髄浮腫(斜線部，A・＊，B)も見られる(A)．F：大腿骨，T：脛骨

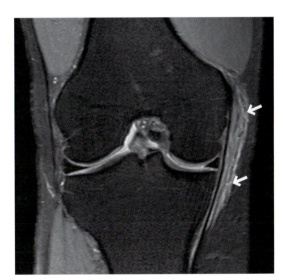

図 5-7 ● MCL 微細断裂(grade 1)

20 歳代男性，前日スキーで受傷．脂肪抑制プロトン強調冠状断像．MCL 浅層に沿って微細断裂による浮腫を示す高信号域が見られる(矢印)．

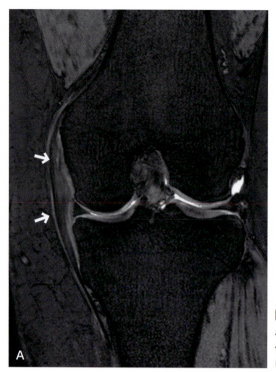
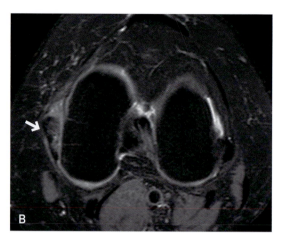

図 5-8 ● MCL 微細断裂（grade 1）浅層全体の腫脹
40 歳代女性，3 か月前転倒，脂肪抑制プロトン強調冠状断像（A），脂肪抑制プロトン強調横断像（B）．MCL 浅層が全体に浮腫性腫脹を示す（矢印）．

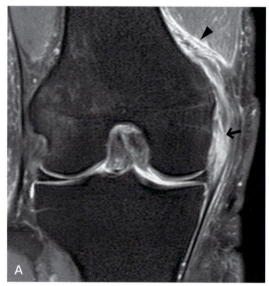
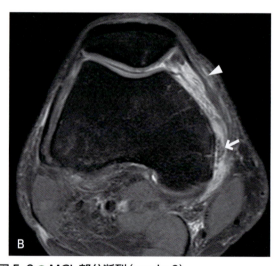

図 5-9 ● MCL 部分断裂（grade 2）
40 歳代男性，脂肪抑制プロトン強調冠状断像（A），横断像（B）．MCL 浅層は大腿骨側で一部，不連続で浮腫性腫脹が見られる（矢印）．内側支帯（矢頭，B）や内側広筋の筋膜（矢頭，A）に沿っても浮腫性変化が見られる．

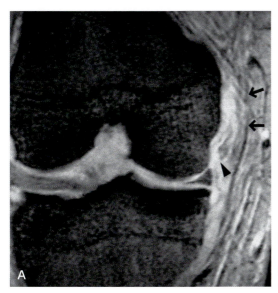
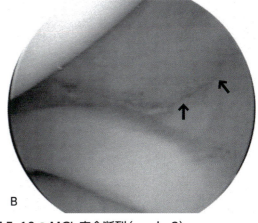

図 5-10 ● MCL 完全断裂(grade 3)

10 歳代後半男性,T2*強調冠状断像(A),関節鏡写真(B).MCL 上部が完全断裂を示し(矢印),周囲に著明な浮腫性変化が広がる.関節鏡では MCL 深層断裂を反映して関節包に断裂が認められる(矢印).矢頭:断裂した meniscofemoral ligament(MCL 深層)

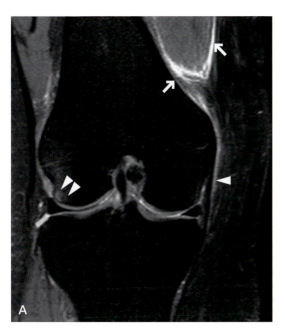
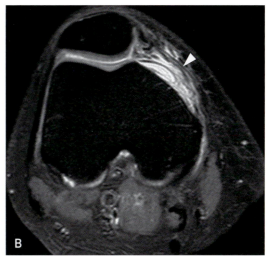
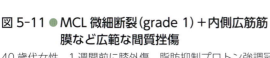
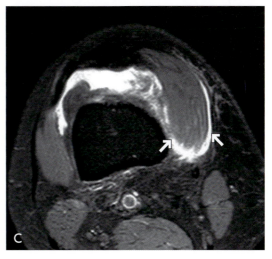

図 5-11 ● MCL 微細断裂(grade 1)+内側広筋筋膜など広範な間質挫傷

40 歳代女性,1 週間前に膝外傷,脂肪抑制プロトン強調冠状断像(A),脂肪抑制プロトン強調横断像(B・C).MCL 浅層に沿って微細断裂による浮腫が見られる(矢頭,A).内側支帯(矢頭,B)や内側広筋の筋膜(矢印,A・C)に沿って広範囲の浮腫性変化が見られる.また大腿骨外側顆辺縁に骨髄浮腫がある(二重矢頭,A).

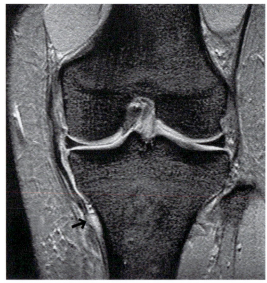

図 5-12 ● 脛骨側に見られた MCL 部分断裂
20 歳代女性，T2*強調冠状断像．MCL 浅層は脛骨付着部近くで断裂する（矢印）．

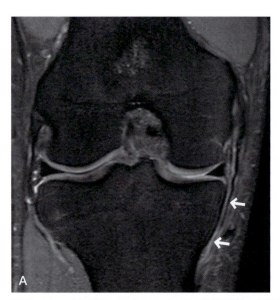
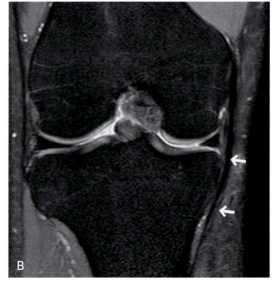

図 5-13 ● 脛骨側に見られた MCL 部分断裂の経過
20 歳代女性，脂肪抑制プロトン強調冠状断像，受傷直後（A），7 か月後（B）．MCL 浅層は脛骨付着部近くで grade 1 の断裂を示した（矢印，A）．その後，線維性に肥厚が見られる（矢印，B）．

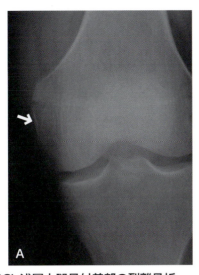
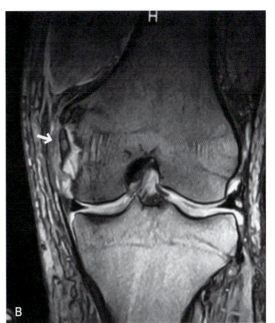

図 5-14 ● MCL 浅層大腿骨付着部の裂離骨折
30 歳代男性，単純 X 線写真正面像（A），T2*強調冠状断像（B）．大腿骨内側顆辺縁に骨性不整がある（矢印，A）．MCL 浅層の大腿骨付着部に小骨片の離断が見られる（矢印，B）．

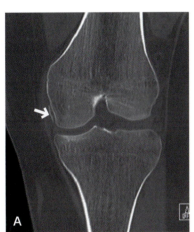

図 5-15 ● MCL 深層大腿骨付着部の裂離骨折
10 歳代後半女性，単純 X 線写真正面像（A），脂肪抑制プロトン強調冠状断像（B），脂肪抑制プロトン強調横断像（C）．MCL 浅層の大腿骨付着部に小骨片の離断が見られる（矢印）．大腿骨外側顆に骨挫傷があり（二重矢頭，B・C）関節血症を伴う（矢頭，C）．

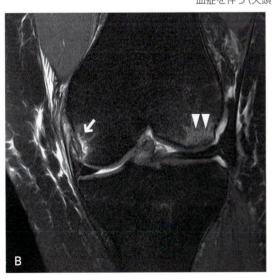
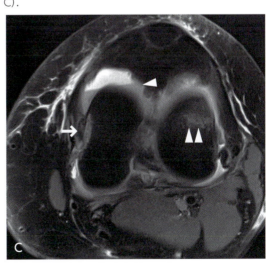

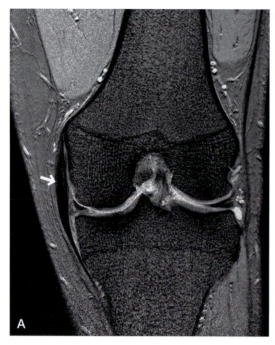
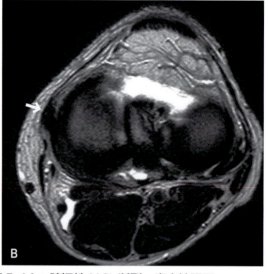

図 5-16 ● 陳旧性 MCL 断裂, 瘢痕性肥厚
50歳代男性. 以前に MCL 損傷といわれた. T2*強調冠状断像(A), T2強調横断像(B). 断裂後の靱帯組織は瘢痕組織に置換され, 非常に厚く認められる(矢印). 一見, 健常靱帯があるように見え, 注意が必要である.

5-3 鵞足と鵞足包炎, 膝内側の滑液包
Pes anserine bursa and surrounding bursae

- ハムストリングス(hamstrings)は坐骨結節から起こり大腿後面を構成する筋群の総称(ちなみに「ハムストリング」は「もも肉のひも」の意味で, ハム作製時にもも肉をぶら下げるためにこれらの筋腱が使用されたことに由来する)で, 内側ハムストリングスは半腱様筋と半膜様筋, 外側ハムストリングスは大腿二頭筋である.
- 一方,「鵞足」とは脛骨内側面に停止する縫工筋(起始は上前腸骨棘), 薄筋(恥骨下枝), 半腱様筋(坐骨結節)の3者の腱で, それらが融合して「鵞足」を形成する. 半膜様筋はそれより後方に付着する.
- 主に半膜様筋腱と鵞足が背側内側支持組織を形成する.
- 鵞足包は膝の内側面を下行する鵞足(縫工筋, 薄筋, 半腱様筋の各腱, p.112 参照, 図 5-18)と内側側副靱帯との間の滑液包(図 5-20, 21). 膝関節腔との連続はない.
- 肥満体の人や運動選手に比較的多いといわれる.
- 外傷や炎症により腫脹し触知される(図 5-22).
- 鵞足包炎は MCL 損傷後にも認められる.
- 鵞足包の背側には半膜様筋腱―内側側副靱帯包が存在し, 横断像で半膜様筋腱を前方から包み込むような, 特徴的な逆さU字型を示す(図 5-23).
- MCL の浅層と深層の間の潜在腔に液体が貯留する場合は, MCL 滑液包炎と呼ばれる(図 5-24).

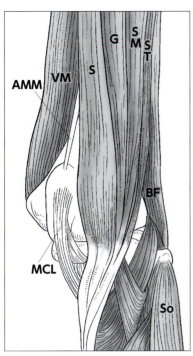

図 5-17 ● 膝内側を斜め後ろから見た筋腱

S：縫工筋，G：薄筋，SM：半膜様筋，ST：半腱様筋，VM：内側広筋，BF：大腿二頭筋，So：ヒラメ筋．半膜様筋と半腱様筋は内側ハムストリングス，縫工筋，薄筋，半腱様筋は鵞足を形成する（半膜様筋だけは脛骨後方に停止し鵞足からは離れる）．

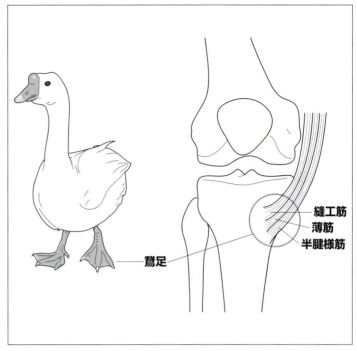

図 5-18 ● 鵞足

文字どおり，ガチョウの足の 3 本の指が，縫工筋，薄筋，半腱様筋の各腱に相当し，脛骨内側面に付着する．

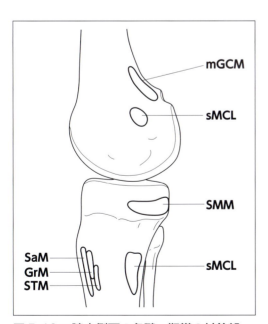

図 5-19 ● 膝内側面の各腱，靱帯の付着部

GrM：薄筋 gracilis muscle
mGCM：腓腹筋内側頭 medial head of gastrocnemius
SaM：縫工筋 sartorius muscle
sMCL：内側側副靱帯浅層 superficial layer of MCL
SMM：半膜様筋 semimembranosus muscle
STM：半腱様筋 semitendinosus muscle

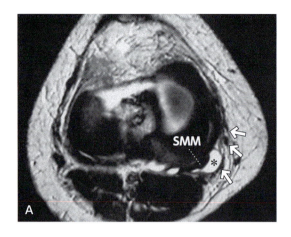
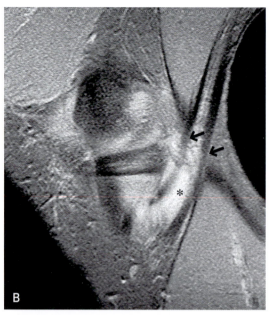

図 5-20 ● 鵞足包（正常例）
40 歳代女性．T2 強調横断像（A），T2*強調像（B）．鵞足（矢印）の深部に小さな滑液包（*）が存在する．SMM：半膜様筋腱

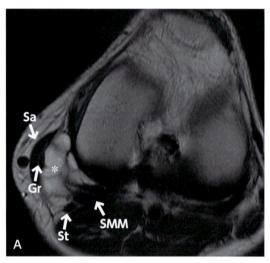
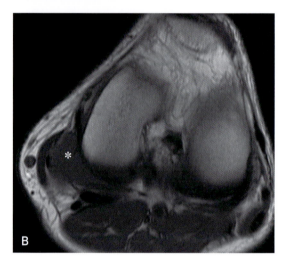

図 5-21 ● 鵞足包炎
50 歳代男性．T2 強調横断像（A），T1 強調横断像（B）．鵞足（Sa：縫工筋，Gr：薄筋，St：半腱様筋の各腱）の深部に多房性の滑液包が腫脹する（*）．SMM：半膜様筋腱

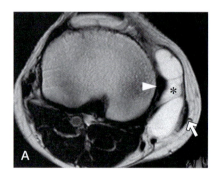
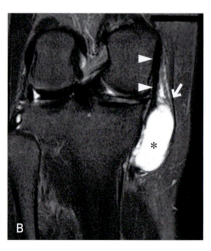

図 5-22 ● 鵞足包炎
40 歳代男性．T2 強調横断像（A），脂肪抑制 T2 強調冠状断像（B）．鵞足（矢印）と内側側副靱帯（矢頭）との間に多房性の滑液包が腫脹する（*）．

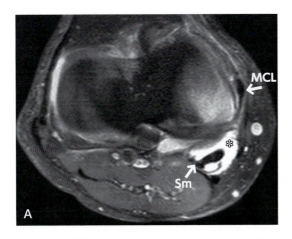
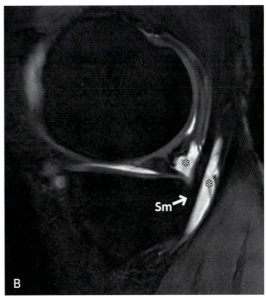
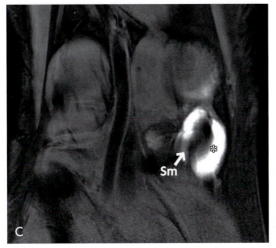

図 5-23 ● 半膜様筋腱―内側側副靱帯包炎
50 歳代男性，脂肪抑制プロトン強調横断像(A)，脂肪抑制 T2*強調像(B)，脂肪抑制 T2*強調冠状断像(C)．半膜様筋腱(Sm，矢印)と内側側副靱帯(MCL，矢印)との間に逆さ U 字型の滑液包が腫脹する(＊)．

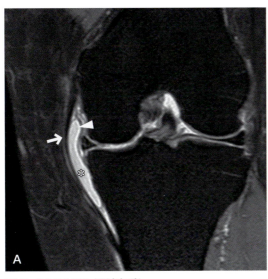
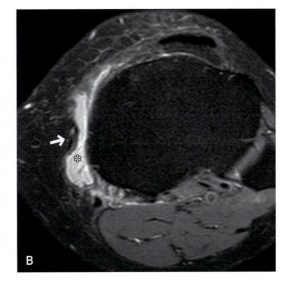

図 5-24 ● MCL 滑液包炎
50 歳代女性，脂肪抑制プロトン強調冠状断像(A)，脂肪抑制プロトン強調横断像(B)，MCL 浅層(矢印)と MCL 深層(矢頭)との間にスリット状の液体貯留域があり(＊)，前後方向にも進展している．

5-3 鵞足と鵞足包炎，膝内側の滑液包 ┃ 111

5-4 半膜様筋腱
Semimembranosus muscle and tendon

→ Chan KK, Resnick D, Goodwin D, et al : Posteromedial tibial plateau injury including avulsion fracture of the semimembranous tendon insertion site ; ancillary sign of anterior cruciate ligament tear at MR imaging. Radiology 1999 ; 211 : 754-758.

- 半膜様筋腱は鵞足には入らず，鵞足の背側を走行する．
- 半膜様筋腱の中心腱は infraglenoid tubercle に付着し，その付着部炎を起こしやすい（図 5-25）．
- ACL 断裂に合併して裂離損傷を起こすことがある（図 5-26）．
- 他の線維は，背側関節包（oblique popliteal ligament を介して），MM 後角，MCL 深部の関節包に付着する．
- 半膜様筋腱は時に太まり，内側関節腔の陥凹部（coronary recess, meniscotibial recess）に進展し，遊離体や半月板断裂との鑑別（第 7 章 p. 146 参照）が必要な場合もある（図 5-27）．
- その腱鞘炎も見られることがある（図 5-28）．

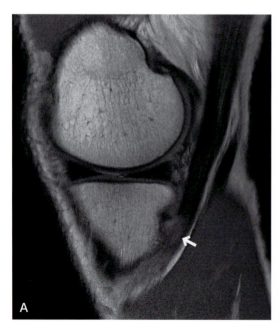

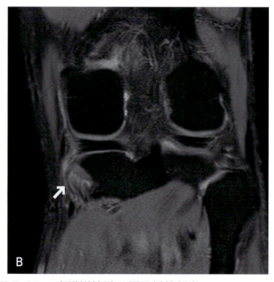

図 5-25 ● 半膜様筋腱の脛骨付着部炎
30 歳代男性，プロトン強調像（A），脂肪抑制プロトン強調冠状断像（B）．半膜様筋腱の脛骨付着部に腫脹と高信号がある（矢印）．

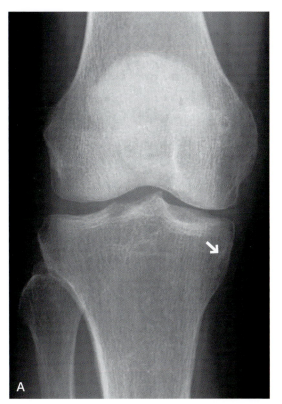
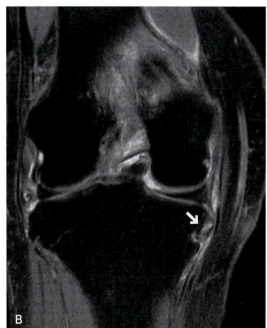
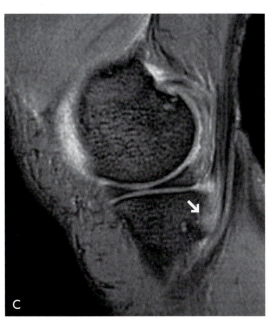
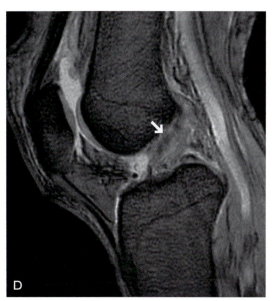

図 5-26 ● ACL 断裂と半膜様筋腱付着部裂離損傷

60 歳代女性，単純 X 線写真正面像(A)，脂肪抑制プロトン強調冠状断像(B)，T2*強調像(C・D)．脛骨内側縁に骨性の不整像あり(矢印，A)．半膜様筋腱の脛骨付着部に裂離変化があり腫脹と高信号がある(矢印，B・C)．ACL 断裂が見られる(矢印，D)．

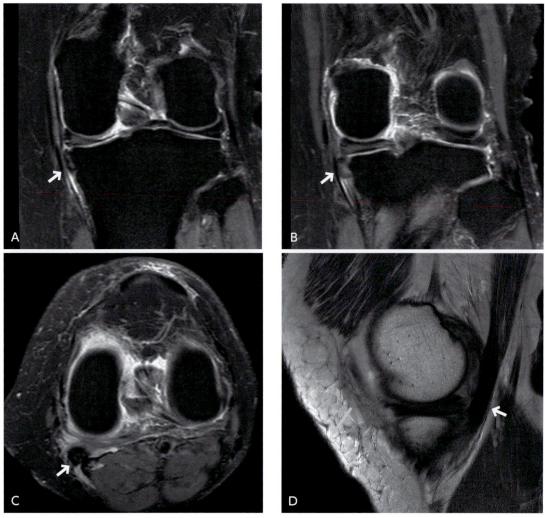

図 5-27 ● 半膜様筋腱の coronary recess での太まり
70歳代女性，脂肪抑制プロトン強調冠状断像（A・B，BはAの背側スライス），脂肪抑制プロトン強調横断像（C），プロトン強調像（D）．一枚の冠状断像（A）を見ると内側半月板断裂による coronary recess の遊離体かと思われるが（矢印，A），半膜様筋腱は全体に肥厚しており（矢印，B〜D）その派生した付着部を示す．

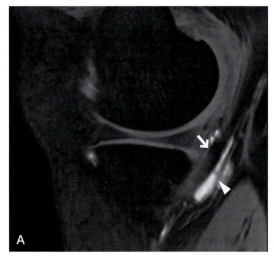
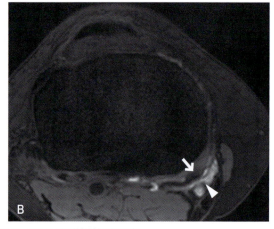

図 5-28 ● 半膜様筋腱鞘炎
50歳代女性，脂肪抑制T2*強調像（A），同横断像（B），下行する半膜様筋腱（矢印）周囲にわずかな液体貯留がある（矢頭）．

5-5 Stieda 陰影(Pellegrini-Stieda 病)
Stieda shadow, Pellegrini-Stieda disease

➡ Wang JC, Shapiro MS : Pellegrini-Stieda syndrome. Am J Orthop 1995 ; 24 : 493-497.

- 陳旧性 MCL 断裂の経過中にその周囲に粗糙な石灰沈着が生じ, Stieda 陰影(Pellegrini-Stieda 病)と呼ばれる.
- まれに外傷歴のない膝に生じることもある.
- 特に MCL の大腿骨付着部付近に生じ, 付着部の裂離骨折と鑑別が必要な場合もある.
- 大きな石灰沈着巣は骨化を生じ, 内部に脂肪髄が観察されることもある (図 5-29).

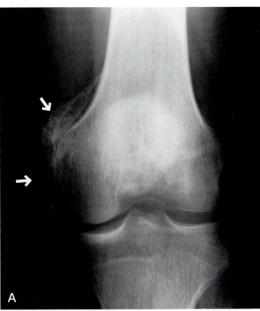

図 5-29 ● Pellegrini-Stieda 病

20 歳代男性, 単純 X 線写真正面像(A), T2*強調冠状断像(B), T1 強調像(C). 11 か月前に交通事故で受傷, 膝内側の腫脹と膝運動時痛, 軽度拘縮を訴える. X 線写真で内側顆に沿って粗糙な骨化陰影が見られる(矢印). T2*強調像では同部位は著明な signal void を示し(矢印, B)MCL 浅層上部は途絶している. MCL 浅層の脛骨側は保たれている(矢頭). T1 強調像で骨化部の一部に脂肪髄を示す高信号が見られる(矢印, C).

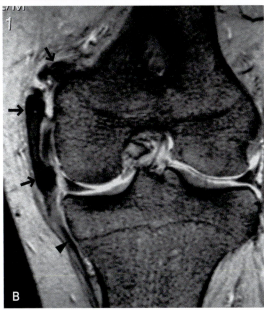

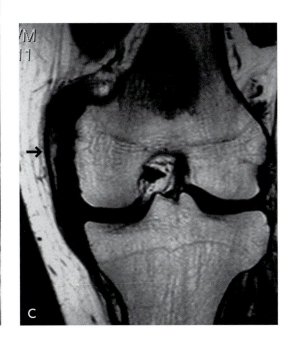

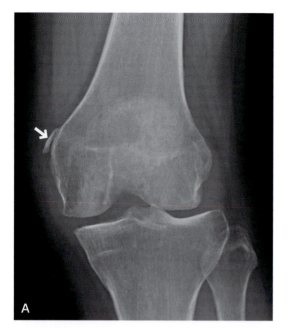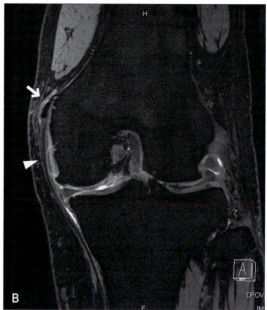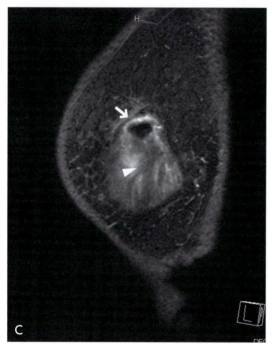

図5-30 ● Pellegrini-Stieda 病
50歳代女性，以前に膝外傷の既往あり，膝内側の軽度腫脹．単純X線写真正面像(A)，T2*強調冠状断像(B)，T2*強調像(C)．X線写真で微細な骨化陰影が見られる(矢印，A)．T2*強調像で同部位は微細な低信号を示す(矢印，B・C)．MCL浅層の連続性は一応保たれている(矢頭，B・C).

第 6 章

外側側副靱帯を含む外側支持組織

Lateral Supporting Structures including LCL
(Lateral Collateral Ligament)

6-1　解剖
6-2　外側側副靱帯断裂
6-3　腓骨頭裂離骨折と大腿二頭筋損傷
6-4　Segond 骨折
6-5　Gerdy 結節裂離骨折
6-6　Iliotibial band friction syndrome（腸脛靱帯炎）
6-7　腸脛靱帯包と膝外側の滑液包
6-8　膝窩筋腱損傷

6-1 解剖
Anatomy

- Seebacher JR, Inglis AE, Marshall JL, et al：The structure of the posterolateral aspect of the knee. J Bone Joint Surg Am 1982；64：536-541.

- Vinson EN, Major NM, Helms CA：The posterolateral corner of the knee. AJR Am J Roentgenol 2008；190：449-458.

- Munshi M, Pretterklieber ML, Kwak S, et al：MR imaging, MR arthrography, and specimen correlation of the posterolateral corner of the knee：an anatomic study. AJR Am J Roentgenol 2003；180：1095-1101.

- Claes S, Vereecke E, Maes M, et al：Anatomy of the anterolateral ligament of the knee. J Anat 2013；223：321-328.

- Pomajzl R, Maerz T, Shams C, et al：A review of the anterolateral ligament of the knee；current knowledge regarding its incidence, anatomy, biomechanics, and surgical dissection. Arthroscopy 2015；31：583-591.

- 膝の外側支持組織はいくつかの組織の複合体であり，膝内側部に比べて極めて複雑である．
- 膝内側部と同様に3層に分類される．
  第1層：膝外側表面の筋膜を形成する．前方の腸脛靱帯（iliotibial band：ITB）から後方の大腿二頭筋腱（biceps femoris tendon：BFT）．
  第2層：前方で外側膝蓋支帯（lateral patellar retinaculum）から外側側副靱帯（lateral collateral ligament：LCL，別名 fibular collateral ligament）を含む層．
  第3層：外側の膝関節包に代表される最深層で，fabellofibular ligament, arcuate ligament を含む．
- これらのうち，代表的な構造物は，前方から，腸脛靱帯（ITB），外側側副靱帯（LCL）および大腿二頭筋腱（BFT）の順に並ぶ（図6-1）．
- LCL は下行してきた BFT と腓骨頭付着部で合同の腱を形成する．ただしこの合同腱（conjoint ligament）は浅い第1層を走行する BFT と第2層の LCL により形成されるため，矢状断画像で V 字型を呈するといわれるが，1枚の矢状断画像で見られる場合は少ない（図6-2）．
- LCL は膝関節の内反と過伸展を抑制し，膝伸展位で最大緊張を示す．
- Segond 骨折に関与するといわれる anterolateral ligament（ALL）は LCL の大腿骨付着部から派生し，前方下方に向かい Gerdy 結節と腓骨頭の間に停止する（図6-3）．ALL は「LCL の前斜走線維 anterior oblique band of LCL」など多様な名前が与えられた（p.119 参照）．ALL は実際には LCL など周囲支持組織と識別できない場合が多い．脛骨の内旋安定性に寄与する．
- 膝窩筋腱（popliteus tendon：PT）は上記の靱帯とは若干走行が異なる（図6-3）．
- 膝窩筋腱は LCL 付着部直下の外側顆の popliteal sulcus（図6-4）から LCL の深部を通り外側半月板の meniscocapsular junction を斜めに貫通し，膝窩筋となり脛骨に付着する．したがって膝窩筋腱の上半分は関節内構造物であり，関節鏡で観察される（図6-5）．外側半月板辺縁に近接する tendon sheath を半月板断裂などと見間違わないようすべきである（図6-6, 7）．
- 膝窩筋腱はその途中で腓骨頭に向けて細い膝窩腓骨靱帯（popliteofibular ligament）を派生することがあり，MRI で細い索状物として見られることがある（図6-8, 9）．
- 膝窩筋の筋腱移行部はその表層を弓状靱帯（arcuate ligament）に覆われる（図6-10）．
- これらは膝の後外側で一体となり支持組織を形成する．ACL 断裂などで後外側支持組織損傷が合併する場合が多い（図6-11）．

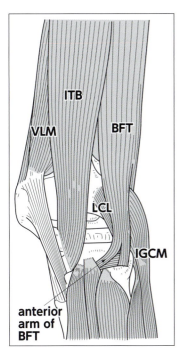

図 6-1 ● 外側支持組織の模式図

前方から，腸脛靱帯(ITB)，外側側副靱帯(LCL)，および大腿二頭筋腱(BFT)から構成される．VLM：外側広筋，lGCM：腓腹筋外側頭．BFT の下端は前方線維(anterior arm)を派出する(矢印)．

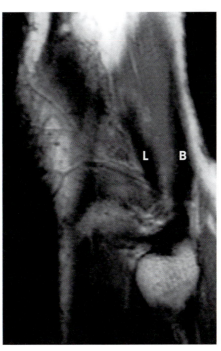

図 6-2 ● Conjoint ligament

LCL(L)と biceps femoris tendon(B)との合同腱，プロトン強調矢状断像．矢状断画像で V 字型を呈するといわれるが，1 枚の画像で見られる場合は少ない．

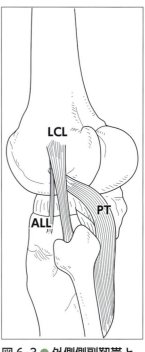

図 6-3 ● 外側側副靱帯と膝窩筋腱の模式図

膝窩筋腱(PT)は外側顆から外側側副靱帯(LCL)の深部を通り膝窩筋腱裂孔を経て関節外へ走行する．anterolateral ligament (ALL；LCL の前斜走線維)は LCL の大腿骨付着部から前方下方に向かい，腓骨頭前方の脛骨側面に停止する．

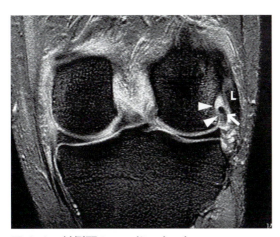

図 6-4 ● 外側顆の popliteal sulcus

T2*強調冠状断像．膝窩筋腱(矢印)は popliteal sulcus (矢頭)から起こり LCL(L)の深部を走行する．

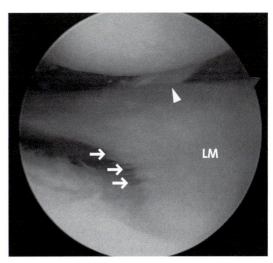

図 6-5 ● 関節鏡で確認される膝窩筋腱

外側半月板(LM)の向こうに膝窩筋腱が斜めに走行している(矢頭)．半月板自由縁には変性による毛羽立ち状変化(fibrillation)が見られる(矢印)．

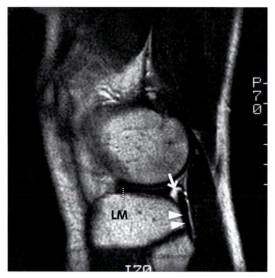

図 6-6 ● 膝窩筋腱
外側半月板(LM)を通る T2 強調矢状断像．膝窩筋腱(矢頭)は tendon sheath を作り外側半月板の meniscocapsular junction を斜めに貫通する．この部分の液体貯留(矢印)は正常であり，半月板損傷と見誤ってはいけない．

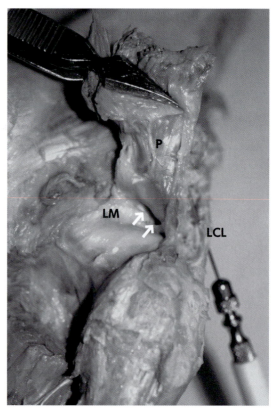

図 6-7 ● 死体膝の膝窩筋腱，LCL と外側半月板
膝窩筋腱(P)は筋腱移行部で切断し，めくり上げている．外側半月板(LM)との間に間隙が見られる(矢印)．LCL の深部にニードルを置いている．

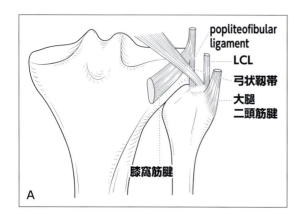

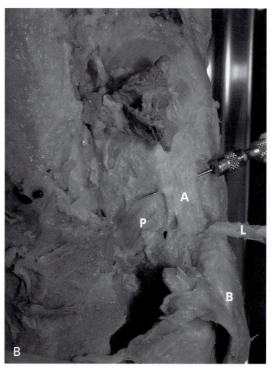

図 6-8 ● 膝関節後外側構造の模式図と解剖図
右膝を斜め後ろから観察．LCL(L)と大腿二頭筋腱(B)，膝窩筋腱(P)はその途中で腓骨頭に向けて膝窩腓骨靱帯を派生する．膝窩筋(P)の筋腱移行部は弓状靱帯(A)の深部を通過して膝窩に出る．

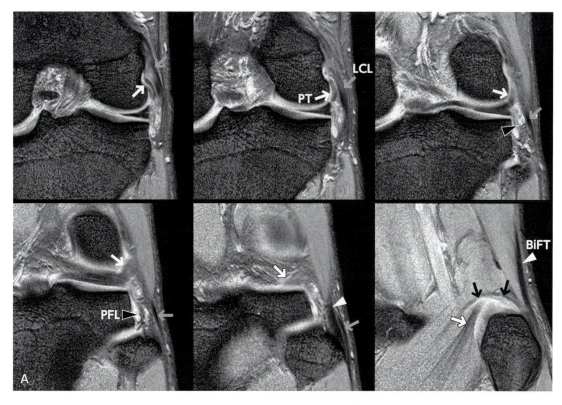

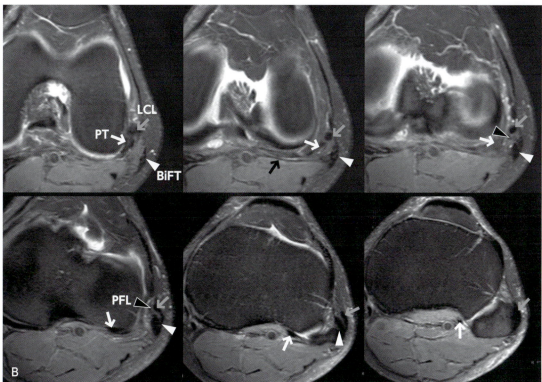

図 6-9 ● 膝関節後背側構造の MRI
T2*強調冠状断像（A），脂肪抑制プロトン強調横断像（B）．膝窩筋腱（PT：白矢印）は外側顆のLCL（灰色矢印）付着部直下から下行し，膝窩腓骨靱帯（PFL：黒矢頭）を分岐しつつ，筋腱移行部は弓状靱帯（黒矢印）の下をくぐって膝窩部に出る．腓骨頭には膝窩腓骨靱帯，LCL，大腿二頭筋腱（BiFT：白矢頭）など複数の靱帯，腱が付着することになる．

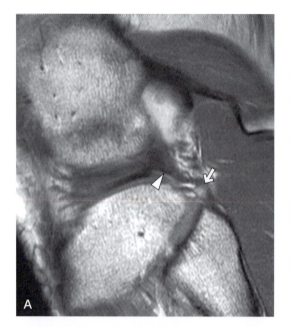
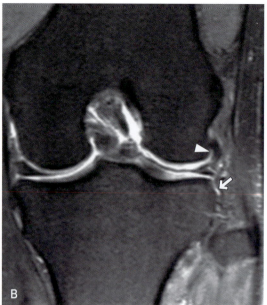
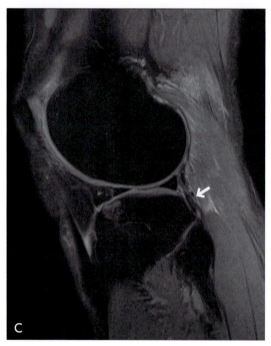

図 6-10 ● 膝窩腓骨靱帯の損傷

30 歳代女性，プロトン強調像（A），脂肪抑制プロトン強調冠状断像（B）．別症例 20 歳代男性，脂肪抑制プロトン強調像（C）．膝窩腓骨靱帯（矢印）は部分損傷をきたし蛇行している．膝窩筋腱（矢頭）．別症例では靱帯内部に限局した高信号が見られる（矢印，C）．

▎MRI のポイント
- 健常 LCL は低信号の帯状構造として描出される．
- LCL は冠状断で描出されるが，前方にやや傾いて走行するため複数枚のスライスにわたることが多い．
- 膝窩筋腱は斜めの走行をするため，短い TE による撮像の場合は magic angle effect による信号上昇（第 2 章 p.23 参照）には注意を要する．

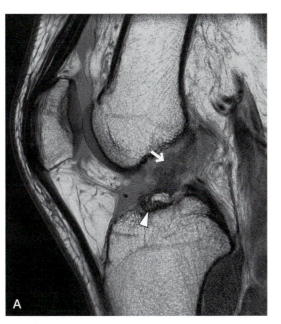
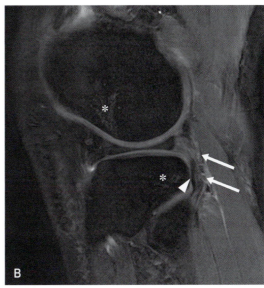
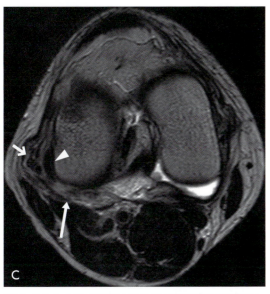
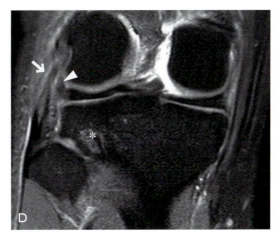

図 6-11 ● ACL 断裂に伴う後外側支持組織損傷
30 歳代男性，プロトン強調像（A），脂肪抑制 T2*強調像（B），T2 強調横断像（C），脂肪抑制プロトン強調冠状断像（D）．顆間隆起骨折（矢頭，A）を伴う ACL の完全断裂（矢印，A）あり．それに伴う bone bruise が見られる（＊，B・D）．膝窩筋腱（矢頭）と LCL（矢印）はともに連続は保たれるが一部で高信号を示す（矢印，D）．弓状靱帯は一部不連続で周囲に浮腫性腫脹があり断裂がある（長矢印，B・C）．

6-2 外側側副靱帯断裂
LCL tear

- LCL 断裂は 4 本の十字＋側副靱帯のうち最も頻度は少ない．
- LCL の断裂には交通事故など強大な外力が作用することが多く，膝脱臼などの重篤な損傷や複合靱帯損傷に至る場合がある（図 6-11，12）．腓骨神経損傷を伴う重傷例もある．

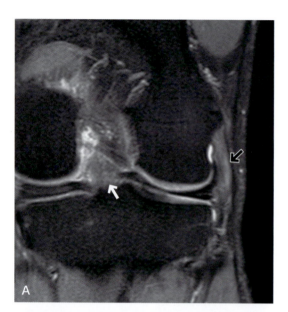
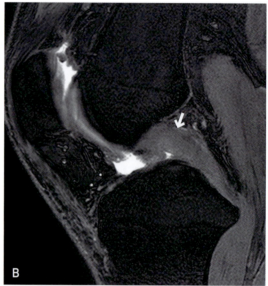
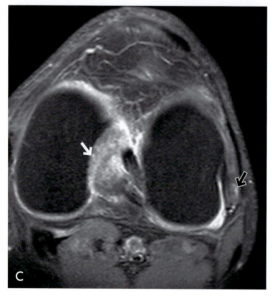

図 6-12 ● PCL 断裂を伴う LCL 断裂
交通事故，30 歳代男性，脂肪抑制プロトン強調冠状断像 (A)，T2*強調 (B)，脂肪抑制プロトン強調横断像 (C)．LCL 近位は靱帯内部が高信号で部分断裂を示し（黒矢印），PCL も靱帯内損傷を示す（白矢印）．

- LCLの単独損傷はまれである（図6-13）．上記の他の外側支持組織，特に後外側膝関節包破裂を伴うことがある（図6-14）．
- LCLは関節外構造物でありその断裂により関節液が貯留することはない．
- 急性期LCL断裂は靱帯線維の消失や不連続性を伴う浮腫や出血性変化として描出される．
- 靱帯の中間部または腓骨頭の裂離骨折の断裂が多いとされる（図6-15，次項）．
- LCLとconjoint ligamentを形成する大腿二頭筋腱の合同損傷を示す場合もある（図6-16）．
- 陳旧期に至ると肥厚した，またはたわんだ索状物として見られることがある．

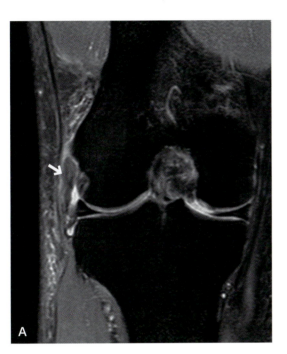
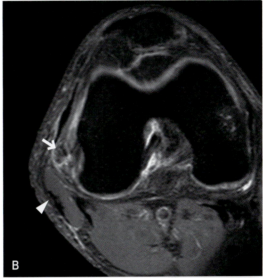
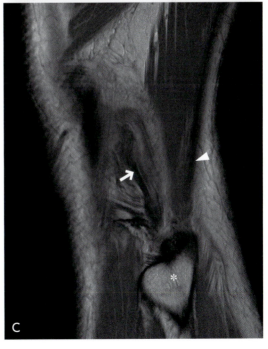

図6-13 ● LCLの単独断裂
交通事故，40歳代男性，脂肪抑制プロトン強調冠状断像（A），脂肪抑制プロトン強調横断像（B），プロトン強調像（C）．LCLの腫脹と高信号が見られる（矢印）．LCLと同じく腓骨頭（＊）に付着する大腿二頭筋に損傷は見られない（矢頭）．

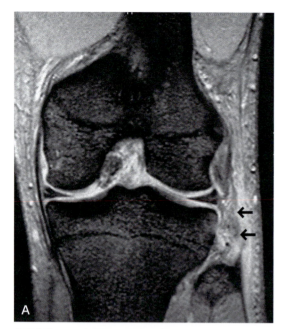
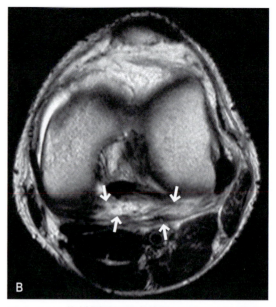

図6-14 ● 後外側膝関節包断裂を伴うLCL断裂

交通事故，10歳男児，T2*強調冠状断像（A），T2強調横断像（B）．LCLの靱帯線維の不連続が見られる（矢印）．後外側膝関節包の腫脹，不連続も見られる（矢印，B）．

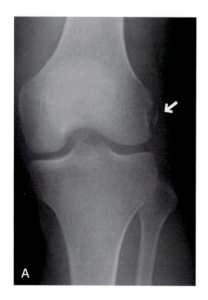
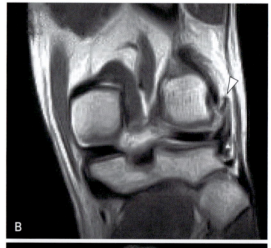
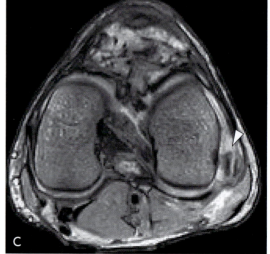

図6-15 ● LCL大腿骨付着部裂離損傷

20歳代男性，単純X線写真正面像（A），プロトン強調冠状断像（B），T2*強調横断像（C）．大腿骨外側顆辺縁に微細な骨片あり（矢印，A）．LCLは大腿骨付着部で不連続を示し，液体が介在している（矢頭，B・C）．

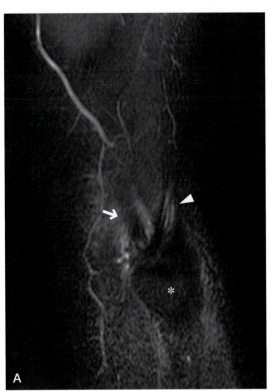
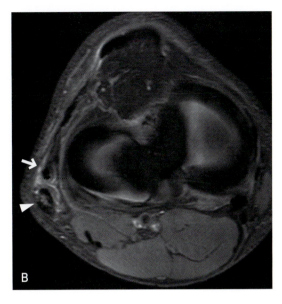

図 6-16 ● LCL 損傷と大腿二頭筋腱損傷
30歳代男性，STIR像（A），T2*強調横断像（B）．腓骨頭（*）直上でLCL（矢印）と大腿二頭筋腱（矢頭）の腫脹と高信号が見られる．

■ 膝 MRI のレポートは整形外科医とのキャッチボールである

膝 MRI のレポートは整形外科医とのキャッチボールのようなものと思っている．ボールを投げっぱなし，すなわちレポートを書くだけの一方通行では，われわれの診断能の向上はない．レポートが的外れ，いわゆる「あさってのほう」の場合には依頼した整形外科医も不満であろう．何といっても患者さんが大いなる不利益をこうむる．依頼元の整形外科医から関節鏡の結果やX線写真など資料の提供，および整形外科医自身の意見やレポートへの指摘などの「返球」を受けて，診断サイクルのキャッチボールがはじめて成立するのである．われわれが依頼元へ「送球」する場合，なるべく相手の構えたところ，すなわち依頼目的に合致したレポートを書くのはもちろん，相手の捕りやすいところ，つまり依頼医のレベルに見合ったレポート内容も心掛けるべきかと思う（膝の専門医なのか，内科医などの専門外なのか）．また相手からの返球を促すために，「声をかける」のはもちろんのこと，日常から友好的な関係をもつように努めるべきである．そして暴投した，所見を大外ししたときなどは，素直に謝るべきで，その原因を相手とともに探求すればお互いに「技」は向上するはずである．

6-3 腓骨頭裂離骨折と大腿二頭筋損傷
Avulsion fracture of the fibular head & injury of biceps femoris

→ Huang GS, Yu JS, Munshi M, et al：Avulsion fracture of the head of the fibula (the "arcuate" sign)；MR imaging findings predictive of injuries to the posterolateral ligaments and posterior cruciate ligament. AJR Am J Roentgenol 2003；180：381-387.

- 膝関節伸展位で強い内反力が加わると，腓骨頭の裂離骨折が生じやすい（図6-17）．
- 裂離骨片は頭側に変位する．この場合，骨片の長軸は水平方向となる場合が多い（裂離してそのまま平行移動）．
- 腓骨頭裂離骨折の合併損傷としての腓骨神経損傷の臨床的診断は重要である．

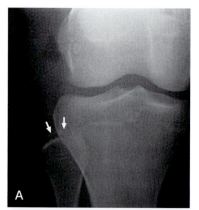
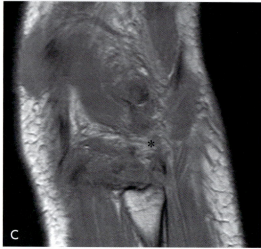
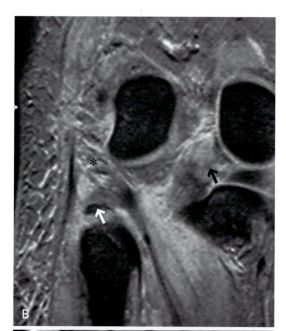
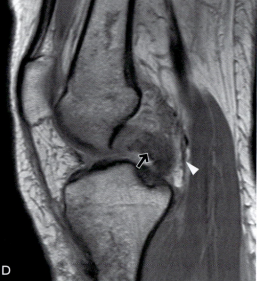

図6-17 ● 腓骨頭裂離骨折
交通事故，10歳代後半女性，単純X線写真正面像(A)，T2*強調冠状断像(B)，プロトン強調像(C・D)．腓骨頭の頭側に微細な裂離骨片が見られる（小矢印）．MRIでは裂離骨片は無信号域として描出され（矢印），その頭側に付着するはずの外側側副靱帯も描出されない（*）．PCL断裂（黒矢印），背側関節包の破綻（矢頭）を伴う．

- 腓骨頭裂離骨折は PCL 断裂を伴うことが多い．また LCL，弓状靱帯（arcuate ligament），関節包をはじめ後外側支持組織の破綻を伴うことが多い（"arcuate" sign）．
- 大腿二頭筋の遠位，筋腱移行部から腓骨頭付着部の損傷も見られる（図6-18）．

MRIのポイント

◆ 頭側に変位する裂離骨片を同定するとともに，それに付着する外側側副靱帯と大腿二頭筋腱の損傷を調査する．

◆ 矢状断で腓骨頭に付着する外側側副靱帯（LCL）と大腿二頭筋腱（BFT）が入るスライス（かなり外側である，第2章 p.18参照）まで入れる．

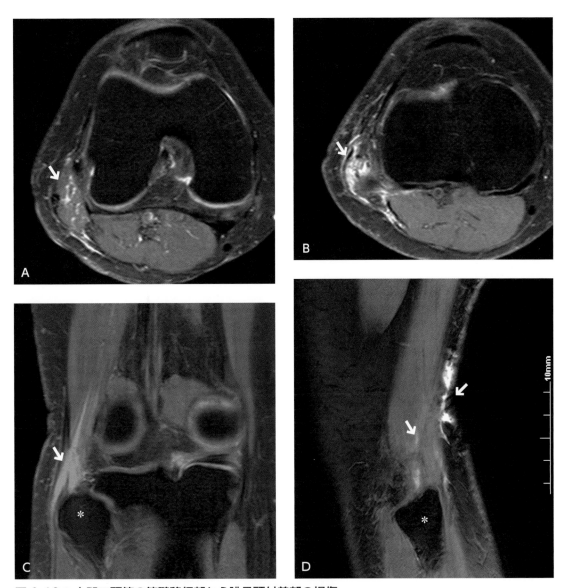

図6-18 ● 大腿二頭筋の筋腱移行部から腓骨頭付着部の損傷

30歳代女性，脂肪抑制プロトン強調横断像（A・B），脂肪抑制プロトン強調冠状断像（C），T2*強調像（D）．腓骨頭（*）に付着する大腿二頭筋の筋腱移行部から腓骨頭付着部にかけて高信号と腫脹が見られる（矢印）．

6-4 Segond 骨折
Segond fracture

- 脛骨外側辺縁に生じる縦方向の微細な裂離骨折(図 6-19, 20).
 (第 4 章 p.88 参照).
- 多くは下腿の内反と内旋力により膝外側の靱帯様組織 "lateral capsular ligament" に強い牽引力が加わり生じる.
- Segond は 1879 年に "pearly, resistant, fibrous band" としてその靱帯様組織を報告したが, その後, "mid-third lateral capsular ligament" (Hughston ら, 1976), "anterior oblique band of LCL" (Irvine ら, 1987), "anterolateral ligament (ALL)" (Vieira ら, 2007) など, 様々な名称が与えられた.
- さらに Segond 骨折には腸脛靱帯 ITB の後方線維と大腿二頭筋の前方線維も関与するともいわれ, 現在諸説がある.
- ほぼすべて (95% 以上との報告も) の症例で前十字靱帯 (ACL) 損傷を伴うといわれる.
- 合併する ACL 損傷の治療を優先し, この裂離骨折自体は治療の対象にならない.

外国人の名前のついた疾患

本項の Segond はフランス人なので「スゴン」「ゼゴン」「セゴン」などと日本語表記される(らしい). 多分, 日本語のカタカナ発音では外国人には通用しないであろう. 本書だけでも他に Blount, Blumensaat, Humphrey, Wrisberg, Osgood, Saupe, Stieda, Wiberg など外国人名をあげたらきりがない. 膝疾患に限らず病名・医学用語にはその提唱者の名前が冠されることが多く, またそれが氾濫している. しかもその多くは外国人である.「○○○(提唱者)の分類」も同様で, その名前を知らなければ, カンファレンスで大いなる疎外感を味わうことになる. もういい加減に固有名詞をつけるのはやめたらどうか? 慣れ親しんだ Segond 骨折であるが,「脛骨外縁裂離骨折」でよろしいのでは?

参考文献

- Dietz GW, Wilcox DM, Montgomery JB : Segond tibial condyle fracture : lateral capsular ligament avulsion. Radiology 1986 ; 159 : 467-469.
- Hughston JC, Andrews JR, Cross MJ, et al : Classification of knee ligament instabilities. Part II. The lateral compartment. J Bone Joint Surg Am 1976 ; 58 : 173-179.
- Irvine GB, Dias JJ, Finlay DB : Segond fractures of the lateral tibial condyle : brief report. J Bone Joint Surg Br 1987 ; 69 : 613-614.
- Campos JC, Chung CB, Lektrakul N, et al : Pathogenesis of Segond fracture : anatomic and MR imaging evidence of an iliotibial tract or anterior oblique band avulsion. Radiology 2001 ; 219 : 381-386.
- Vieira EL, Vieira EA, da Silva RT, et al : An anatomic study of the iliotibial tract. Arthroscopy 2007 ; 23 : 269-274.
- De Maeseneer M, Boulet C, Willekens I, et al : Segond fracture : involvement of the iliotibial band, anterolateral ligament, and anterior arm of the biceps femoris in knee trauma. Skeletal Radiol 2015 ; 44 : 413-421.
- Porrino J Jr, Maloney E, Richardson M, et al : The anterolateral ligament of the knee : MRI appearance, association with the Segond fracture, and historical perspective. AJR Am J Roentgenol 2015 ; 204 : 367-373.

MRI のポイント

- 裂離骨片自体は MRI で描出されない場合が多い.
- この場合の関節包の損傷には冠状断像, および横断像が適している.
- 臨床的に Segond 骨折が疑われる場合は, まず ACL のチェックを最重要項目にすべきである.

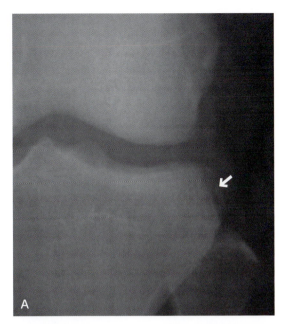
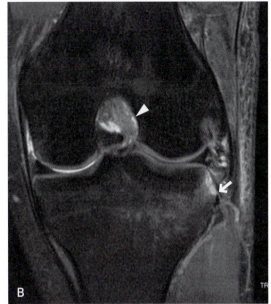
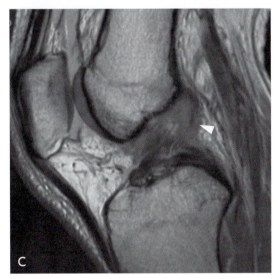

図 6-19 ● Segond 骨折
10 歳代後半男性．単純 X 線写真正面像(A)，脂肪抑制プロトン強調冠状断像(B)，プロトン強調像(C)．脛骨外側顆辺縁に微細な裂離骨片が見られる(矢印)．ACL は完全断裂を示す(矢頭)．

可能な限り単純 X 線写真の参照を

放射線科医が検査当日に読影するのは MRI のみの場合が多い．膝関節疾患に限らず，骨軟部の腫瘍性病変などの診断には単純 X 線写真は不可欠である．現在は PACS の環境も整備されてきたが，単純 X 線写真が CR，DR 化されていない場合も多い．その際には X 線フィルムを何とかして入手する作業が必要となる．顆間隆起骨折や Segond 骨折など裂離骨折の診断には単純 X 線写真の所見が決め手となる場合が多い．手間を惜しんでいると結果的に遠回りとなることもあるので精力的に情報の収集を行うことが重要であろう．

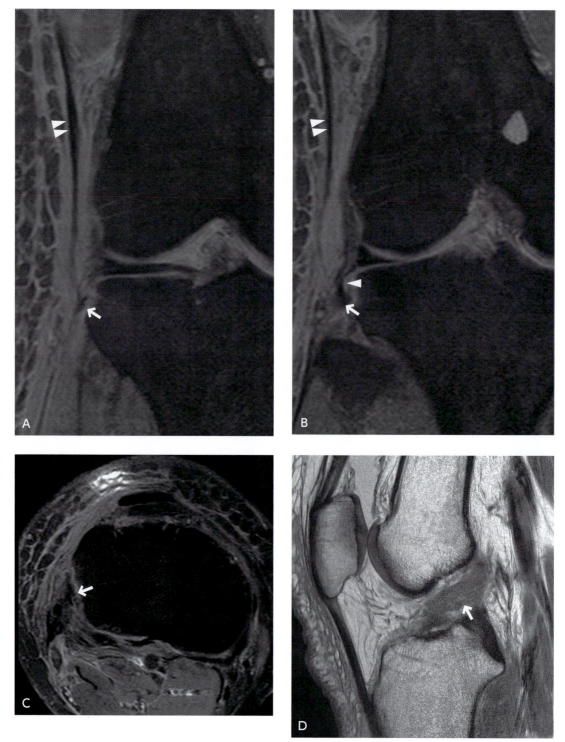

図 6-20 ● Segond 骨折
30歳代男性，脂肪抑制プロトン強調冠状断像（A・B），脂肪抑制プロトン強調横断像（C），プロトン強調像（D）．脛骨外側顆辺縁に微細な裂離骨片が見られる（矢印）．これは腸脛靱帯（二重矢頭，A・B）よりも若干後方で，ALL と思われる索状物（矢頭，B）に付着している．前十字靱帯は完全断裂を示す（矢印，D）．

6-5 Gerdy 結節裂離骨折
Avulsion fracture of the Gerdy's tubercle

- 腸脛靱帯の脛骨付着部である Gerdy 結節の裂離骨折はまれである(図 6-21).
- 単独損傷は極めて少なく,多くは ACL 断裂や外側支持機構の合併損傷を伴う.
- 裂離骨折まで至らなくとも,慢性的刺激も加えて,Gerdy 結節の腸脛靱帯付着部炎が見られることがある(図 6-22).

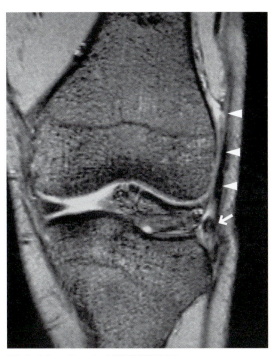

図 6-21 ● Gerdy 結節裂離骨折
30 歳代男性,T2*強調冠状断像.腸脛靱帯(矢頭)の脛骨付着部に小さな骨片が見られる(矢印).

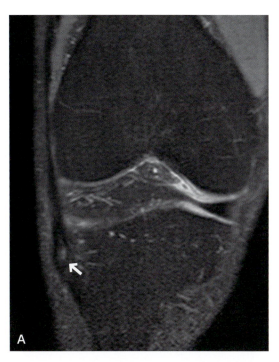

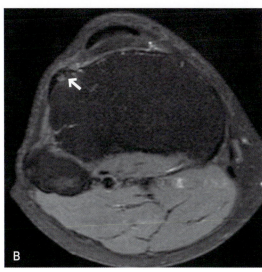

図 6-22 ● Gerdy 結節炎,腸脛靱帯付着部炎
40 歳代男性,脂肪抑制プロトン強調冠状断像(A),横断像(B).腸脛靱帯の脛骨付着部(Gerdy 結節)に一致して限局した浮腫性変化が見られる(矢印).

6-6 Iliotibial band friction syndrome (腸脛靱帯炎)

➡ Murphy BJ, Hechtman KS, Uribe JW, et al : Iliotibial band friction syndrome ; MR imaging findings. Radiology 1992 ; 185 : 569-571.

- 腸脛靱帯の大腿骨側直下に浮腫性変化が限局して見られることがある (図6-23〜25).
- 膝の屈伸により腸脛靱帯が外側顆に対して前後に滑動し,繰り返す摩擦刺激による局所炎症像であり, iliotibial band friction syndrome として知られ,従来の腸脛靱帯炎とほぼ同義である.
- MRI所見は同部位に限局する浮腫性変化が唯一の所見となる場合が多い.
- 長距離ランナーなどに見られ(runner's knee),下り坂の走行で増悪するといわれる.

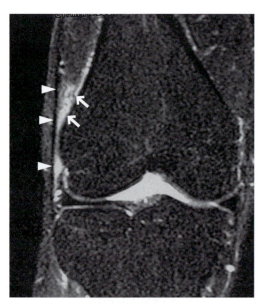

図6-23 ● Iliotibial band friction syndrome
20歳代男性,脂肪抑制T2強調冠状断像.腸脛靱帯(矢頭)の大腿骨側直下にT2高信号を示す浮腫性変化が限局して見られる(矢印).

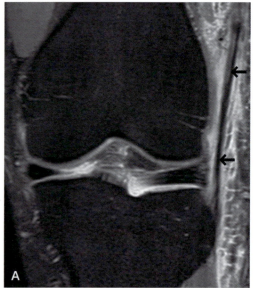

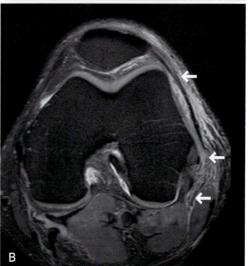

図6-24 ● 腸脛靱帯炎と周囲への波及
30歳代男性,脂肪抑制プロトン強調冠状断像(A),横断像(B).腸脛靱帯(黒矢印,A)の大腿骨側直下のみならず,その表層から,前方は内側支帯に沿って,また背側にも広範囲に浮腫性変化が見られる(白矢印,B).

- まれに固有関節腔の外側谷が深い場合があり，本症との鑑別が必要な場合がある（図6-26）．
- Overuse syndrome の一つである．また同様の病態が膝内側の鵞足と脛骨付着部に発生したものは鵞足炎，鵞足包炎と呼ばれる（第5章 p.108参照）．

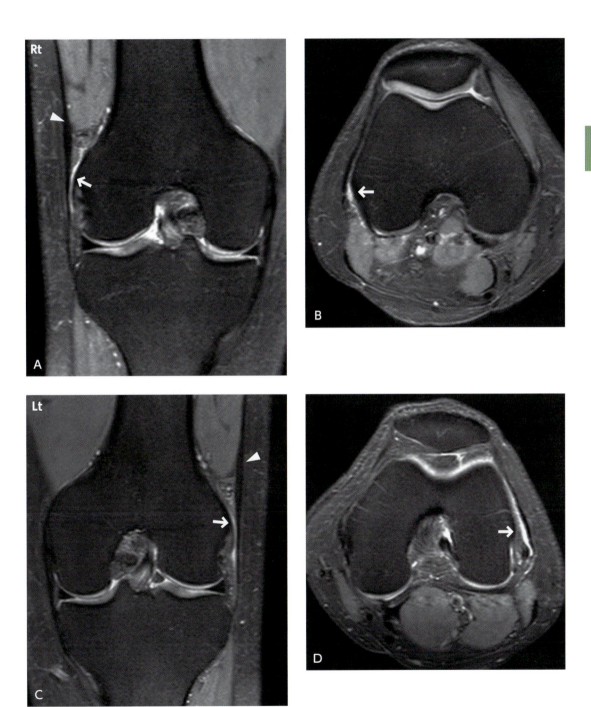

図6-25 ● 両側の腸脛靱帯炎
20歳代女性，登山後に両膝痛．右膝（A・B），左膝（C・D），脂肪抑制プロトン強調冠状断像（A・C），横断像（B・D）．両膝で，腸脛靱帯（矢頭，A・C）の大腿骨側直下に浮腫性変化が見られる（矢印）．

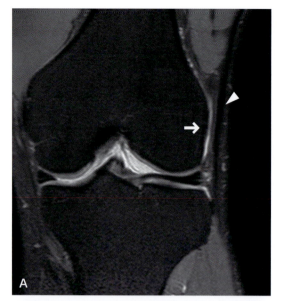
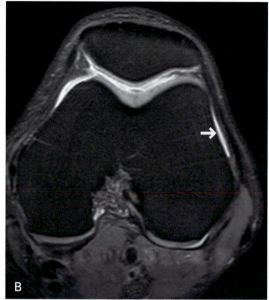
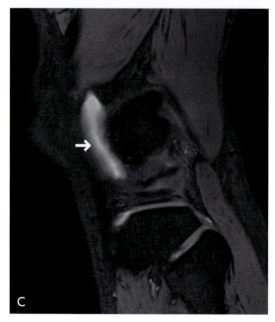

図 6-26 ● 腸脛靱帯炎の鑑別：外側谷が深い

50歳代男性，脂肪抑制プロトン強調冠状断像（A），同横断像（B），T2*強調像（C）．腸脛靱帯（矢頭，A）の直下にスリット状の液体貯留が見られる（矢印，A・B）が，固有関節腔の張り出しによる深い外側谷である（矢印，C）．

6-7 腸脛靱帯包と膝外側の滑液包
Iliotibial bursa and surrounding burusa

- 腸脛靱帯包は腸脛靱帯の脛骨への付着部（Gerdy 結節）直上の滑液包（図 6-27）．
- この部の滑液包炎は iliotibial band friction syndrome（前項 p.134 参照）と同様に，長距離ランナーなどに見られる overuse syndrome の一つでもある．
- 膝外側には大腿二頭筋下滑液包が存在する（図 6-28）．

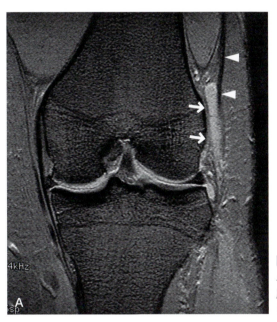
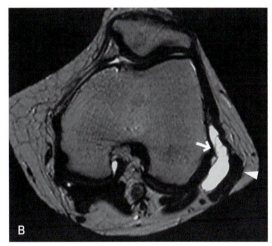

図 6-27 ● 腸脛靱帯包炎
40 歳代女性，T2*強調冠状断像（A），T2 強調横断像（B）．腸脛靱帯（矢頭）と外側顆との間に拡張した滑液包が存在する（矢印）．

■ 膝内障（internal derangement）とは

膝関節は最も頻繁に MR 検査がなされている関節である．その理由としては外傷や変性に最もさらされやすい部位であることと，骨構造だけでは力学的に不安定でありその補助としての靱帯，半月板などの膝特有の複雑な内部構造をもつこと，また徒手検査などの臨床の現場で診断が難しい関節であることによる．

X 線写真しか画像診断の手段がなかった時代には，まさしく内部で何が起こっているのか不明であったため，「膝内障」というバスケットネームが付けられた．MRI の登場により膝内部の病変が「白日にさらされる」ごとくわれわれの眼に届けられるようになり，膝関節造影はほぼ姿を消した．また不必要な診断目的の関節鏡も激減しており，膝 MRI は非侵襲的で医療経費と時間を大いに節約する診断の切り札となった．

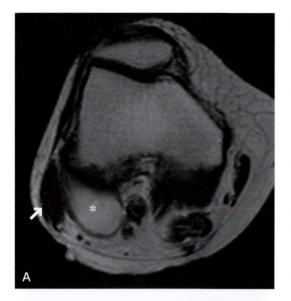
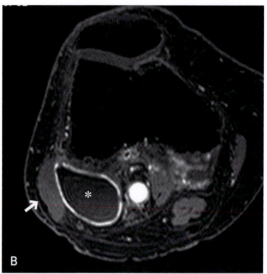
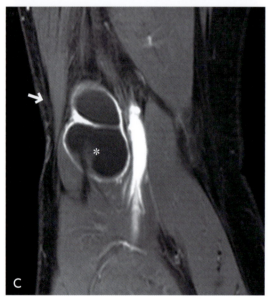

図 6-28 ● 大腿二頭筋下滑液包炎
50歳代女性，T2強調横断像（A），Gd投与脂肪抑制T1強調横断像（B），Gd投与脂肪抑制T1強調冠状断像（C）．大腿二頭筋（矢印）の深部に周囲を増強される液体貯留域が存在する（*）．

6-8 膝窩筋腱損傷
Popliteus musculotendinous injury

→ Brown TR, Quinn SF, Wensel JP, et al：Diagnosis of popliteus injuries with MR imaging. Skeletal Radiol 1995；24：511-514.

→ Guha AR, Gorgees KA, Walker DI：Popliteus tendon rupture；a case report and review of the literature. Br J Sports Med 2003；37：358-360.

- 膝窩筋腱損傷はまれで膝MRI検査の約1%の頻度.
- 膝窩筋腱損傷は筋腱移行部や筋腹部で生じやすい（大腿骨外側顆への付着部の損傷はまれ）.
- 関節鏡で確認できる関節腔内の走行部位（**図6-5**, p.119参照）以外は，MRI診断が鍵となる.
- 筋腱線維の完全途絶を示す完全断裂よりも部分断裂が多い.
- 単独損傷はまれ.
- ACL断裂に合併することがある．この場合，背側関節包の損傷を伴うことが多い．
- またPCL断裂, LCL損傷, MM断裂, LM断裂にも合併しやすく，骨挫傷や関節血症を伴うことがある.
- MRI所見は筋腱の腫大，蛇行，高信号化である（**図6-29**）.

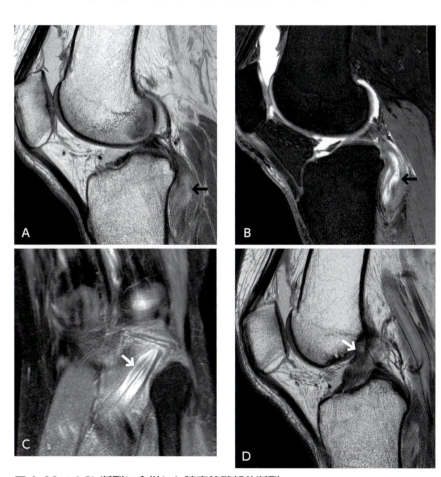

図6-29 ● ACL断裂に合併した膝窩筋腱部分断裂
50歳代女性，プロトン強調像（A），脂肪抑制プロトン強調像（B），脂肪抑制プロトン強調冠状断像（C），プロトン強調像（D）．膝窩筋の筋腱移行部から筋腹にかけて腫脹と高信号が見られる（矢印，A〜C）．ACL断裂が見られる（矢印，D）．

第 7 章

半月板
Meniscus

7-1　解剖
7-2　内側半月板と外側半月板
7-3　半月板のMRI描出
7-4　半月板断裂
7-5　バケツ柄断裂
7-6　高齢者の半月板病変
7-7　半月板辺縁部断裂と半月板関節包分離
7-8　円板状半月
7-9　半月板石灰化/半月板小骨/ガス発生
7-10　半月板術後のMRI所見
7-11　半月板病変のピットフォール

7-1 解剖
Anatomy

- 半月板は大腿骨と脛骨の接合部の安定性と荷重分散，衝撃吸収，関節軟骨の保護を担う．特に大腿骨と脛骨への荷重伝達の6〜7割を担うとされている．
- 半月板は線維軟骨からなりその大半はtypeⅠ膠原線維により構成される．内側2/3は横線維と円周方向の線維によるが，外周1/3は円周方向の線維が主体である．中心部（半月板の深部）では不規則な膠原線維の走行を示す．
- 半月板の外周約1/3は血行がありred zoneと呼ばれ，この部に発生した小断裂は自然治癒が見込まれる．これに対し自由縁側は血行がなくwhite zoneと呼ばれる（図7-1）．
- 半月板は3つに大別すると前角，体部，後角となるが，5つに分けると前角，前節，中節，後節，後角となる．前角，後角は各々の先端部分を指す（図7-1）．

前角 anterior horn
体部 body（または中節）
後角 posterior horn

前角 anterior horn
前節 anterior segment
中節 middle segment
後節 posterior segment
後角 posterior horn

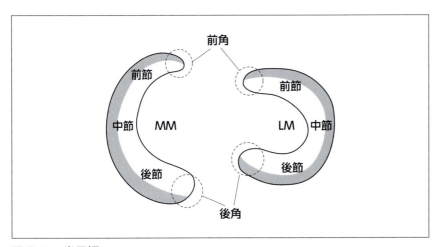

図7-1 ● 半月板
内側半月板（MM）と，よりC字に近い外側半月板（LM）．五分割する場合は前角，前節，中節，後節，後角となり，三分割すると前角（anterior horn），体部または中節（body），後角（posterior horn）となる．外周約1/3は血行がありred zoneと呼ばれる（網掛け部分）．

7-2 内側半月板と外側半月板
Medial meniscus and lateral meniscus

- 内側半月板(medial meniscus：MM)は外側半月板(lateral meniscus：LM)より半径は大きく開き気味で，その幅は狭い．
- 内側半月板は辺縁部が厚く全体に大きい．特に内側半月板後節は最も厚く5mm程度の高さがある．
- 内側半月板後角は前角より常に幅広く最大幅12mmで前角の約2倍ほどである．また後角の幅はその高さよりも大きい(図7-2)．
- 外側半月板は半径は小さく，より閉じたC字型に近い．
- 外側半月板の幅は約10mmでほぼ一定(図7-2)．
- 外側半月板後角は脛骨高原の傾斜により冠状断で頭側へ斜めに走行し，magic angle effect を受けることがある(第2章 p.23 参照)．
- 内外の半月板の前角と後角の先端部は meniscal root と呼ばれ脛骨に強固に付着している(図7-3, 4)．後方は脛骨高原の最後方までその表面を覆う．
- 内側半月板前角の root は前十字靱帯の脛骨付着部のすぐ前方に，外側半月板のそれは前十字靱帯の脛骨付着部のすぐ後方に結合する．
- 内側と外側半月板は前角同士および後角同士を結合して transverse meniscal ligament (of Winslow) が走行する(図7-3)．
- 内側半月板前角 root の後方成分は transverse meniscal ligament に合流する．
- 内側半月板辺縁部は MCL 深層と関節包へ比較的強固に結合する．
- 外側半月板は関節包への接合が弱く，背側部の膝窩筋腱溝ではわずかな fascicle で関節包に支持されるのみで，膝の屈伸に伴う可動域は内側に比べて極めて大きい．

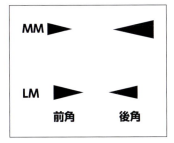

図7-2 ● 矢状断像における内側半月板(MM)と外側半月板(LM)

内側半月板後角は幅広く高さも高い．外側半月板の幅はほぼ一定である．

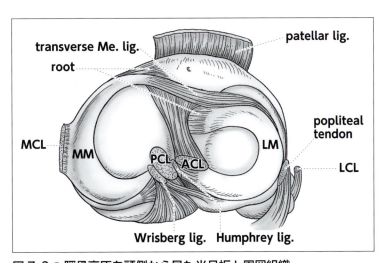

図7-3 ● 脛骨高原を頭側から見た半月板と周囲組織

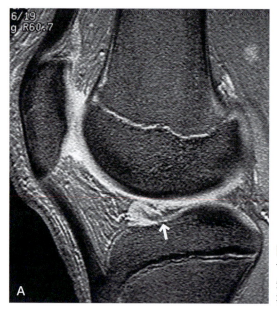
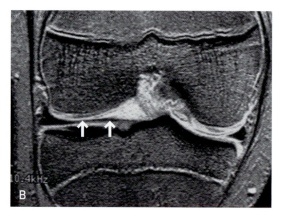

図 7-4 ● 外側半月板前角の meniscal root
T2*強調像(A),同冠状断像(B).Meniscal root を横切る矢状断の1断面のみでは断裂と見間違う可能性もあるが,冠状断では正常構造であることがわかる(矢印).

7-3 半月板の MRI 描出
MR imaging of the meniscus

- 微細な断裂を扱う半月板の診断には高分解能画像は必須(図 7-5).

Meniscal window

- 半月板病変の描出にはウィンドウ幅を狭くレベルを下げた,いわゆる"meniscal window"が必要となる(図 7-6).したがって,場合によっては多種類のディスプレイが必要となることもある.

FSE vs. conventional SE

- Fast spin echo(FSE)法が登場した当初は,半月板病変の描出能は conventional SE 法に劣ると報告された(Rubin らの文献).
- しかしその後の報告ではプロトン強調および T2 強調像での FSE 法の有用性が強調されている(Escobedo らの文献).
- 少なくとも echo train length を 5〜6 程度に抑えた FSE 法は画像の blurring もなく,何よりもそのスピード性は空間分解能や加算回数を余裕をもって増やせる魅力を有する.

➡ Rubin DA, Kneeland JB, Listerud J, et al : MR diagnosis of meniscal tears of the knee ; value of fast spin-echo vs conventional spin-echo sequences. AJR Am J Roentgenol 1994 ; 162 : 1131-1135.

➡ Escobedo EM, Hunter JC, Zink-Brody GC, et al : Usefulness of turbo spin-echo MR imaging in the evaluation of meniscal tears ; comparison with a conventional spin-echo sequence. AJR Am J Roentgenol 1996 ; 167 : 1223-1227.

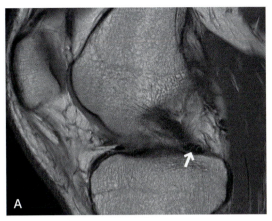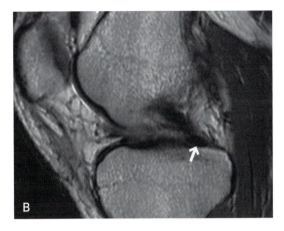

図 7-5 ● 内側半月板後角 root
プロトン強調矢状断像, 512 サンプリング 1,024 マトリックス表示（A）と 256 サンプリング 256 マトリックス表示（B）.
高分解能画像により内側半月板後角 root の各線維束が描出されている（矢印）.

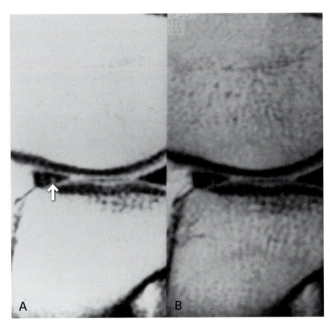

図 7-6 ● Meniscal window
ウィンドウ幅を狭くレベルを下げた meniscal window による表示（A）と通常表示（B）. プロトン強調矢状断像（SE 2,000/20）. 外側半月板前節の小病変（矢印）の描出は meniscal window ではじめて評価可能である. ただし, 骨内の情報などは得られない点に注意.

> ### これでいいのか膝の MRI
>
> ときどき目を覆いたくなるような劣悪な MR 画像を目にすることがある. 膝を伸展していて前十字靱帯が全く描出されていなかったり, 5～6 mm ピッチでスライスしているため半月板に各々 2～3 枚しか当たっていないような画像に出くわす. 画質も極めて悪く「これが MRI か」となかば呆れる. 世の中の患者さんは（もしかしたら整形外科の先生方も）,「MRI をやればすべてがわかる」と期待している. これでは前十字靱帯や半月板の微細病変がわかるわけはなく, いっそ MRI 検査をしないほうが患者さんのためである. もともと 0.2 T から 3.0 T まで多機種の MR 装置が存在し, またどんなに手間ひまかけた検査も 10 分足らずのやっつけ検査も, 十把一からげの現行の保険診療に問題はあるのだが. 高額の MR 装置は滅多に更新できないにせよ, その装置での最高画質を提供するのがプロの自覚だと信じる.

7-4 半月板断裂
Meniscal tear

半月板断裂の定義

❶ 半月板表面に達する内部の高信号
❷ 半月板の変形

→ De Smet AA, Norris MA, Yandow DR, et al：MR diagnosis of meniscal tears of the knee；importance of high signal in the meniscus that extends to the surface. AJR Am J Roentgenol 1993；161：101-107.

→ Kumm J, Roemer FW, Guermazi A, et al：Natural History of Intrameniscal Signal Intensity on Knee MR Images；Six Years of Data from the Osteoarthritis Initiative. Radiology 2016；278：164-171.

- 内側半月板後節は最も厚く内部に淡い高信号が認められることが多いが，関節面に達する断裂を除いて生理的な変性（mucoid または myxoid degeneration）であるといわれる（図 7-7，8）．
- 若年者の半月板内部の高信号が断裂に発展するという証拠は今のところ得られていない．
- 一方，中高年では内側半月板後節の高信号は高頻度に断裂に移行するという報告がある．
- 1 スライスのみでなく複数のスライスで，また矢状断と冠状断の両者で断裂を示唆する所見が得られた場合は，真の断裂の可能性が高い（正診率は 90％以上）．
- 1 スライスのみで断裂が疑われた場合の正診率は内側半月板で 55％，外側半月板で 30％に留まるといわれる．

intra-meniscal high intensity (degeneration)

図 7-7 ● 半月板内部の高信号

半月板内部の高信号

◆ 断裂
◆ 変性 mucoid (myxoid) degeneration
◆ magic angle effect
◆ chondrocalcinosis
◆ partial volume artifact

半月板内部の高信号の grading について

半月板断裂の分類で高信号が半月板内部に点状に存在するもの（図 7-8A）を grade 1，線状のもの（図 7-8B）を grade 2，半月板表面に達するものを grade 3 とする方法も提唱されている．しかし grade 1〜2 が真の断裂を示すものではないためレポートに記載するとかえって誤解を招くおそれがある．数値で表現される grade はその分類自体を知らないと現場で役に立たない．筆者は使っていない．grading，staging が氾濫する臨床医学で実体を伴わない grading をこれ以上増やさないほうがいいのではないか？

半月板断裂の分類

❶ vertical tear
　1-1. longitudinal tear
　　　bucket handle tear
　1-2. radial tear
　1-3. oblique tear (parrot-beak tear)
❷ horizontal tear
❸ complex tear

Ⓐ complete tear (full-thickness tear)
Ⓑ partial tear

→ De Smet AA : How I diagnose meniscal tears on knee MRI. AJR Am J Roentgenol 2012 ; 199 : 481-499.

- 上下の関節面に断裂が連続する場合を complete tear（または full thickness tear）と呼び，上限どちらか片方の関節面にのみ限局する場合を partial tear と呼ぶ（図7-10）．

Vertical tear

→ Lecas LK, Helms CA, Kosarek FJ, et al : Inferiorly displaced flap tears of the medial meniscus : MR appearance and clinical significance. AJR Am J Roentgenol 2000 ; 174 : 161-164.

- Vertical tear は若年者に多い．
- Longitudinal tear は後角に始まり中節に進行することが多い（図7-11）．
- Longitudinal tear は，矢状断で partial volume effect が加わり不鮮明となる部分が生ずることに要注意．

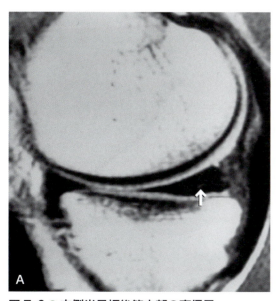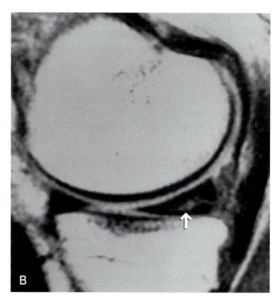

図 7-8 ● 内側半月板後節内部の高信号
プロトン強調像．内側半月板後節には点状（A），線状（B）の高信号が高頻度で認められる（矢印）．関節面に連続しない場合は断裂ではなく，生理的な変性といわれる．

➡ Vande Berg BC, Malghem J, Poilvache P, et al : Meniscal tears with fragments displaced in notch and recesses of knee ; MR imaging with arthroscopic comparison. Radiology 2005 ; 234 : 842-850.

- Radial tearは通常，半月板の自由縁に始まり辺縁方向へ伸びる．特に内側半月板後角と，外側半月板の前角/体部移行部に多い．
- Radial tearはスライスによっては段差が生じる（図7-12）．
- Meniscal rootの部分に生じたradial tearは診断が難しいといわれる．
- Radial tearの斜めの切れ込みが拡大すると，自由縁側の部分が本体から離れ，弁状（flap状）となり，遊離傾向を示すことになる（図7-13）．
- flap断裂の断片が辺縁部から関節腔の陥凹部（coronary recess, meniscotibial recess）へ落ち込むこともある（図7-14）．

図7-9 ● 半月板断裂の分類1

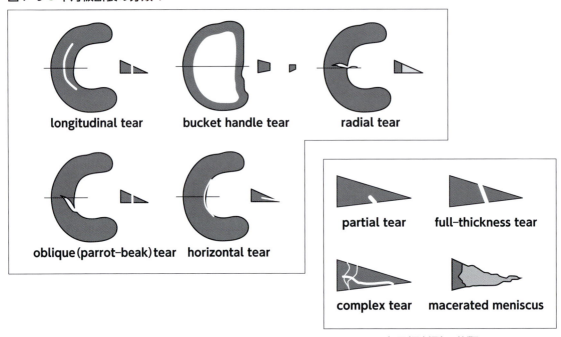

図7-10 ● 半月板断裂の分類2

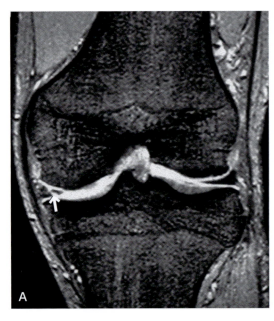

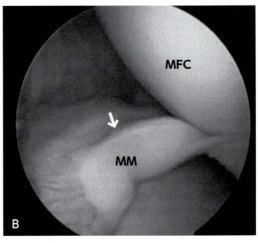

図7-11 ● 後角のlongitudinal tear
20歳代男性，T2*強調冠状断像（A），関節鏡写真（B）．内側半月板後角（MM）から中節にかけてfull-thickness longitudinal tearが認められる（矢印）．MFC：内側顆

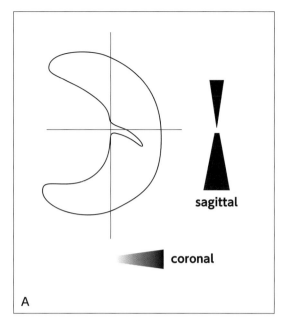
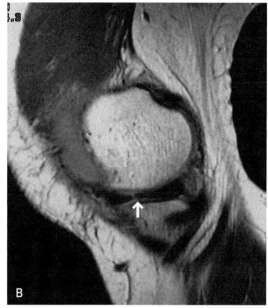
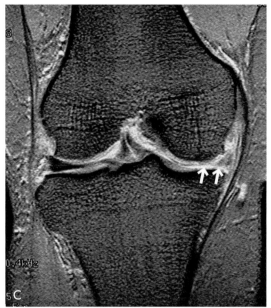
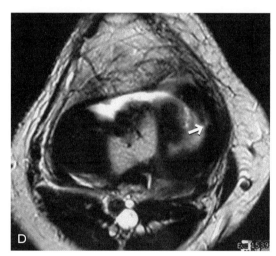

図 7-12 ● Radial tear
50 歳代女性，模式図（A），プロトン強調矢状断像（B），T2*強調冠状断像（C），T2 強調横断像（D）．外側半月板中節の自由縁から辺縁方向へ伸びる full-thickness tear が認められる（矢印）．断裂位置にちょうど一致する冠状断像では半月板の形態が一部消失する（矢印）．横断像で断裂（矢印）の全容が見られる場合は少ない．

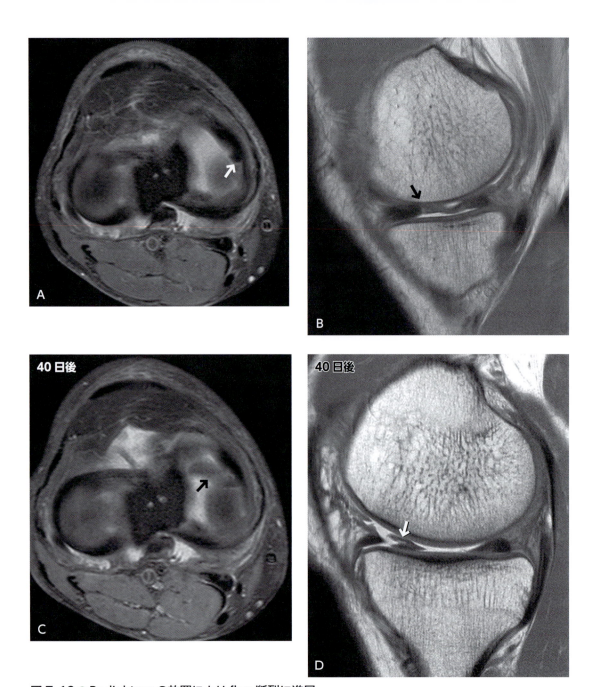

図 7-13 ● Radial tear の放置により flap 断裂に進展
50 歳代女性．初回の脂肪抑制プロトン強調横断像とプロトン強調矢状断像（A・B），40 日後の横断像と矢状断像（C・D）．初回は内側半月板中節の radial tear のみであった（矢印，A・B）が，再検査時には断片が大きく前方へ flap 状に分離，変位している（矢印，C・D）．

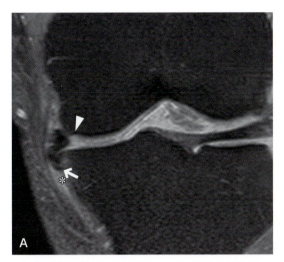
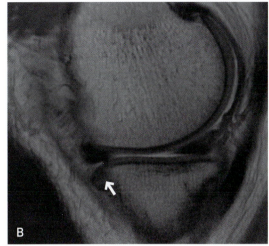
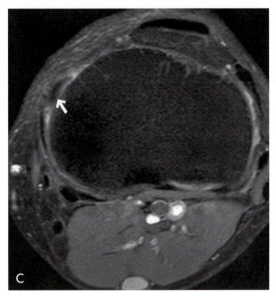

図7-14 ● Flap断片のcoronary recessへの落ちこみ

30歳代男性，脂肪抑制プロトン強調冠状断像(A)，プロトン強調矢状断像(B)，脂肪抑制プロトン強調横断像(C). flap断裂(矢頭，A)の断片(矢印)が辺縁部から関節腔の陥凹部(coronary recess，＊，A)へ落ち込む.

■ 混沌とする半月板断裂の用語

多様なタイプを示す半月板断裂の命名は，残念ながら統一されていない．本書で示したlongitudinal tearを「縦断裂」，radial tearを「横断裂」と呼ぶ場合も散見される．ただし「縦，横」は何に対しての位置づけなのか不明確であり，本書では絶対方向での「vertical, horizontal」を採用し，半月板の円周長軸方向「longitudinal」とそれに直交する方向「radial」とで分類した．もちろんこれについては異論があるかもしれない．整形外科と放射線科など各施設での「共通分類」であれば問題はないとも思われる．しかし関節鏡での用語も含めて，世界的な統一がとれればいいのだが．

→ Bui-Mansfield LT, Dewitt RM：Magnetic resonance imaging appearance of a double anterior cruciate ligament associated with a displaced tear of the lateral meniscus. J Comput Assist Tomogr 2006；30：327-332.

- また flap 断片が顆間窩に偏位（特に外側半月板の場合）すると，ACL の下方背側に位置し，矢状断で ACL の下にもう一本の ACL があるように見えることもある（double ACL sign，図 7-15）．

Horizontal tear

- Horizontal tear は高齢者に多く，内部の異常高信号と共存する場合が多い（図 7-16）．Fish mouth，cleavage とも呼ばれる．
- Horizontal tear は半月板表面直下に始まり辺縁方向へ進展する．
- 断裂が辺縁まで達すると関節液の排除経路となり半月板囊胞の形成へと発展する（第 12 章 p.295 参照）．

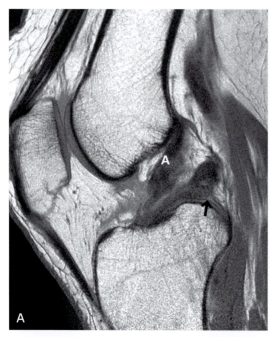
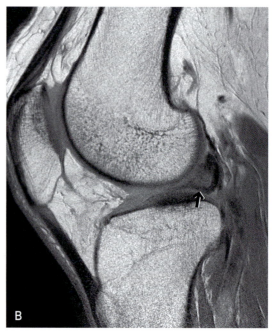
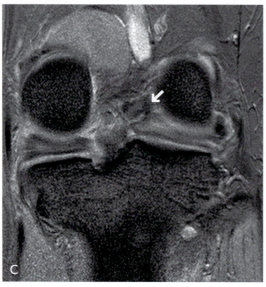

図 7-15 ● 外側半月板の flap 断片による double ACL sign
50 歳代女性，プロトン強調像（A・より外側の断面 B），T2*強調冠状断像（C）．外側半月板の flap 断片（矢印）が顆間窩に偏位し，矢状断で ACL（A）の下方背側にもう一本の ACL があるように見える（double ACL sign）．

Complex tear

- Complex tearは，vertical tearにhorizontal tearなどが複雑に混合した断裂で半月板の分節化や遊離に発展し，最も重篤な半月板断裂である（図7-17）．
- 複合断裂による挫滅や強い変性により，その形態を失った半月板はmacerated meniscusと呼ばれ，半月板損傷の終末像でもある（図7-18）．

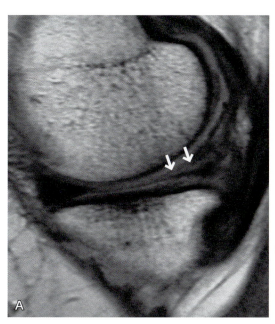

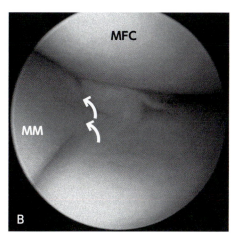

図 7-16 ● Horizontal tear
50歳代女性，プロトン強調像（A），関節鏡写真（B）．内側半月板後節は自由縁から内部に至る水平断裂がある（矢印，A）．関節鏡では中後節に内部まで進展するhorizontal tearが確認された（曲矢印，B）．

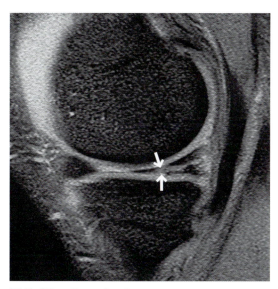

図 7-17 ● Complex tear
20歳代男性，T2*強調像．内側半月板後節にhorizontal tearに加えて複数の断裂が存在する（矢印）．

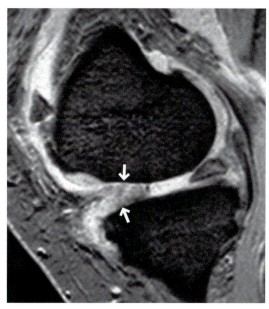

図 7-18 ● Macerated meniscus
60歳代女性，T2*強調像．内側半月板前節は複合断裂と強い変性によりその形態を失い，軽度腫脹する（矢印）．

半月板挫傷
meniscal contusion

→ Cothran RL Jr, Major NM, Helms CA, et al : MR imaging of meniscal contusion in the knee. AJR Am J Roentgenol 2001 ; 177 : 1189-1192.

- 急性半月板外傷による半月板内部の限局性高信号（図7-19）．
- この高信号は半月板表面には開口せず，半月板断裂の定義には合致しない．
- また前述の半月板内部の生理的高信号（p.146参照）とは異なり，半月板の表面直下に存在する．
- 加齢変性による高信号とも異なり，その後の再検査で異常信号は消失することが多い．
- 隣接する大腿骨，脛骨に骨挫傷を伴うことが多い．
- ACLやPCLなどの靱帯断裂に合併することも多い．

極めて小さな断裂

- 極めて小さな半月板断裂のMRI所見は表面のわずかな段差のみのことがある（図7-20～22）．Fibrillationは半月板表面に限局するごく小さな不整像で関節鏡では表面の毛羽立ち状の外観を示す．Free edge bluntingは自由縁の切断様の所見で小さなlongitudinalまたはoblique tearによる．
- 外側半月板後角の膝窩筋腱裂孔近くにはlongitudinal tearが生じやすいが，無症状で治療を要しない場合が多い．
- 辺縁部の断裂は半月板縫合か経過観察となる．

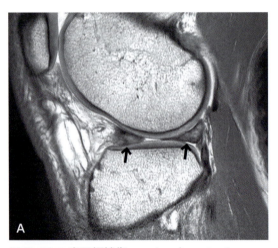 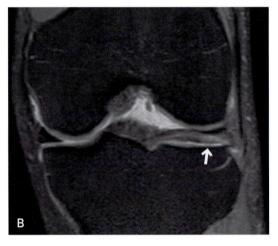

図7-19 ● 半月板挫傷 meniscal contusion
20歳代男性，1か月前に高所から転落，プロトン強調像（A），脂肪抑制プロトン強調冠状断像（B）．外側半月板の前節から後節まで内部に高信号が広がる（矢印）．前節では下面に限局するが，開口は認められない（矢印，B）．

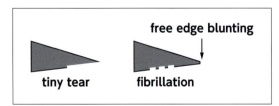

図7-20 ● 極めて小さな半月板断裂

靱帯断裂に合併する半月板断裂

→ Barber FA : What is the terrible triad? Arthroscopy 1992 ; 8 : 19-22.

- 靱帯断裂のない半月板のみの断裂は内側半月板が外側より多い．
- 前十字靱帯損傷に合併する半月板損傷は内側半月板より外側半月板のほうが多い．実際に前十字靱帯断裂の二次所見でもある bone bruise は大腿骨と脛骨の外側に見られ，これに対応する外側半月板の後節後角に断裂が多い（図7-23）．
- 前十字靱帯断裂と内側側副靱帯断裂を伴う場合でも，"O'Donoghue's unhappy triad" として内側半月板が有名であるが，この場合も外側半月板のほうが受傷頻度は高い（図7-23）．
- これらの靱帯断裂に伴う半月板断裂は内側，外側半月板ともに，後節後角の longitudinal tear が多い．

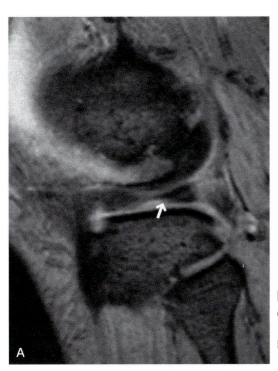

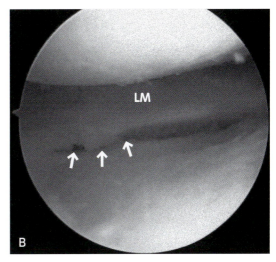

図 7-21 ● 極めて小さな半月板断裂
60歳代女性，T2*強調像（A），関節鏡写真（B）．外側半月板（LM）中後節下面にわずかな段差が見られる（矢印，A）．関節鏡では変性による自由縁の不整と下面の fibrillation が認められる（矢印，B）．

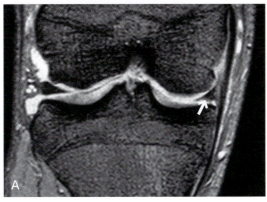

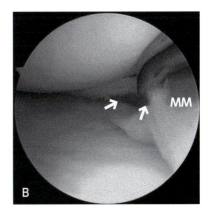

図 7-22 ● 小さな horizontal tear
50歳代男性，T2*強調冠状断像（A），関節鏡写真（B）．MRIで内側半月板自由縁に小さな断裂が疑われる（矢印，A）．関節鏡では中後節自由縁に，プロービングで内部まで進展する horizontal tear が確認された（矢印，B）．

→ De Smet AA, Mukherjee R : Clinical, MRI and arthroscopic findings : associated with failure to diagnose a lateral meniscal tear on knee MRI. AJR Am J Roentgenol 2008 ; 190 : 22-26.

→ De Smet AA, Graf BK : Meniscal tears missed on MR imaging : relationship to meniscal tear patterns and anterior cruciate ligament tears. AJR Am J Roentgenol 1994 ; 162 : 905-911.

- 前十字靱帯断裂を放置した場合，外側半月板より内側半月板がその後に損傷されやすい．この場合はcomplex tearを伴う変性断裂の形態を示すことが多い．
- 徒手検査による半月板断裂の正診率は75％程度に留まるが，MRIによる半月板断裂の正診率は90％以上になる．
- MRIによる誤診のうちの4割程度は避けられないとされている．
- 最も頻繁に誤診（false negative）が起こりやすいのは外側半月板の後角といわれる．その場合，辺縁部の小さなlongitudinal tearが多い．特に前十字靱帯断裂が合併した場合に外側半月板後角の断裂の見落としが多いといわれる．
- しかしMRIで見逃される断裂のうち半数は治療の必要がない断裂ともいわれる．特に外側半月板の小断裂の見落としは，予後に影響を与えないともいわれる．
- 内側半月板の後節後角部分は関節鏡の死角となることが多く，MRIで検出された断裂が証明されない場合もある．この場合は術前に関節鏡施行医にその旨を伝達する必要がある．

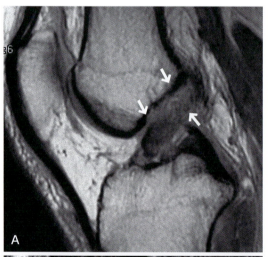

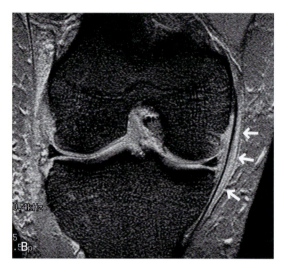

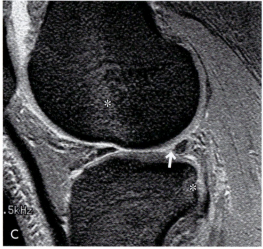

図7-23 ● 前十字靱帯と内側側副靱帯断裂に伴う外側半月板断裂

26歳男性，プロトン強調像（A），T2*強調冠状断像（B），T2*強調像（C）．急性期のACL完全断裂（矢印，A）と1度のMCL損傷（矢印，B）がある．これらに合併する半月板損傷は，実際は内側よりも外側半月板，特に後節後角のlongitudinal tearが多い（矢印，C）．外側顆と脛骨高原後方にはbone bruiseが見られる（*，C）．

7-5 バケツ柄断裂
Bucket handle tear of the meniscus

→ Wright DH, De Smet AA, Norris M : Bucket-handle tears of the medial and lateral menisci of the knee : value of MR imaging in detecting displaced fragments. AJR Am J Roentgenol 1995 ; 165 : 621-625.

- 距離の長いcomplete longitudinal tearはバケツ柄断裂に進行することがある(図7-24).
- 内側半月板の発生が圧倒的に多い.
- 断裂により辺縁部から分離した中央部分(バケツの柄に相当)は顆間窩寄りに移行する.この間隙部分に大腿骨荷重面が入り込み,膝のロッキングなど重篤な症状を伴う場合が多く,手術適用となることが多い.
- 顆間窩付近に移行したバケツの柄の部分は,前方では前十字靱帯の付着部があるためそれ以上の顆間窩方向の移行は妨げられる.

Absent bow tie sign

→ Helms CA, Laorr A, Cannon WD Jr : The absent bow tie sign in bucket-handle tears of the menisci in the knee. AJR Am J Roentgenol 1998 ; 170 : 57-61.

- 矢状断で健常半月板体部は蝶ネクタイ(bow tie)形に見られるが,バケツ柄断裂のときには辺縁部に小さな残存部があるのみで,bow tieとして見えるスライスが少なくなる(図7-25, 26).

Double PCL sign

- 半月板のバケツ柄断裂のときに顆間部へ変位した断裂片がPCLの下方に存在し,あたかも2本のPCLがあるごとく見える(図7-26).この顆間部へ変位した断裂片は冠状断像で確認できる.

Flipped meniscus

→ Ruff C, Weingardt JP, Russ PD, et al : MR imaging patterns of displaced meniscus injuries of the knee. AJR 1998 ; 170 : 63-67.

- 外側半月板後節後角に生じたバケツ柄断裂の場合,柄の部分は前方に移行し,前角に重なることもある(図7-28).この場合,矢状断で後角部分は空虚,異常に大きな前角が見られる.元来の前角と移動断片が前後に並ぶ場合(double peak)(図7-29)や,上下に重なる場合(double-decker)がある(図7-30).

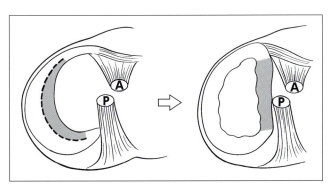

図7-24 ● バケツ柄断裂の模式図
距離の長いlongitudinal tearにより辺縁部から分離した中央部分(バケツの柄)は顆間窩よりに移行する.

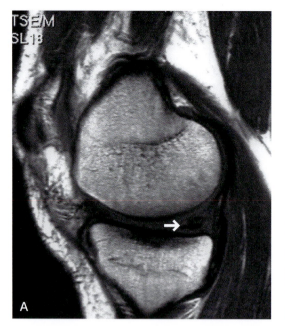
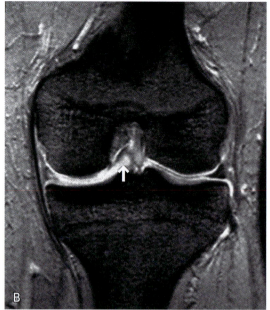
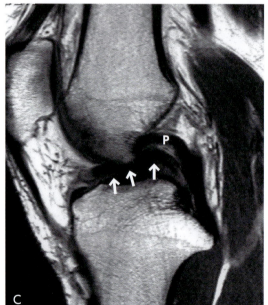
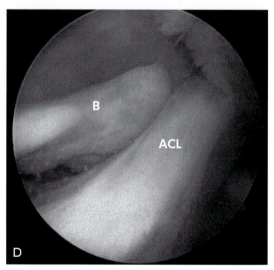

図 7-25 ● バケツ柄断裂

40 歳代男性．プロトン強調像（A），T2*強調冠状断像（B），顆間部のプロトン強調像（C），関節鏡写真（D）．内側半月板後節に断裂あり（矢印，A）．顆間部に変位したバケツの柄の部分が見られる（矢印，B）．バケツの柄の部分はPCL（P）の直下に位置し（矢印，C），double PCL signを示す．関節鏡では前十字靱帯（ACL）のすぐ横にバケツの柄の部分（B）が見られる．

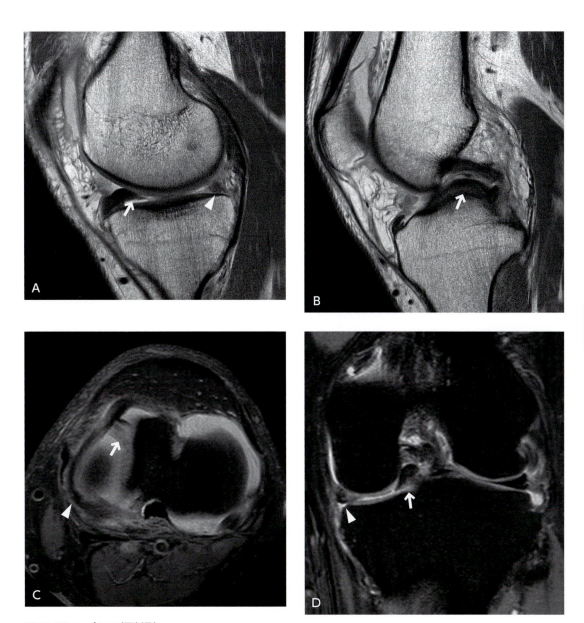

図 7-26 ● バケツ柄断裂
40歳代男性，プロトン強調像（A・B），脂肪抑制プロトン強調横断像（C），脂肪抑制プロトン強調冠状断像（D）．内側半月板後節は断裂を含み小さく，absent bow tie sign を示す（矢頭，A）．顆間部では double PCL sign が見られる（矢印，B）．横断像，冠状断像でバケツの柄の部分が変位し（矢印，C・D），残存部の断裂も見られる（矢頭，C・D）．

7-5 バケツ柄断裂

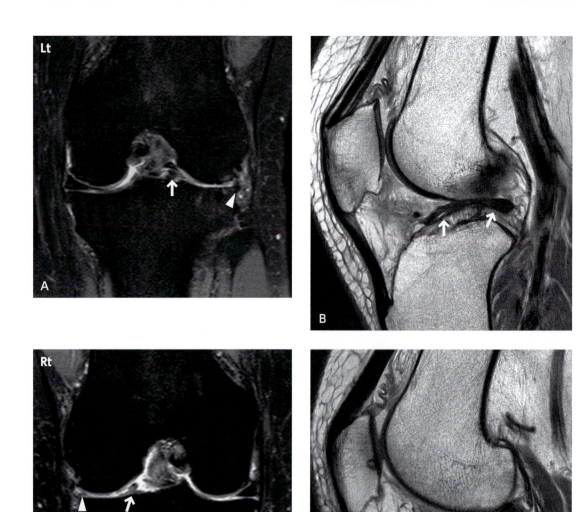

図 7-27 ● 両膝のバケツ柄断裂
60歳代男性，左膝（A・B），右膝（C・D），脂肪抑制プロトン強調冠状断像（A・C），プロトン強調像（B・D）．骨棘形成，軟骨菲薄化を伴う内側優位の変形性膝関節症あり．冠状断像で顆間窩に変位した断片（矢印，A・C）と辺縁残存部の断裂が見られる（矢頭，A・C）．矢状断では顆間部を前後に走行する断片が見られる（矢印，B・D）．

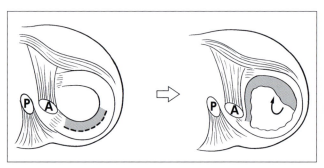

図 7-28 ● Flipped meniscus の模式図
bucket handle tear の一種であり，バケツの柄の部分は前方へ大きく変位する．外側半月板に多い．

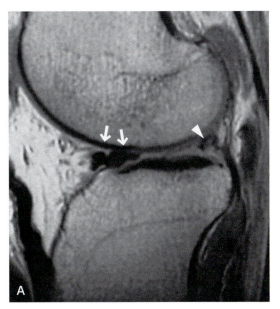
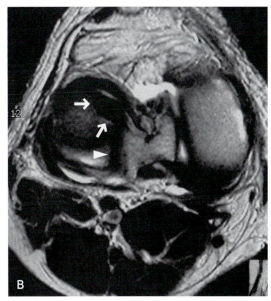

図 7-29 ● Flipped meniscus (double peak)
40歳代男性，プロトン強調像（A），T2強調横断像（B）．外側半月板後角は断裂を有し小さく（矢頭，A），2つにくびれた大きな前角が見られる（矢印，A）．横断像で顆間部に変位したバケツの柄の部分（矢頭，B）とそれに連なる前角に重なる部分（矢印，B）が見られる．

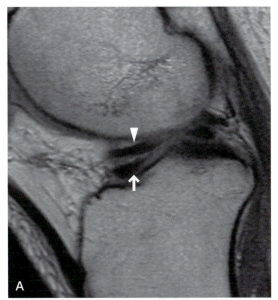
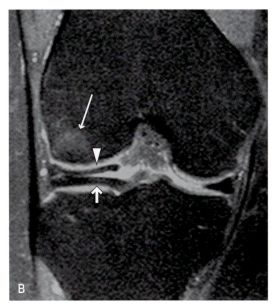
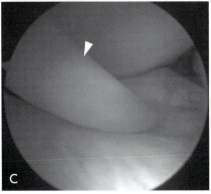

図 7-30 ● Flipped meniscus (double-decker)
30歳代女性，プロトン強調像（A），脂肪抑制プロトンT2強調冠状像（B），関節鏡写真（C）．元来の外側半月板前角（矢印）の上に移動した断片（矢頭）が上下に重なる．外側顆に骨挫傷がある（細矢印）．

7-5 バケツ柄断裂

7-6 高齢者の半月板病変
Meniscal lesions among the elderly

→ Hodler J, Haghighi P, Pathria MN, et al : Meniscal changes in the elderly : Correlation of MR imaging and histologic findings. Radiology 1992 ; 184 : 221-225.

　高齢者では半月板内部の高信号が頻繁に観察される．特に内側半月板後節にはほぼすべての症例で認められる．その多くは変形性関節症の合併であり，骨変形，軟骨欠損が高率に見られる．変形性関節症の結果が半月板断裂を招いたのか，半月板損傷が骨軟骨変性に至ったのかは，諸説があるが，変形性関節症の先行の場合が多いようである．
　したがって高齢者の半月板表面に高信号が達する場合，真の断裂よりは強い変性の結果，二次的に生じた半月板損傷である可能性が高い．

Meniscal pseudosubluxation (extrusion)

→ Lerer DB, Umans HR, Hu MX, et al : The role of meniscal root pathology and radial meniscal tear in medial meniscal extrusion. Skeletal Radiol 2004 ; 33 : 569-574.

→ Brody JM, Lin HM, Hulstyn MJ, et al : Lateral meniscus root tear and meniscus extrusion with anterior cruciate ligament tear. Radiology 2006 ; 239 : 805-810.

- 高齢者の半月板では弾力性が低下し外周方向へ逸脱する場合も多く見られる．
- 特に内側半月板に多く，後角からのroot部断裂が頻発する（ghost meniscus sign，図7-32）．
- 半月板関節包分離（meniscocapsular separation）が併存する場合が多い．
- これにより荷重伝達と衝撃吸収の作用が低下し，変形性関節症がある場合にはさらにそれを助長する結果となる．
- 外側半月板後角のroot部断裂はACL断裂に合併しやすく，外側半月板は外周へ逸脱する．この場合は高齢者に限らない．

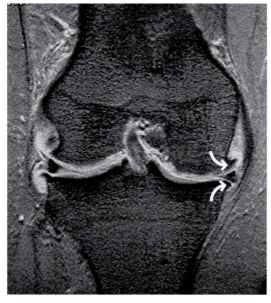

図7-31 ● Meniscal pseudosubluxation
40歳代女性，T2*強調冠状断像．変形性関節症があり，spurが多発する．内側半月板は押し出されるように外周方向へ逸脱している（曲矢印）．

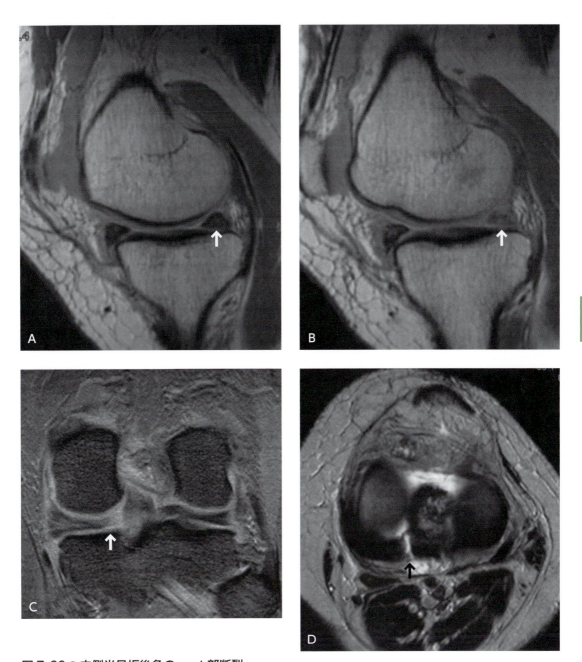

図 7-32 ● 内側半月板後角の root 部断裂
60 歳代女性,プロトン強調像(A・B),T2*強調冠状断像(C),T2 強調横断像(D).矢状断で内側半月板後角が突然消失するスライスが出現する(ghost meniscus sign,A→B).冠状断と横断像では後角の root 付着部の全層断裂であることがわかる(矢印,C・D).

7-7 半月板辺縁部断裂と半月板関節包分離
Meniscal peripheral tear and meniscocapsular separation

- 半月板辺縁部は関節包に連続的に移行している（図7-33）．
- 半月板辺縁部に生じた長軸の垂直断裂は頻繁に経験される（図7-34）．この部分は血行に富み（red zone），自然治癒も見込まれる．

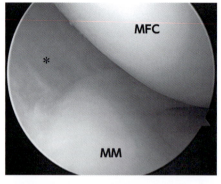

図7-33● 半月板辺縁部と関節包
関節鏡写真．内側半月板（MM）とそれに連続する関節包（＊）．大腿骨内側顆（MFC）．

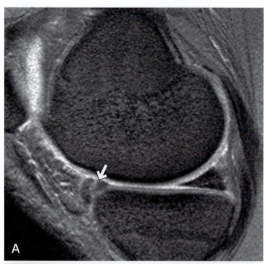
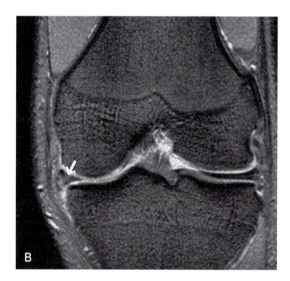
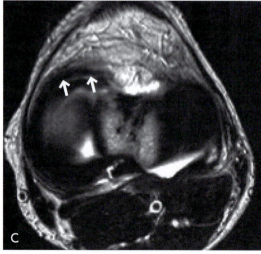

図7-34● 半月板辺縁部断裂
10歳代後半男性，T2*強調像（A），T2*強調冠状断像（B），T2強調横断像（C）．内側半月板前角から前節にかけて，辺縁に沿った垂直断裂が連続する（矢印）．横断像ではその走行が確認される（矢印，C）．

半月板関節包分離
meniscocapsular separation

→ De Maeseneer M, Lenchik L, Starok M, et al：Normal and abnormal medial meniscocapsular structures：MR imaging and sonography in cadavers. AJR Am J Roentgenol 1998；171：969-976.

- 半月板が関節包から分離したもの．
- 内側半月板に多く，またMCL断裂を合併する場合が多い．
- MRIでは半月板外周縁が不整で，関節包との間に液体の介在が見られる（図7-35）．
- 半月板辺縁に沿った断裂が実質内に存在する場合を半月板辺縁部断裂，関節包との接合部に生じた場合を半月板関節包分離と定義するが，実際にこれらの断裂の位置を正確に把握するのは困難であり，両者を鑑別する臨床的必要性も少ないと思われる．

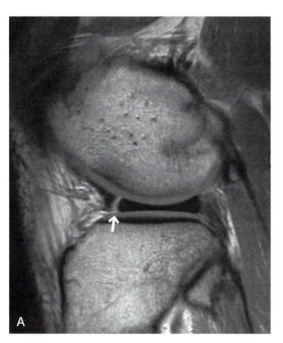
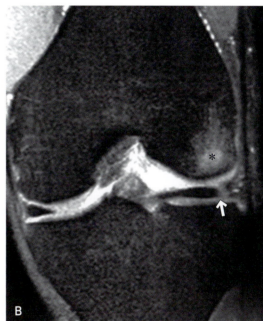
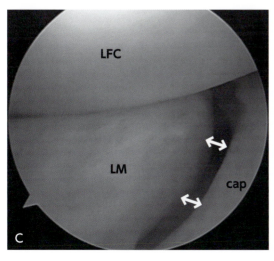

図7-35 ● 半月板関節包分離
20歳代男性，プロトン強調像（A），脂肪抑制プロトン強調冠状断像（B），関節鏡画像（C）．外側半月板前角から前節にかけて，半月板辺縁に沿った高信号が連続する（矢印）．冠状断では外側顆にbone bruiseが見られる（＊，B）．関節鏡では外側半月板（LM）が関節包（cap）から分離している（両矢印，C）．大腿骨外側顆（LFC）．

Hypermobile meniscus, Floating meniscus

→ Bikkina RS, Tujo CA, Schraner AB, et al : The "floating" meniscus : MRI in knee trauma and implications for surgery. AJR Am J Roentgenol 2005 ; 184 : 200-204.

- 半月板実質に損傷がないが，半月板断裂に類似した症状を示す(膝屈曲でロッキング感や痛み).
- Floating meniscus は半月板の脛骨高原からの外傷性剥離とされ，meniscotibial(coronary)ligament(MCL 深層)など，meniscocapsular ligamentの断裂による．MRIでは半月板と脛骨の間に関節液が入り込む．
- 外側半月板に多い．
- Wrisberg 型円板状半月もこの原因となる(p. 167 参照)．
- 半月板の可動域が病的に拡大する(特に膝窩筋腱溝の前方部)．
- 通常のMRIでは無所見が多い．

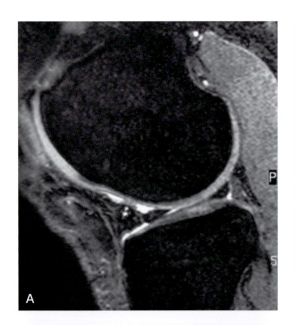
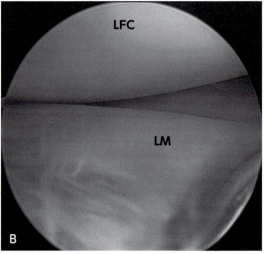
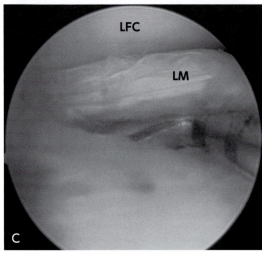
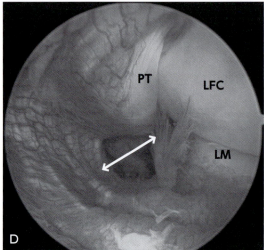

図 7-36 ● Hypermobile meniscus
20歳代男性，膝屈曲時の痛み，T2*強調像(A)，関節鏡画像(B〜D). 外側半月板の断裂を疑いMRI検査がなされたが，無所見であった(A). 関節鏡では外側半月板(LM)が probing により大きな可動性を示す(B・C). 膝窩筋腱(PT)裂孔が開大傾向を示す(矢印，D). 大腿骨外側顆(LFC).

7-8 円板状半月
Discoid meniscus

→ Silverman JM, Mink JH, Deutsch AL : Discoid menisci of the knee : MR imaging appearance. Radiology 1989 ; 173 : 351-354.

→ Singh K, Helms CA, Jacobs MT, et al : MRI appearance of Wrisberg variant of discoid lateral meniscus. AJR 2006 ; 187 : 384-387.

→ Kim JE, Choi SH : Is the location of the Wrisberg ligament related to frequent complete discoid lateral meniscus tear? Acta Radiol 2010 ; 51 : 1120-1125.

- 胎生期の半月板形成過程でC字型の中央部が吸収されずに遺残し円板状を呈する（図7-37）．
- 半月板の幅が12 mm以上あり辺縁の高さも5 mm以上と高い．
- 円板状半月は圧倒的に外側半月板に多い（図7-38）．
- 両膝ともに認められることが多い．
- 不完全な円板状半月は半円板状半月 semidiscoid meniscus といわれることもある（図7-39）．
- もう一つ，まれな亜型でWrisberg型がある．これは，後節後角が関節包，脛骨に固定されておらず（coronary ligament と呼ばれる固定組織の欠如），膝屈曲時に外側半月板が Wrisberg 靱帯に牽引され，半月板の hypermobility，亜脱臼，有痛性の原因となりうる．Wrisberg 靱帯の有無と円板状半月または半月板断裂の有意相関は証明されていない．MRI で半月板と関節包の間に関節液が介在する（図7-39〜42）．ただし，画像上の定義が不明確で診断は難しい．

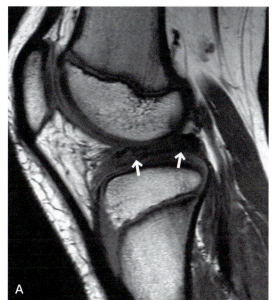
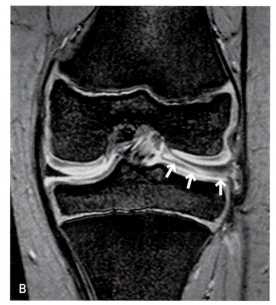
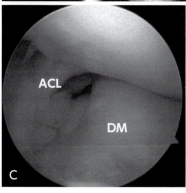

図7-37● 円板状半月
10歳男児，プロトン強調像(A)，T2*強調冠状断像(B)，関節鏡写真(C)．外側関節裂隙は広くそこを丈の高い円板状半月が占める（矢印）．前十字靱帯(ACL)横の顆間部近くまで円板状半月(DM)が張り出す．内部に変性が強いが，関節鏡では表面に達する亀裂は見られなかった．

- 単純X線写真では膝関節腔の開大を示す．
- 正常の半月板に比べて変性や断裂の頻度が高く，比較的軽微な外力で損傷する（図7-40）．バケツ柄断裂に進行することもある（図7-41）．
- 小児の特に誘因のない膝痛で発見される場合が多い．
- 東洋人に多いといわれる．

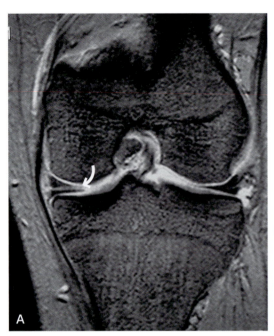

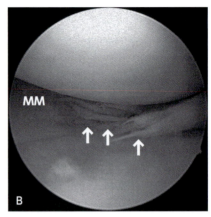

図7-38● 内側半月板に見られたsemidiscoid meniscus

30歳代男性，T2*強調冠状断像（A），関節鏡写真（B）．円板状半月は圧倒的に外側半月板に多いがまれに内側に不完全な円板状半月を見る．内側半月板（MM）は全体に大きく中心方向への張り出しが通常より広い．自由縁に水平断裂を伴っている（矢印）．

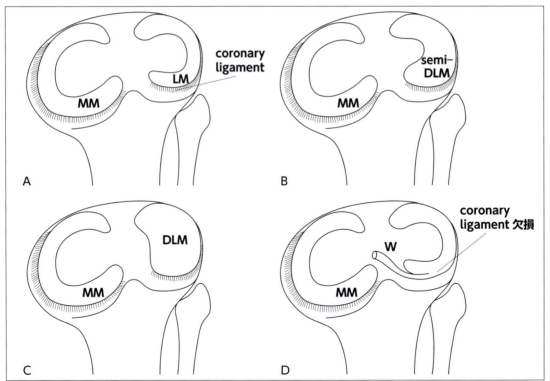

図7-39● 円板状半月の亜型

正常（A），半円板状（B），完全円板状（C, DLM：discoid LM），Wrisberg型（D）．Wrisberg型はcoronary ligamentが欠如し固定不十分で，半月板はWrisberg靱帯（W）に牽引される．

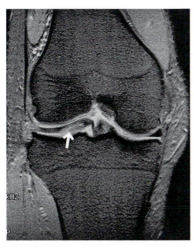

図 7-40 ● 断裂をきたした円板状半月
20歳代男性，T2*強調冠状断像．円板状外側半月板の下面に開口する断裂が認められる(矢印)．

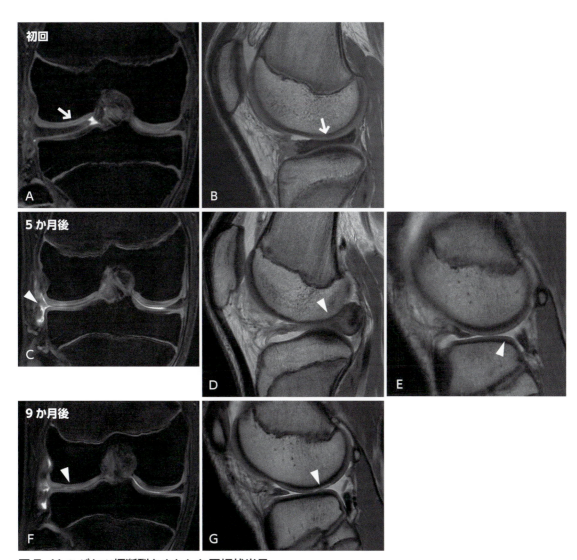

図 7-41 ● バケツ柄断裂をきたした円板状半月
12歳女児，初回(A・B)，5か月後(C〜E)，9か月後(F・G)，一連の脂肪抑制 T2*強調像(A・C・F)，プロトン強調像(B・D・E・G)．初回，円板状外側半月板が認められ(矢印)，その後，バケツ柄断裂をきたした(矢頭，C〜E)．バケツ柄断裂に対して部分切除がなされたが，外側顆に微細な軟骨損傷が発生した(矢頭，F・G)．

7-8 円板状半月 | 169

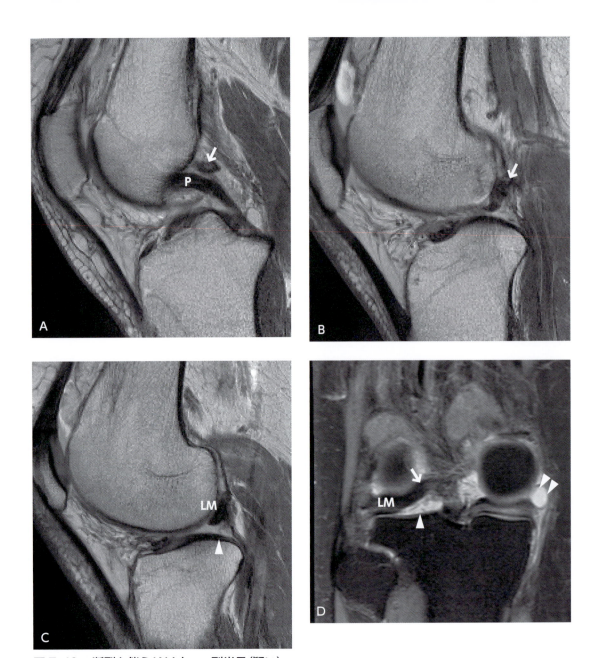

図 7-42 ● 断裂を伴う Wrisberg 型半月(疑い)
60歳代女性，一連のプロトン強調像(A〜C)，脂肪抑制プロトン強調像冠状断像(D)．外側半月板(LM)の後角に肥厚した Wrisberg 靭帯が連続する(矢印)．外側半月板背側部は挙上し，脛骨との間隙に関節液が見られる(矢頭)．内側半月板には変性断裂と半月板嚢胞が見られる(二重矢頭)．ただし関節鏡は未施行で確定診断は得られていない．P：PCL

7-9 半月板石灰化/半月板小骨/ガス発生
Meniscal calcification/ossicle/vacuum phenomenon

半月板石灰化

- 半月板の石灰化はまれに見られる（図7-43）．
- Chondrocalcinosis に合併する場合があり，原因は多岐にわたる．
- CPPD（ピロリン酸カルシウム）が沈着する場合が多い．
- 石灰沈着をきたした半月板は変性し断裂しやすい．
- MRIで石灰沈着による高信号が見られることがある．

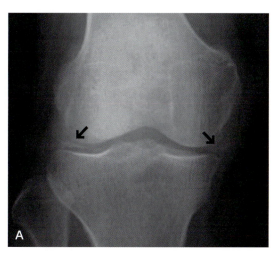
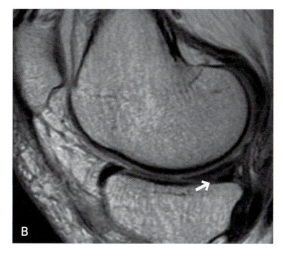
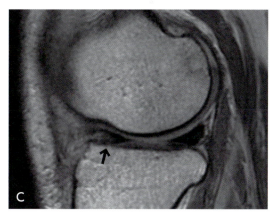

図 7-43 ● 半月板石灰化
60歳代男性，単純X線写真正面像（A），プロトン強調像（内側，B），プロトン強調像（外側）（C）．両側の関節裂隙に淡い石灰化がある．MRIでは内側半月板後節（矢印，B）と外側半月板前節（矢印，C）に変性断裂が見られる．

半月板小骨

→ Bernstein RM, Olsson HE, Spitzer RM, et al : Ossicle of the meniscus. AJR Am J Roentgenol 1976 ; 127 : 785-788.

- 半月板の骨化はヒトではごくまれに見られる（ラットなどのげっ歯類では頻繁に見られるという）．
- 内側半月板後角に多い．
- 男性にやや多い．
- 単純X線写真では遊離体と間違うことがある．
- 骨化部が大きくなると骨皮質に対応する無信号の辺縁と脂肪髄による内部の脂肪の信号も観察される（図7-44）．

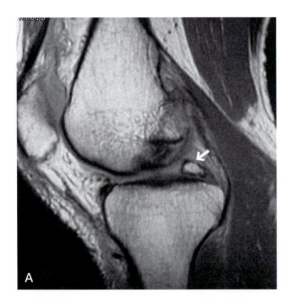
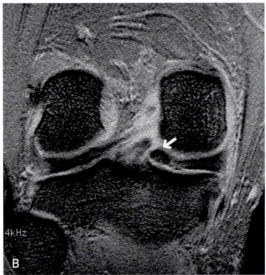
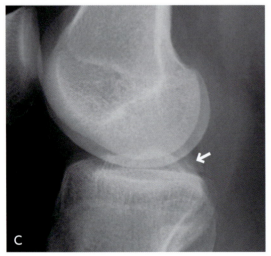

図7-44 ● 半月板小骨
40歳代男性，プロトン強調像（A），T2*強調冠状断像（B），単純X線写真側面像（C）．内側半月板後角内部に脂肪髄を含む骨化巣が見られる（矢印）．

半月板のガス発生

→ Shogry ME, Pope TL Jr : Vacuum phenomenon simulating meniscal or cartilaginous injury of the knee at MR imaging. Radiology 1991 ; 180 : 513-515.

- 関節裂隙の少量のガスは関節鏡や関節穿刺など，医療行為によるものが大半である．
- 半月板内のガス発生は，椎間板の vacuum phenomenon と同様に，組織，関節液中に溶解していた窒素などの気体が，半月板にかかる陰圧で出現したものとされる．
- 若年者，アスリートで見られることがあり，膝痛を訴えるが，関節鏡では所見がない．
- MRI では半月板内部の線状の信号欠損(signal void)として見られ，磁場不均一に敏感な gradient echo 法などでは信号欠損域が広がり，周囲構造をゆがめるアーチファクトの原因にもなる．

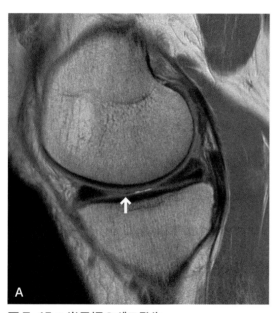 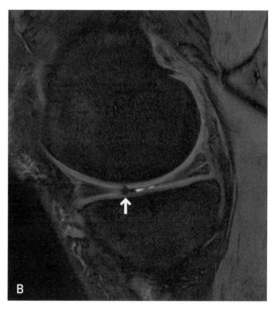

図 7-45 ● 半月板のガス発生
70 歳代男性，プロトン強調像(A)，T2*強調像(B)．内側半月板前節自由縁近くに点状の信号欠損が見られるが，gradient echo 法のほうが顕著である(矢印)．

7-10 半月板術後のMRI所見
Post operative imaging of the meniscus

- 半月板切除術（meniscectomy）と縫合術は現在は関節鏡下に行われる．

■半月板切除術

- 半月板切除術は主に自由縁近く（white zone）に限局した断裂に対して施行される．
- 自由縁から解離した断片や不整突出部（毛羽立ち，fibrillation）をトリミングし，整形する（図7-46）．
- 半月板切除後のMRI所見は切除部位の欠損や不整像として描出されるが，読影の際には切除部位の確認が必要．
- 自由縁の部分切除後は限局した欠損像が何年にもわたって見られる（図7-47）．
- まれに経時的に正常像に似てくることがある（図7-48）．

■半月板縫合術

➡ McCauley TR : MR imaging evaluation of the postoperative knee. Radiology 2005 ; 234 : 53-61.

➡ White LM, Kramer J, Recht MP : MR imaging evaluation of the postoperative knee ; ligaments, menisci, and articular cartilage. Skeletal Radiol 2005 ; 34 : 431-452.

- 半月板縫合術は主に辺縁部（red zone）の複雑でない断裂に対して，関節内外から細糸で縫縮する．縫合糸は吸収性の素材もあり，MRIで確認されないことが多い．
- その後の経過で，縫合部が融合することはなく，MRIでは術前と同様の高信号の亀裂が長期間見られる．この経過観察の場合，亀裂部の再離開や変形の有無をチェックする（図7-49）．
- まれに縫合糸が断裂し，縫合部の再離開が見られることがある（図7-51）．
- 縫合術後に半月板嚢胞の発生もある（図7-52）．

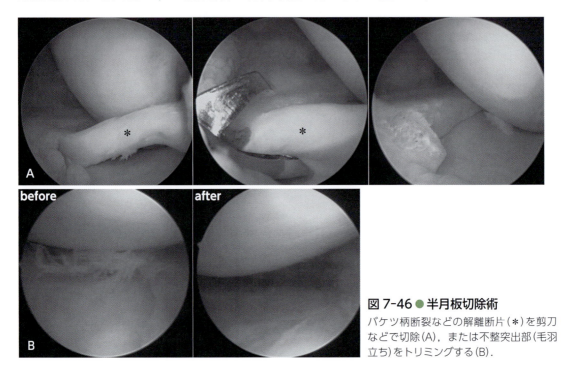

図7-46 ● 半月板切除術
バケツ柄断裂などの解離断片（＊）を剪刀などで切除（A），または不整突出部（毛羽立ち）をトリミングする（B）．

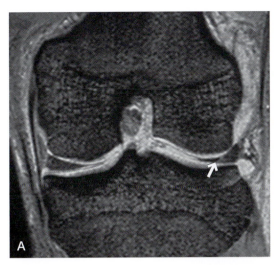
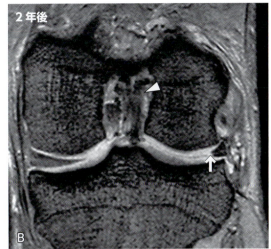
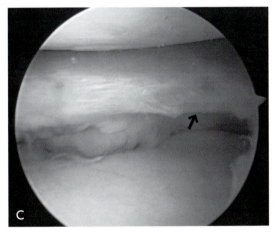

図 7-47 ● 外側半月板断裂の切除
30 歳代男性，術前の T2*強調冠状断像（A）と 2 年後（B），2 年後の関節鏡画像（C）．術前に外側半月板中節自由縁近くに長軸断裂あり（矢印，A）．鏡視下にトリミングを行い，2 年後にはその切断面が欠損像として見られる（矢印，B・C）．前十字靱帯再建術も行われた（矢頭，B）．

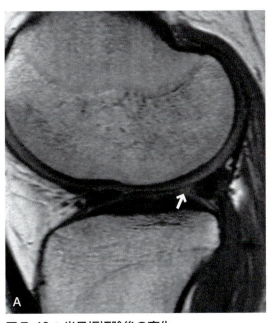
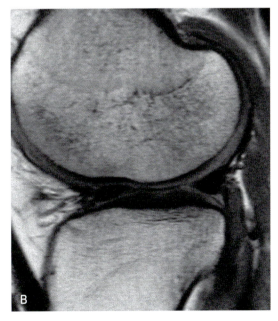

図 7-48 ● 半月板切除後の変化
20 歳代男性，プロトン強調像，meniscectomy 直後（A）と 1 年後（B）．外側半月板後節自由縁の小さな切除部位（矢印）は 1 年後には正常像に似てきた．

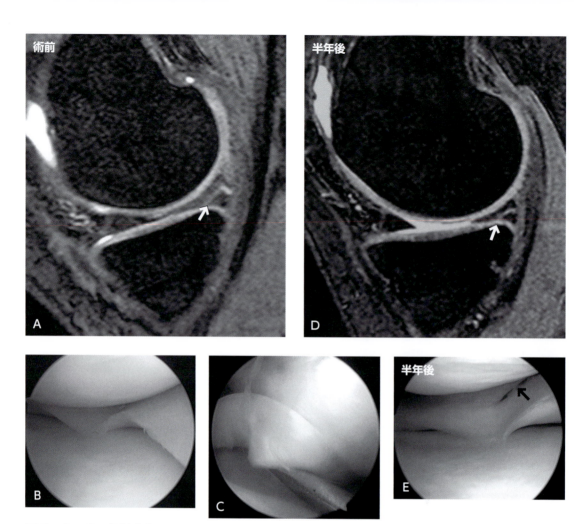

図 7-49 ● 半月板縫合術
20歳代男性，術前，T2*強調像（A），関節鏡画像（B・C），半年後のT2*強調像（D），関節鏡画像（E）．内側半月板後節に下面に開口する斜断裂がある（矢印，A）．縫合糸（矢印，E）を用いた縫合を行ったが，術後でも術前と同様の高信号の亀裂が見られる（矢印，D）．

図 7-50 ● 半月板縫合術

10歳代後半男性，バケツ柄断裂，縫合術時関節鏡（A），直後と4か月後の，脂肪抑制プロトン強調冠状断像（B・D），プロトン強調（C・E），内側半月板後節に複数個所の縫合を実施（矢印A）．縫合直後（B・C）に比べて4か月後（D・E）には縫合部位の高信号が減弱している（矢印，B～E）．

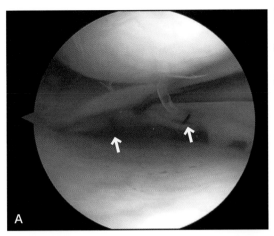

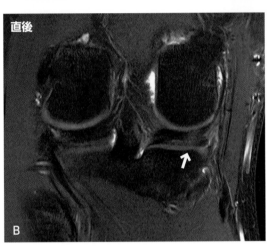

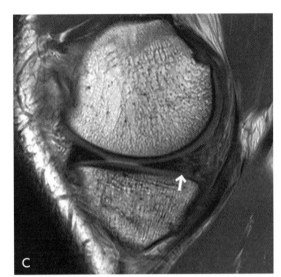

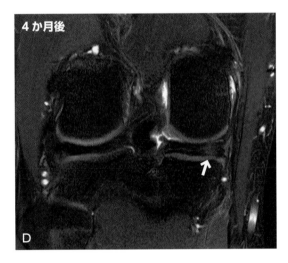

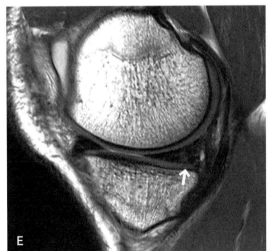

7-10 半月板術後のMRI所見

図 7-51 ● 半月板縫合術後の再離開

20歳代男性．T2*強調冠状断像(A)，T2*強調像(B)，関節鏡画像(C)．内側半月板辺縁部の縫合を行ったが，縫合面は開大し関節液が介在する(矢印，A・B)．関節鏡では縫合糸がゆるんでいる(矢印，C)．

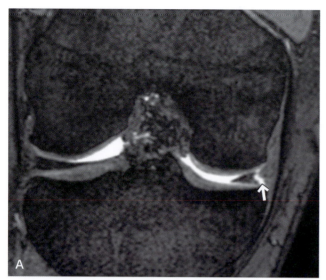
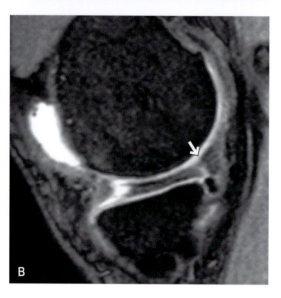
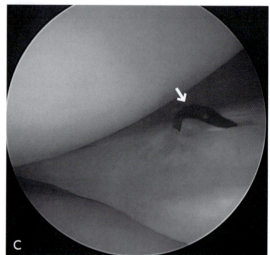

■ 知っておくべき膝の徒手検査③

- マクマレーテスト(McMurray test)→半月板
  膝最大屈曲位から下腿の回旋ストレスを加えながら伸展させ，関節裂隙の疼痛やクリックの有無をチェック．
- 膝蓋骨テスト(apprehension test)→膝蓋骨
  膝蓋骨を大腿骨に押し付け，内外や上下に動かし，関節弛緩の有無と，特に外側への脱臼恐怖感(apprehension)をチェック．

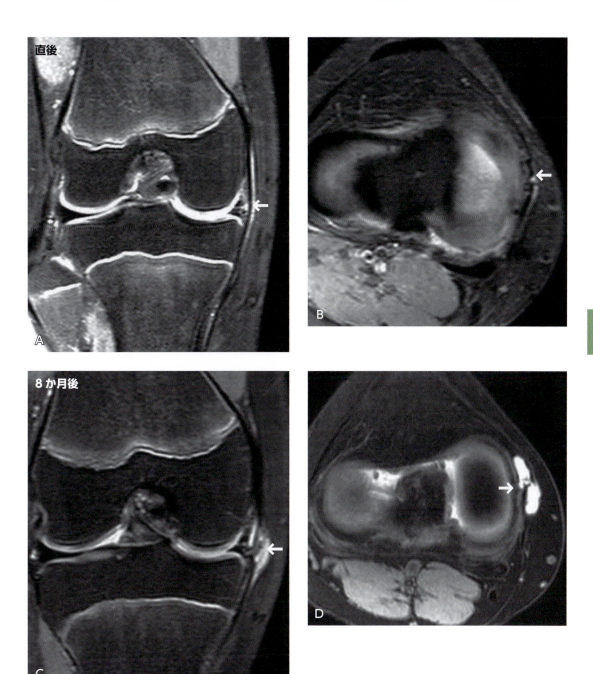

図 7-52 ● 半月板縫合術後の半月板囊胞発生
10歳代前半男児,縫合術直後(A・B),8か月後(C・D),脂肪抑制プロトン冠状断像(A・C),脂肪抑制プロトン横断像(B・D).内側半月板の縫合術後,8か月で微細であった囊胞領域が拡大(矢印).

7-10 半月板術後のMRI所見

7-11 半月板病変のピットフォール
Pitfalls

➡ Watanabe AT, Carter BC, Teitelbaum GP, et al：Normal variations in MR imaging of the knee；appearance and frequency. AJR Am J Roentgenol 1989；153：341-344.

表 7-1 ● 半月板病変のピットフォール

ピットフォールの原因となる構造	影響される部位
膝横靱帯 transverse meniscal ligament	→ ant. horn LM 前角（図 7-53, 55）
膝窩筋腱鞘 popliteus tendon sheath	→ post. horn LM 後節（図 6-6, 7-54）
Wrisberg's ligament or Humphrey's ligament	→ post. horn LM 後角（図 4-2, 7-56）

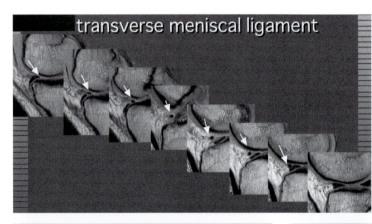

図 7-53 ● 膝横靱帯によるピットフォール
内側と外側半月板は前角同士を結合する anterior transverse meniscal ligament は各々の前角部分で分離する際に断裂様に見えることがある．

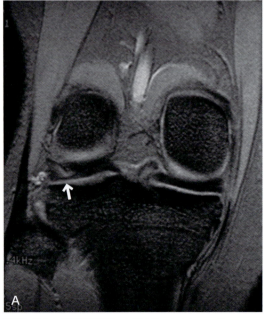
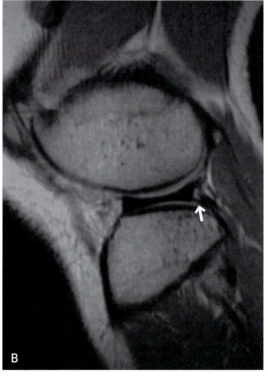

図 7-54 ● 膝窩筋腱によるピットフォール
T2*強調冠状断像（A），プロトン強調像（B）．冠状断像では外側半月板後節の断裂を疑うが（矢印，A），矢状断では膝窩筋腱の腱鞘によるものであることが判明する（矢印，B）．

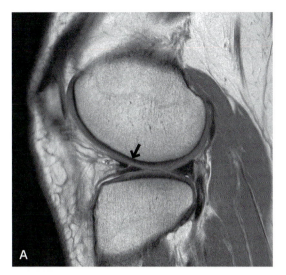
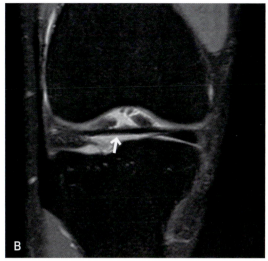
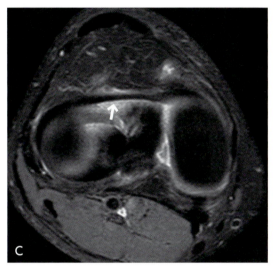

図 7-55 ● 膝横靱帯によるピットフォール

プロトン強調像(A), 脂肪抑制プロトン強調冠状断像(B), 同横断像(C). 1枚の矢状断のみでは外側半月板前角の断裂に見える(矢印, A)が, 冠状断像, 横断像では膝横靱帯(矢印, B・C)によるピットフォールであることは明瞭である.

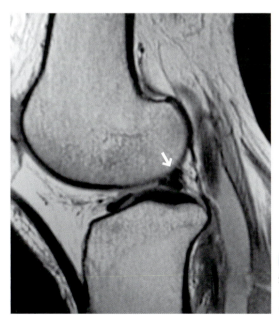

図 7-56 ● Wrisberg 靱帯によるピットフォール

外側半月板を通るプロトン強調像. Wrisberg 靱帯の起始部(矢印)では外側半月板後角の断裂と間違わないようにする(第4章 p.84 参照).

7-11 半月板病変のピットフォール | 181

斜半月-半月靭帯
oblique menisco-meniscal (or intermeniscal) ligament

➡ Sanders TG, Linares RC, Lawhorn KW, et al : Oblique meniscomeniscal ligament : another potential pitfall for a meniscal tear-anatomic description and appearance at MR imaging in three cases. Radiology 1999 ; 213 : 213-216.

- 半月板を対角線に結ぶ靭帯.
- 内側斜半月-半月靭帯は内側半月板前角と外側半月板後角を結び，外側斜半月-半月靭帯は外側半月板前角から連続する（図7-57）.
- 半数以上に存在するといわれる膝横靭帯に比較して極めてまれであり，内側，外側あわせて1～4％程度といわれる.
- 斜半月-半月靭帯は後角との分岐部が断裂と見誤ることがあり，また顆間窩底部を前後に走行するため，冠状断像では，バケツ柄断裂と誤診する可能性もある（図7-58）.

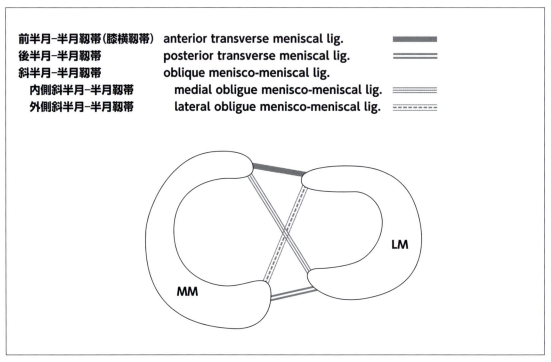

図7-57 ● 半月-半月靭帯
膝横靭帯（前半月-半月靭帯）の頻度は58％，後半月-半月靭帯は1～4％，斜半月-半月靭帯は内側，外側あわせて1～4％程度.

図 7-58 ● 内側斜半月-半月靱帯

脂肪抑制プロトン強調横断像（A），同冠状断像（B1〜3），プロトン強調矢状断像（C1〜3）．内側斜半月-半月靱帯は内側半月板前角と外側半月板後角を結ぶ（矢印，A）．冠状断像ではバケツ柄断裂と誤診する可能性もある（矢印，B）．外側半月板（LM，C）後角の分岐部も注意すべきである（矢印，C）．

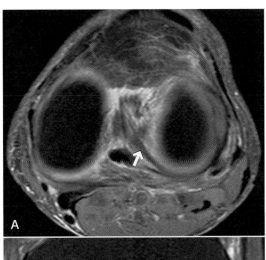
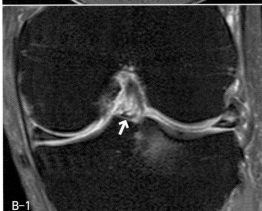
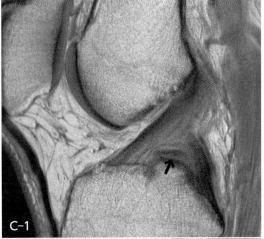
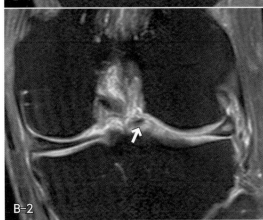
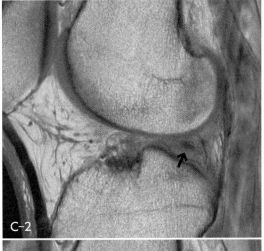
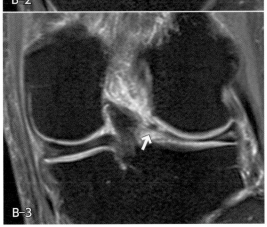
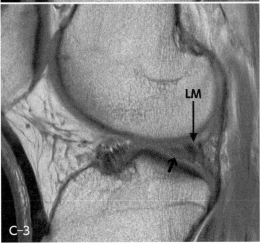

Pseudobucket handle tear と pseudodiscoid meniscus

- 後角部分の回り込みが大きいと，冠状断面でバケツ柄断裂と円板状半月に似た像を示すことがある（図 7-59）．

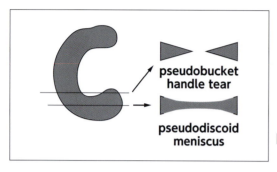

図 7-59 ● Pseudobucket handle tear と pseudodiscoid meniscus

Meniscal flounce

→ Yu JS, Cosgarea AJ, Kaeding CC, et al：Meniscal flounce MR imaging. Radiology 1997；203：513-515.

- まれに内側半月板の中節自由縁での「たわみ」が見られ（図 7-60），顕著な場合を meniscal flounce（スカートなどのひだ飾りの意味）といわれる．このようなたわみはまれに経験され膝の屈伸状態で解除されることが多い．

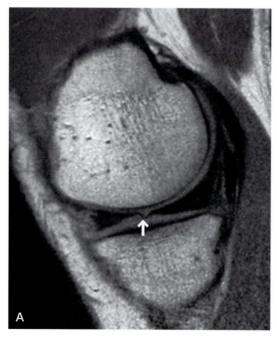
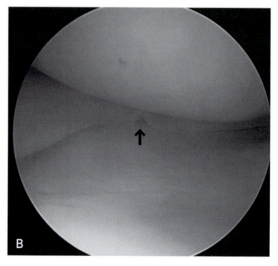

図 7-60 ● Meniscal flounce
プロトン強調像（A），関節鏡画像（B）．内側半月板自由縁に「生理的たわみ」（meniscal flounce）が見られる（矢印）．

Magic angle effect

- 外側半月板の後角は内側方向へ向けて頭側へ傾斜するため，短い TE を用いると magic angle effect により信号が上昇する（第 2 章 p.23 参照）．

AIMM：anomalous insertion of the medial meniscus to the anterior cruciate ligament

→ Cha JG, Min KD, Han JK, et al：Anomalous insertion of the medial meniscus into the anterior cruciate ligament：the MR appearance. Br J Radiol 2008；81：20-24.

- 内側半月板前角からの脛骨高原への固定索状物が ACL や顆間窩天井に付着するまれな変異（頻度は 2% ほど，図 7-61）．
- MRI 矢状断で ACL に平行して走行する，T2 低信号帯として確認される（図 7-62）．
- 大半は ACL の下部に付着するが，ACL 中位や顆間窩天井に付着する場合もある．
- 半数ほどで膝横靱帯が欠損しており，円板状半月に合併する場合もある．
- AIMM は MM 断裂，ACL 断裂，膝蓋下ヒダと誤診することがある．

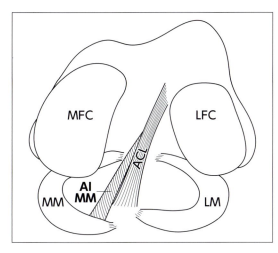

図 7-61 ● AIMM の模式図
内側半月板（MM）前角から連続する索状物（AIMM）が ACL の前方を走行する．LM：外側半月板，MFC：大腿骨内側顆，LFC：外側顆

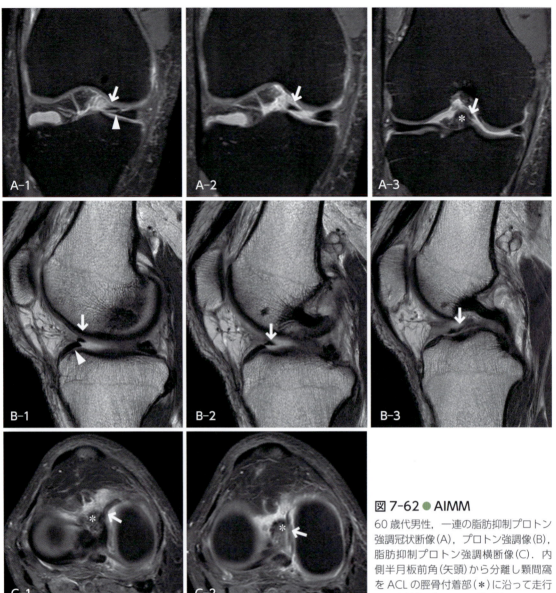

図7-62 ● AIMM

60歳代男性，一連の脂肪抑制プロトン強調冠状断像（A），プロトン強調像（B），脂肪抑制プロトン強調横断像（C）．内側半月板前角（矢頭）から分離し顆間窩をACLの脛骨付着部（＊）に沿って走行する索状物が見られる（矢印）．

第 8 章

骨折と脱臼，筋損傷
Fracture and Subluxation, Muscle Injury

- 8-1　脛骨高原骨折
- 8-2　膝蓋骨骨折
- 8-3　膝蓋骨脱臼（反復性/外傷性）
- 8-4　Tangential osteochondral fracture（膝蓋骨脱臼による骨軟骨損傷）
- 8-5　膝蓋骨スリーブ骨折
- 8-6　離断性骨軟骨損傷
- 8-7　外傷性膝関節血症
- 8-8　ストレス骨折，疲労骨折
- 8-9　Bone bruise（骨挫傷）
- 8-10　筋腱損傷

8-1 脛骨高原骨折
Tibial plateau fracture

→ Hohl M : Tibial condylar fractures. J Bone Joint Surg 1967 ; 49 : 1455-1467.

- 脛骨高原骨折(脛骨近位端骨折)は膝の外傷の中でも頻度の高い骨折の一つである.
- 骨粗鬆症を伴う高齢者によく見られるが,交通外傷やスポーツ損傷でも頻繁に経験される.
- 外力による大腿骨と脛骨の衝突により,多くは脛骨側が骨折する.
- 外反による外側顆の骨折が多く,内側側副靱帯や十字靱帯の断裂を高頻度に伴う.関節内出血の場合は関節(脂肪)血症となる.
- Hohl の分類が臨床でよく用いられている(図 8-1).
- Hohl の undisplaced 型と他の型の転位の少ない骨折例は保存療法を行う(図 8-2).
- 内側顆,外側顆の縦骨折を含むものは整復固定が必要であり,関節面の陥没骨折を伴うと観血的整復が必要となる(図 8-3).
- 小児期では骨端線の障害を加味した Salter-Harris 分類も使用される(図 8-4).Ⅱ型が最も多く(図 8-5),数字が大きくなるにつれ骨端軟骨の損傷が増悪し予後不良となる.

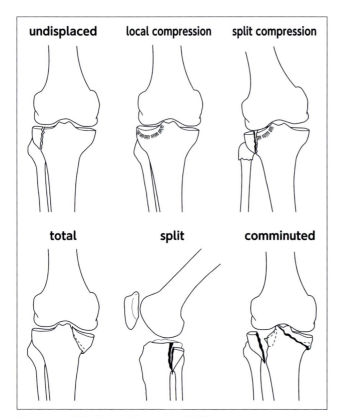

図 8-1 ● 脛骨高原骨折の Hohl 分類
Hohl の文献より引用.

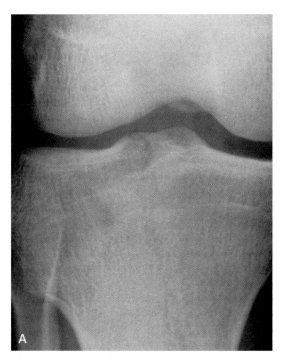
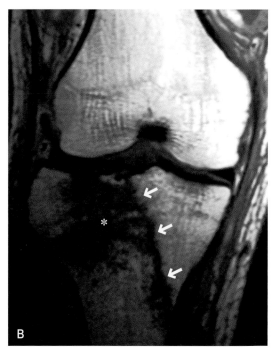

図 8-2 ● 脛骨高原骨折 undisplaced 型

20 歳代男性，単純 X 線写真正面像（A），T1 強調冠状断像（B）．Hohl 分類の undisplaced 型を示す．単純 X 線写真ではわかりづらいものの，MRI では顆間隆起から斜走する骨折線が明瞭である（矢印）．また骨端線はほぼ閉鎖しているが，Salter-Harris 分類ではⅣ型を示す．T1 強調画像で低信号（T2 強調画像で高信号）を示す bone bruise が認められる（＊）．

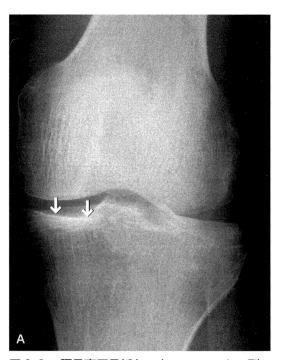
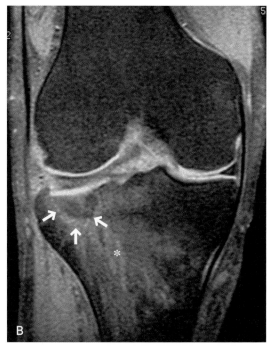

図 8-3 ● 脛骨高原骨折 local compression 型

50 歳代男性，単純 X 線写真正面像（A），脂肪抑制 T1 強調冠状断像（B）．単純 X 線写真で関節面は陥凹し（矢印）MRI では骨折線が明瞭で（矢印），広範な bone bruise が認められる（＊）．

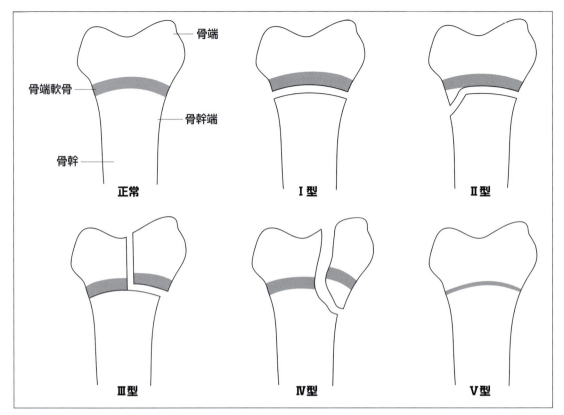

図 8-4 ● Salter-Harris 分類
Ⅰ型：骨端軟骨板の離開．
Ⅱ型：骨折は骨端線から骨幹端に通過，三角形の骨片を伴う．
Ⅲ型：骨折は骨端線から骨端，関節面に達する．
Ⅳ型：骨折は関節面から骨端線を突き抜け骨幹端に達する．
Ⅴ型：骨端軟骨の挫滅．

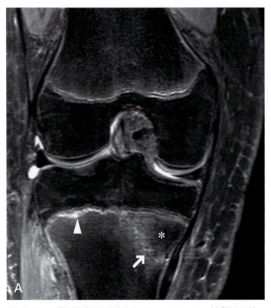
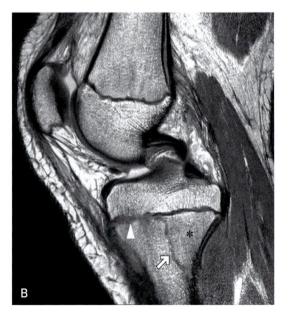

図 8-5 ● 脛骨高原骨折 Salter-Harris 分類Ⅱ型
10歳代後半男性，脂肪抑制プロトン強調冠状断像(A)，プロトン強調像(B)．骨折は骨端線(矢頭)から骨幹端(矢印)に通過，三角形の骨片(*)を伴う．

8-2 膝蓋骨骨折
Patellar fracture

- 膝蓋骨骨折は横骨折と粉砕骨折に大別され，横骨折の頻度が高く半数以上を占める．
- 横骨折は膝の急激屈曲による大腿四頭筋の反射的緊張により，膝蓋骨は上下に引き裂かれ，骨片は大きく変位することが多い（図 8-6）．
- 伸展位の単純 X 線写真での離開程度で治療法が選択され，離開の少ないものは保存的に治療される．
- 粉砕骨折は転倒や dashboard injury など前方からの直達外力により膝蓋骨は粉砕されるが，骨片の多くは現位置に留まる．
- 膝蓋骨骨折は関節内骨折であり，関節血症を高率に伴う（図 8-7）．
- 小児の膝蓋骨骨折はまれであり，その場合は下極の裂離骨折であるスリーブ骨折となることが多い（p.200 参照）．

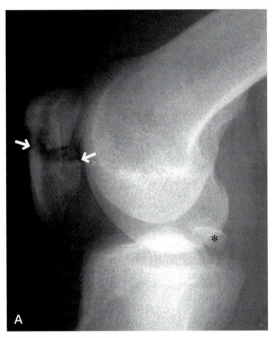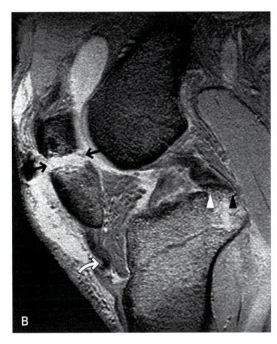

図 8-6 ● 膝蓋骨骨折
20 歳代男性（交通事故），単純 X 線写真側面像（A），T2*強調像（B）．膝蓋骨は上下に離開する（矢印）．MRI では膝蓋腱の屈曲（曲矢印）と PCL の裂離骨折も認められる（矢頭）．＊：裂離骨片

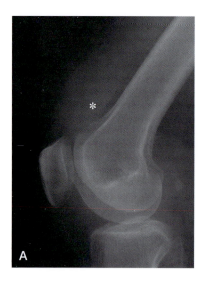
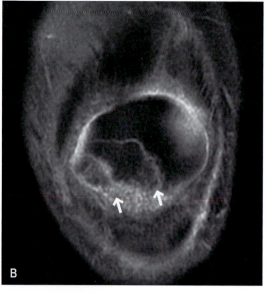

図 8-7 ● 膝蓋骨骨折
50歳代女性（2日前転倒，関節血症あり），単純X線写真側面像（A），脂肪抑制プロトン強調冠状断像（B）．単純X線写真で膝蓋上包に液体貯留がある（＊，A）．MRIで膝蓋骨を縦走する複数の骨折線が見られる（矢印，B）．

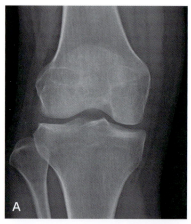

図 8-8 ● 膝蓋骨不全骨折
20歳代女性（2か月前に膝外傷，単純X線写真正面像（A），T2*強調冠状断像（B），プロトン強調像（C）．単純X線写真では不明瞭であるが，膝蓋骨下極を横走する不明瞭な骨折線がある（矢印）．周囲に骨髄浮腫を伴う．関節血症は見られない．

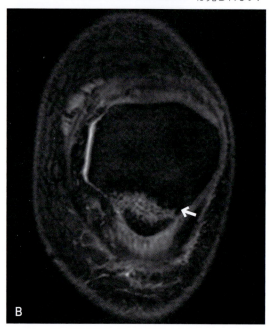
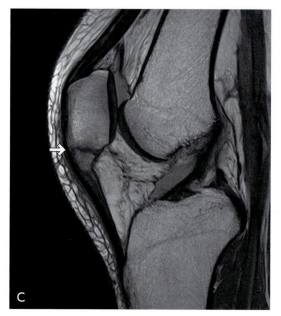

8-3 膝蓋骨脱臼（反復性/外傷性）
Dislocation of the patella

→ Kirsch MD, Fitzgerald, SW, Friedman H, et al : Transient lateral patellar dislocation : diagnosis with MR imaging AJR Am J Roentgenol 1993 ; 161 : 109-113.

→ Wiberg G : Roentgenographs and anatomic studies on the femoropatellar joint. With special reference to chondromalacia patellae. Acta Orthop Scand 1941 ; 12 : 319-410.

- 膝蓋骨脱臼とは膝蓋骨が大腿骨滑車より逸脱する場合を指し，関節面の一部が接している場合を亜脱臼という．
- 膝蓋骨の転位方向により外側，内側脱臼と大腿四頭筋腱や膝蓋腱の裂離を伴う水平（脱臼した膝蓋骨が水平に近く変位する）脱臼などがあるが，外側脱臼が大半を占める．
- 膝蓋骨脱臼（亜脱臼）は反復性脱臼が大半であり，それらの素因がなく偶発的に発生する外傷性脱臼はまれである．
- 反復性脱臼は外反膝などの下肢全体のアライメントが悪い，全身関節弛緩，または局所の膝蓋大腿関節不適合（図8-9），膝蓋骨高位など，先天性，発育性の要因による．
- 脱臼には至らないが膝蓋骨の異常可動性があり，不安定性と疼痛を訴える場合がある．これらすべてを含めて膝蓋骨不安定症と呼ぶ．
- 膝蓋骨の形態分類にはWiberg分類（図8-10）が用いられる．

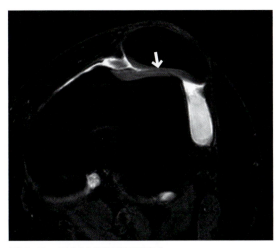

図8-9 ● 膝蓋大腿関節不適合
40歳代女性，膝蓋骨亜脱臼を繰り返す膝蓋骨不安定症，脂肪抑制プロトン強調横断像．膝蓋骨はWiberg分類のⅢ型を示す．膝蓋骨外側関節面の軟骨は菲薄化する（矢印）．

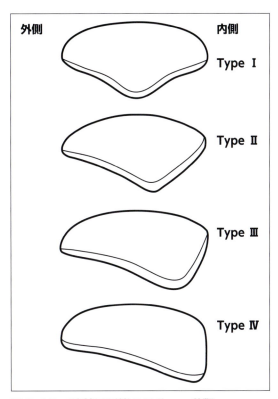

図8-10 ● 膝蓋骨形態のWiberg分類
Ⅰ型は内・外関節面がほぼ等しい，Ⅱ型は内側関節面が小さく平坦またはわずかに凸，Ⅲ型は内側関節面が極めて小さく，凸で垂直に近く，Ⅳ型はJaegerhut型と呼ばれる．

- 膝蓋骨の異常傾斜も加わり，外側脱臼はしない（むしろ内側脱臼の傾向）が，外側裂隙への過剰な圧力の結果，lateral facet の軟骨損傷と膝蓋下脂肪体の頭側外側の浮腫をきたす excessive lateral pressure syndrome (ELPS) も知られている（第11章 p. 275 参照）．
- 反復性脱臼は若年女性に多く，膝軽度屈曲で下腿外旋，大腿四頭筋が強く収縮した際に外側脱臼，亜脱臼する（図 8-9，11）．
- 急性損傷である外傷性脱臼では内側支帯/MPFL の断裂，損傷が見られることが多い．また上記の素因による反復性脱臼に外傷性脱臼が加わることがある（図 8-12）．
- 外側脱臼は自然整復されることが多く，医療機関を受診するときには疼痛の訴えのみの場合もある．患者本人も膝蓋骨脱臼を覚えていない・自覚しないことが大半で，MRI（特に脂肪抑制プロトン・T2強調などの fluid-sensitive sequence の**横断像**）のみがその事実を伝える場合も多い．
 膝蓋骨亜脱臼には fluid-sensitive sequence の横断像が必須！
- 後述の tangential osteochondral fracture を合併している場合があり，MRI の役割はこの検索にある．

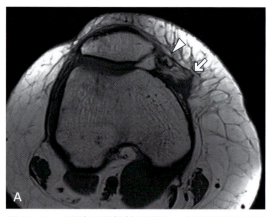 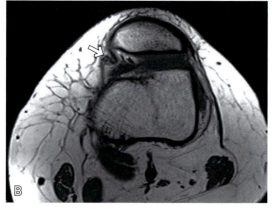

図 8-11 ● 両膝の習慣性亜脱臼，内側支帯/MPFL 損傷
20 歳代女性，膝蓋骨亜脱臼を繰り返す．T1 強調横断像（A：右膝，B：左膝）．両膝ともに内側支帯/MPFL はたわみ（矢印），右膝では膝蓋骨内側面からの小骨片が存在する（矢頭）．

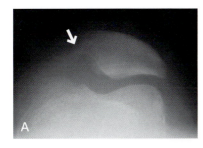

図 8-12 ● 反復性脱臼に加わった外傷性膝蓋骨外側脱臼

10歳代後半女性，単純X線写真軸位像(A)，プロトン強調横断像(B)，脂肪抑制T2強調横断像(C)．膝蓋骨は Wiberg 分類のⅢ型を示し，また大腿骨滑車は浅く，膝蓋骨不安定症があった．膝蓋骨外側関節面の関節軟骨は一部消失し，軟骨下骨に信号変化がある(矢頭，B・C)．膝蓋骨内側縁には骨性の分離部がある(矢印)．外傷により内側支帯/MPFLは断裂を示す(曲矢印，C)．

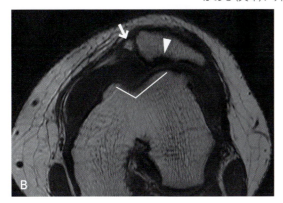
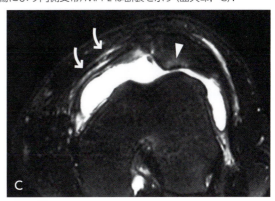

■ 内側支帯とMPFL

両者は膝蓋骨と大腿骨内側顆を結ぶ結合織であるが，内側支帯は表層の膜様構造で膝内側の3層構造(第5章 p.100 参照)の第1層(内側支帯の浅層)と第2層(内側支帯の深層)の線維からなる．一方，内側膝蓋大腿靱帯(medial patella-femoral ligament：MPFL)は第2層の構造物である．MPFLは「靱帯」と名がついているが，結合織の「靱帯様の太まり」であり，MRIでなかなか認識しづらい．内側支帯と MPFL 両者の識別は通常の分解能の MRI では困難であり，本書では両者を代表して「内側支帯」と記し，必要に応じて MPFL の用語を用いるものとする．

膝蓋骨高位
Patella alta

- 膝蓋骨が通常よりも高位（近位）に位置する異常であり，膝蓋大腿関節不適合の原因となり，膝蓋骨脱臼を含む膝蓋骨不安定症の危険性が高まる．
- また膝蓋腱断裂や膝蓋骨スリーブ骨折の結果としても見られる．
- 単純X線写真側面像で膝蓋腱長/膝蓋骨長（Insall-Salvati index）が1.2以上を膝蓋骨高位，0.8以下を低位とする（図8-13）．
- ちなみに膝蓋骨低位は patella baja.

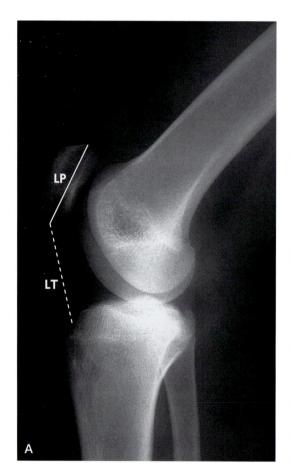
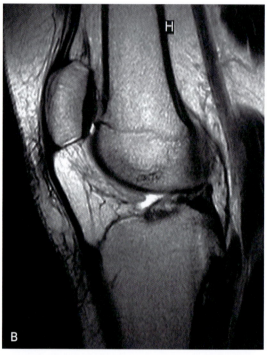
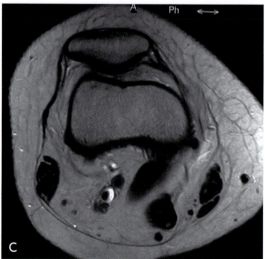

図8-13 ● 膝蓋骨高位
14歳女児，膝蓋骨亜脱臼を繰り返す．単純X写真側面像（A），T2強調矢状断像（B），横断像（C）．Insall-Salvati index＝LT/LPが1.2以上であり，膝蓋骨高位を示す．横断像では膝蓋大腿関節不適合を示す．

8-4 Tangential osteochondral fracture（膝蓋骨脱臼による骨軟骨損傷）

→ Milgram JE：Tangential osteochondral fracture of the patella. J Bone Joint Surg 1943；25：271-280.

→ Sanders TG, Paruchuri NB, Zlatkin MB：MRI of osteochondral defects of the lateral femoral condyle；incidence and pattern of injury after transient lateral dislocation of the patella. AJR Am J Roentgenol 2006；187：1332-1337.

- 外傷性に関節内の骨と軟骨とが剥離する．
- 膝蓋骨の外側脱臼の整復時に生じる場合が多い．
- 膝蓋骨 medial facet と大腿骨外側顆関節面との接触により，剪断力により表層の軟骨層と軟骨下骨が剥離骨折を示す（図 8-14）．
- **横断像**の特に **fluid-sensitive sequence** により，膝蓋骨内側部と大腿骨外側顆辺縁に骨髄浮腫が見られる（重要！図 8-15，16）．
- 10 歳代前半の発生が多く，スポーツ外傷の場合が多い．
- 習慣性膝蓋骨脱臼に随伴する場合も多いため再発例も多く，また女性に多い．
- 受傷直後に関節血症による膝腫脹と疼痛，および膝蓋骨（内側部に限局する）圧痛が経験される．
- 単純 X 線写真で微細な剥離骨片が確認できればよいが，大腿骨などの重なりもあり，確認できない場合も多い．
- 軟骨成分のみの剥離のときは MRI が唯一の画像診断となる．特に軟骨層の同定に MRI は有用である．しかし付随する出血塊などで剥離面や剥離片の同定が困難な場合もある．

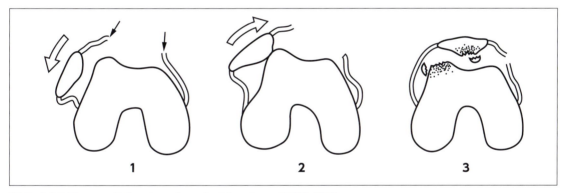

図 8-14 ● Tangential osteochondral fracture の発生機序
膝蓋骨の外側脱臼の整復時に膝蓋骨 medial facet と外側顆関節面との接触により軟骨層と軟骨下骨が剥離骨折をきたす．

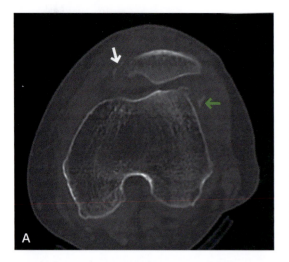
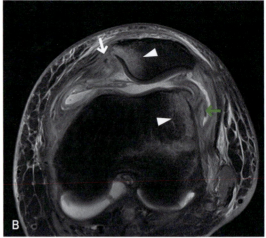
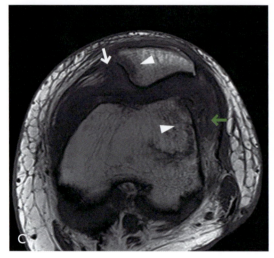

図8-15● 膝蓋骨脱臼による tangential osteochondral fracture

50歳代女性，CT像(A)，脂肪抑制プロトン強調横断像(B)，T1強調横断像(C)．膝蓋骨内側部と大腿骨外側顆辺縁に骨髄浮腫が見られる(矢頭)．膝蓋骨medial facetに近傍に微細な骨軟骨片があり(矢印)，付着する内側支帯の損傷がある．さらに遊離した骨軟骨片が外側谷に存在する(緑矢印)．

■ 放射線科医にとっての膝外傷の画像診断

関節外傷でクリニックを受診する患者のうち，膝関節は足関節に次いで多いといわれる．膝外傷の画像診断では治療に直結する即時性の決断が求められることが多く，放射線科医には今まで比較的疎遠な分野であったかもしれない．しかし昨今のMRIの普及により，単純X線写真にCT，MRIなど加えた総合的画像診断が行われるようになってきており，放射線科医の眼に触れる機会も増えてきた．重要な点は，他の疾患と同様に整形外科医との緊密(親密)な情報交換と，わからない場合には教えてもらうことである．

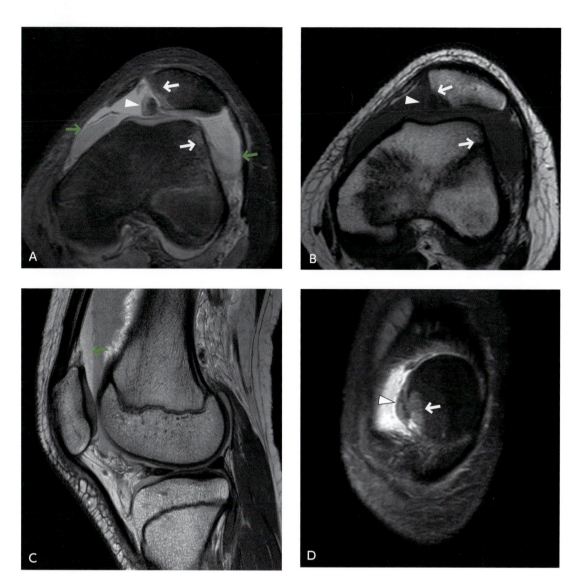

図 8-16 ● 膝蓋骨脱臼による関節血症
12歳女児，誘因なく膝腫脹．脂肪抑制プロトン強調横断像（A），T1強調横断像（B），プロトン強調画像（C），脂肪抑制プロトン強調冠状断像（D）．膝蓋骨内側部と大腿骨外側顆辺縁に骨髄浮腫が見られる（矢印）．膝蓋骨medial facetに接して血腫が付着した骨軟骨片と思われる軟部組織あり（矢頭）．多量の関節液貯留があり，出血成分の上清と沈殿成分の液面が見られる（緑矢印）．

■ 膝蓋骨は人体最大の種子骨である

当たり前のことではあるが，意外と気づかないのでは？「種子骨」とは腱内部に包埋される類円形の小骨で，種子骨と聞くとまず，手指や足趾の種子骨を思い浮かべるのでは？ 膝蓋骨のように大きく，関節に関与する場合には関節軟骨を有する．膝の場合にはもう一つ，頻度が高く身近な種子骨として，腓腹筋外側頭の種子骨（fabella）があり，fabellofibular ligamentも存在する．

8-4 Tangential osteochondral fracture（膝蓋骨脱臼による骨軟骨損傷）

8-5 膝蓋骨スリーブ骨折
Patellar sleeve fracture

➡ Gardiner JS, McInerney VK, Avella DG, et al : Pediatric update #13. Injuries to the inferior pole of the patella in children. Orthop Rev 1990 ; 19(7) : 643-649.

- 膝蓋骨スリーブ骨折とは膝蓋骨下極の関節軟骨を一部含む未骨化部の膝蓋腱による裂離骨折である．
- まれな外傷であるが若年者に比較的多く見られる．
- 臨床症状は膝伸展困難または不可能となる．
- 骨性部分をほとんど含まないため単純X線写真では描出されないことが多い．局所の腫脹のみで，膝蓋骨高位(p.196参照)が唯一の所見となる場合もある．

MRIのポイント

◆ 裂離骨片が単純X線写真で描出されない場合，MRIで骨片と軟骨成分を同定し，膝蓋腱の損傷の有無をチェックする(図8-17)．

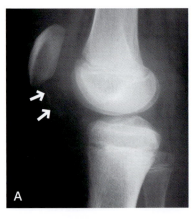
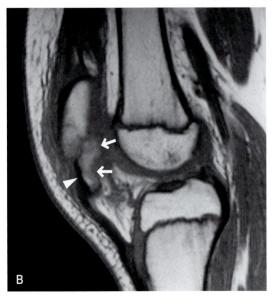
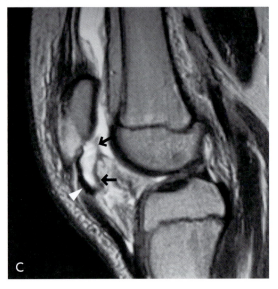

図 8-17 ● 膝蓋骨スリーブ骨折
10歳代後半男性，単純X線写真側面像(A)，T1強調像(B)，T2強調像(C)．単純X線写真上，膝蓋骨下極からの裂離骨片がわずかに認められ(矢印)，膝蓋骨は高位を示す．MRIでは骨片は無信号域として描出され(矢頭)，血腫を含む裂離した軟骨成分が高信号域として認められる(矢印)．

8-6 離断性骨軟骨損傷
Osteochondral dissecans

→ De Smet AA, Fisher DR, Graf BK, et al：Osteochondritis dissecans of the knee：value of MR imaging in determining lesion stability and the presence of articular cartilage defects. AJR Am J Roentgenol 1990；155：549-553.

→ Boutin RD, Januario JA, Newberg AH, at al：MR imaging features of osteochondritis dissecans of the femoral sulcus. AJR Am J Roentgenol 2003；180：641-645.

- 離断性骨軟骨損傷は骨と軟骨下骨の一部が分離し，進行すると母床から離れて遊離体を形成する．
- 大腿骨内側顆の顆間窩寄りが好発部位である（8割以上）．
- これに対し類似した画像所見を示す特発性骨壊死は内側顆の荷重面に多い（表8-1，図8-18）．

表8-1 ● 離断性骨軟骨損傷と特発性骨壊死の比較

	離断性骨軟骨損傷	特発性骨壊死
好発部位	大腿骨内側顆の顆間窩寄り	内側顆の荷重面
年齢	若年	中高年
性別	男性に多い	女性に多い

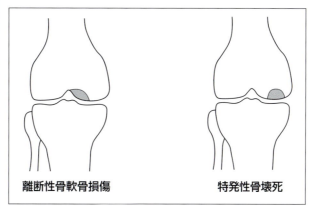

図8-18 ● 離断性骨軟骨損傷と特発性骨壊死の好発部位

- 右膝の頻度がやや高く，両側発生も2～3割に見られる．
- 10歳代の男性に多い（図8-19）．
- 外側顆（10％ほど）や膝蓋大腿（PF）関節（数％）にも発生する（図8-20）．
- スポーツや繰り返すストレスの関与が示唆されている．
- 単純X線写真では初期に軟骨下骨の骨透亮像が認められるのみであるが，次第に骨硬化像を呈し，骨片の識別が可能になる．この場合，関節窩撮影で明瞭となる場合が多く，断層撮影やCTも有効である．
- MRIはX線写真で描出不可能な軟骨変化や軟骨下骨の信号変化を検出可能であり，超早期病変の検出に有効である．
- 早期にはT1強調画像低信号，T2強調画像高信号であるが，進行すると骨硬化や壊死性変化を反映してT1，T2強調画像ともに低信号を呈する．
- 関節液が骨片と母床との間に侵入するとunstableとなる．関節液の侵入によるT2強調画像での帯状の高信号で示される（図8-21）．または囊胞性変化をきたす．

- T2強調画像でともに高信号を示す関節液と軟骨性組織との識別にはMTCが有効である(図8-19).
- 離断性骨軟骨損傷の治療は遊離した骨軟骨片を吸収ピンなどで母床に固定し，癒合を図る(図8-22).

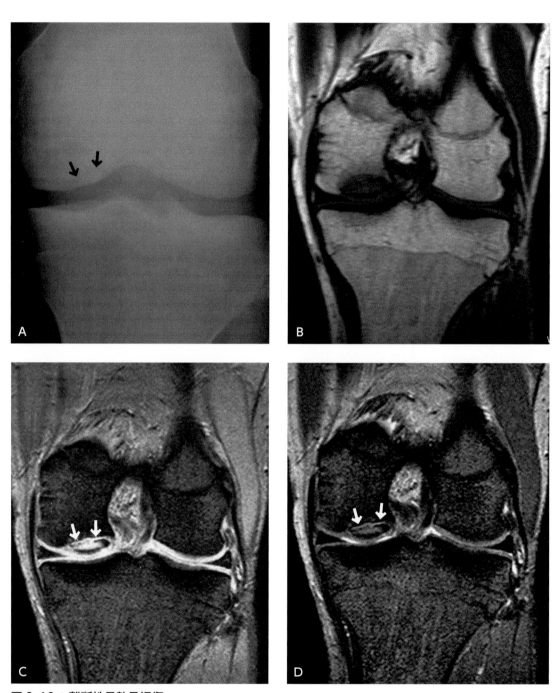

図8-19 ● 離断性骨軟骨損傷
10歳代後半男性．単純X線写真正面像(A), T1強調冠状断像(B), T2*強調画像(C), MTC付加T2*強調画像(D). X線写真で大腿骨内側顆の顆間窩寄りに骨透亮像で縁取りされた離断性領域がある(矢印). MRIで離断性領域は全体にT1強調像で低信号，T2*強調像で高信号である．母床との間にT2*強調像で高信号帯が存在するが(矢印), MTC画像で信号抑制を示しており，軟骨成分を示しunstableではない．

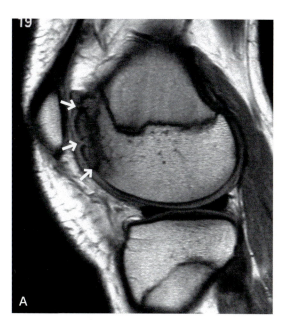
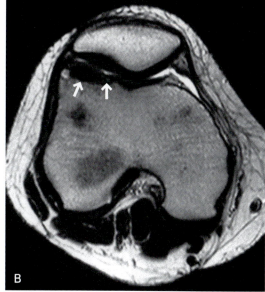

図 8-20 ● 膝蓋大腿(PF)関節に発生した離断性骨軟骨損傷
14歳女児．プロトン強調像(A)，T2強調横断像(B)．大腿骨外側顆に軟骨表面と軟骨下骨の不整を伴う離断性領域が存在する(矢印)．

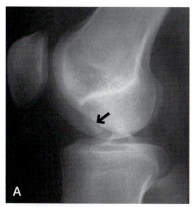

図 8-21 ● 離断性骨軟骨損傷
20歳代男性．単純X線写真側面像(A)，プロトン強調像(B)，脂肪抑制プロトン強調画像(拡大，C)．大腿骨内側顆から離断した骨片がX線写真で見られる(矢印，A)．骨軟骨片をMRIで観察すると，母床との間に確実に関節液が介在し(矢印，B)，また軟骨面が反対方向を向いており(矢印，C)，unstableと診断される．

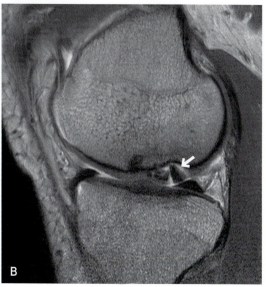
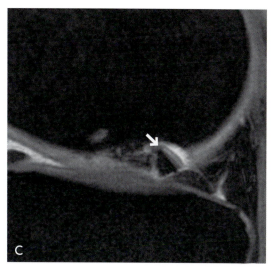

▍MRI のポイント

◆ MRI は超早期病変の検出に有効.
◆ 不安定要素となる母床との間の関節液の介在, 軟骨面の欠損, 裂離を検知する.

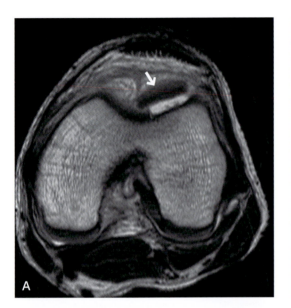
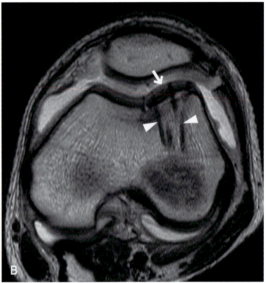
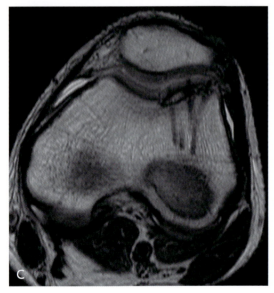

図 8-22 ● PF 関節の離断性骨軟骨損傷の修復術
20 歳代男性. T2 強調横断像, 術前 (A), 術直後 (B), 術後 4 か月 (C). 大腿骨滑車外側面に離断骨片が存在し (矢印, A・B), 吸収ピン (矢頭) を用いて母床に固定する (B). その後, 母床と遊離片の癒合が進み, 吸収ピンも不明瞭となる (C).

8-7 外傷性膝関節血症
Traumatic hemarthrosis

- 外傷による膝関節内部への出血は，以下の2点により発生する．
  ❶ 関節包や十字靱帯，半月板辺縁の滑膜に分布する血管網からの出血（図8-23，24）．
  ❷ 関節内骨折や骨軟骨骨折による骨髄出血（図8-25）．
- 膝蓋骨骨折や大腿骨，脛骨からの骨髄出血には脂肪滴が混在する場合があり，出血成分との間に液面形成も観察される（図8-25）．
- 出血は受傷直後から生じ24時間以内に最大となる．
- 関節内の出血は凝固しないといわれる．

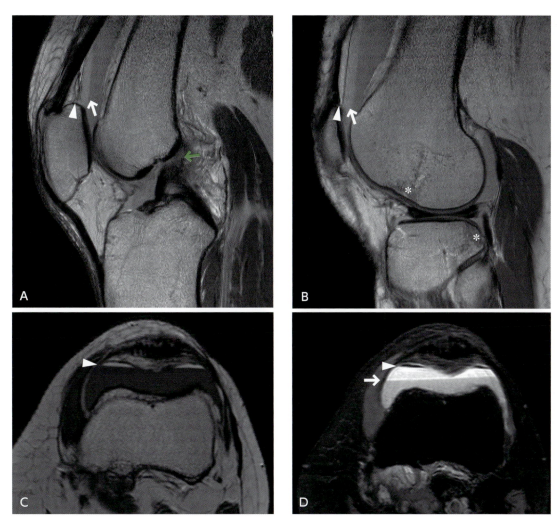

図8-23 ● ACL断裂による脂肪を含む関節血症
60歳代女性，前十字靱帯断裂．プロトン強調像（A・B），T1強調横断像（C），脂肪抑制プロトン強調横断像（D）．前十字靱帯断裂がある（緑矢印，A）．多量の関節内出血があり上清成分と沈殿成分に分離している（矢印）．またその上方には脂肪成分とも液面形成を呈している（矢頭）．大腿骨外側の前方（外側大腿陥凹部分）と脛骨背側にbone bruiseあり（＊，B）．

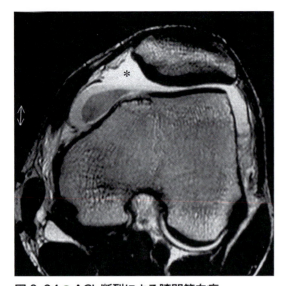

図 8-24 ● ACL 断裂による膝関節血症
20歳代男性，前十字靱帯完全断裂2日目，T2強調横断像．多量の関節内出血が上清(*)と2層の沈殿部に分離している．

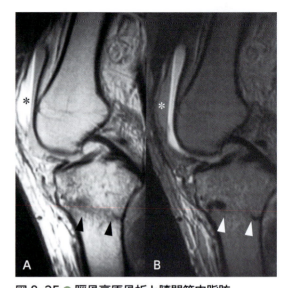

図 8-25 ● 脛骨高原骨折と膝関節内脂肪
20歳代男性．プロトン強調像(A)とT2強調像(B)．脛骨骨幹端を横走する骨折線があり(矢頭)周囲にbone bruiseが広がる．膝関節腔内は関節内に流入した脂肪(*)による液面形成を示す(矢印)．

8-8 ストレス骨折，疲労骨折
Stress fracture, fatigue fracture

- ストレス骨折とは骨に反復するストレスが加わることによる慢性的骨損傷．
- ストレス骨折には疲労骨折(fatigue fracture)と脆弱性骨折(insufficiency fracture)が含まれる．
- 疲労骨折は健常な，正常の強度を有する骨に発生するストレス骨折であり，多くはスポーツなど過度の外力が繰り返し加わることにより生じる．若年者に多く，荷重のかかる椎体や骨盤骨，大腿骨，脛骨，踵骨に好発する．
- 脆弱性骨折は骨粗鬆症，骨軟化症，放射線治療後など「脆弱」状態にある骨に軽微な外力が加わった場合に発生する．高齢者が多いのに加え，骨粗鬆症などにより，単純X線写真での指摘は困難であることが多い(潜在骨折)．
- 膝は大腿骨，脛骨ともに疲労骨折の好発部位である(図 8-26)．
- 骨髄浮腫を検知して早期診断に結びつけるためにはMRIの脂肪抑制プロトン(T2)強調画像が有用である．

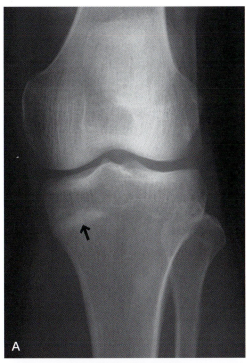

図 8-26 ● 脛骨疲労骨折

40歳代男性，2か月前からジョギング，膝痛．単純X線写真正面像(A)，脂肪抑制プロトン強調冠状断像(B)，プロトン強調画像(C)．単純X線写真ですでに骨硬化像が生じているが(矢印，A)，脛骨内側部に広範な骨髄浮腫があり(＊，B)，その中を低信号の骨折線が走行する(矢印，B・C)．

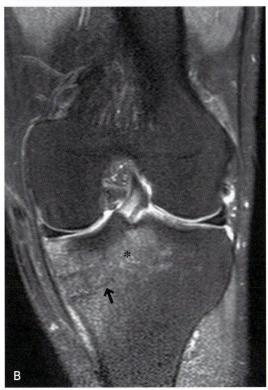
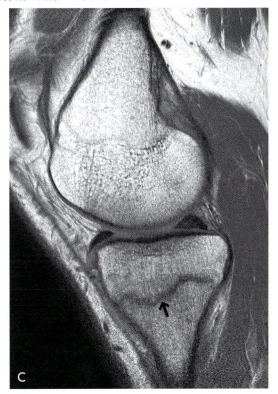

■「脆弱性骨折」と「不全骨折」

脆弱性骨折と同様の意味で使用されてきた「不全骨折」はしばしば「不完全骨折」と混同されることもあり，ストレス骨折の用語としては脆弱性骨折を使用したほうが混乱は少ない．

8-9 Bone bruise（骨挫傷）

→ Mink JH, Deutsch AL : Occult cartilage and bone injuries of the knee : detection, classification and assessment with MR imaging. Radiology 1989 ; 170 : 823-829.

→ Miller MD, Osborne JR, Gordon WT, et al : The natural history of bone bruises. A prospective study of magnetic resonance imaging-detected trabecular microfractures in patients with isolated medial collateral ligament injuries. Am J Sports Med 1998 ; 26 : 15-19.

- 直達外力や骨同士の衝突部位に，MRI上異常信号（T1強調画像で周囲骨髄より低信号，T2強調画像で高信号）をしばしば観察する（図8-27, 28）．これは骨髄の浮腫や小出血，および海綿骨梁の微細骨折を総じて表現するといわれる．
- ちなみにbone bruiseはMRIが臨床に登場してから導入された用語である．
- MRIを撮像する機会の多い前十字靱帯断裂時に大腿骨外側顆と脛骨外側顆後方に比較的頻繁に見られる（第3章 p.45参照）．
- このMRIの異常信号は数か月以内に消失する．ただし長期経過後に同部位に単純X線写真上で軽度の陥凹が見られることや，関節鏡で軟骨面に軟化や粗糙像面が指摘されることもある．

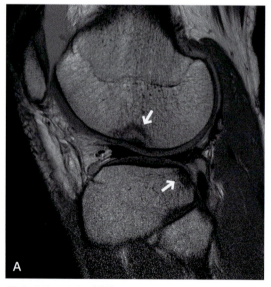
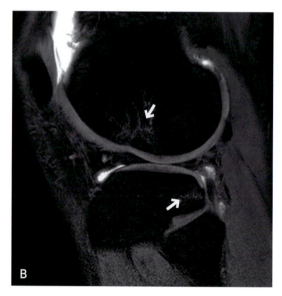

図8-27 ● ACL断裂によるbone bruise
40歳代男性，前十字靱帯完全断裂症例，プロトン強調像（A），脂肪抑制T2*強調像（B）．大腿骨外側顆前方と脛骨高原外側後方にbone bruiseが見られる（矢印）．

■ 膝靱帯損傷による骨挫傷の好発部位

ACL断裂	lat. femoral condyle + posterolateral tibial plateau
PCL断裂	anterior tibia
MCL断裂	lat. femoral condyle

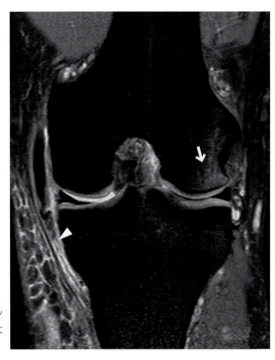

図 8-28 ● MCL 断裂による bone bruise
30 歳代男性，内側側副靱帯完全断裂症例．脂肪抑制プロトン強調冠状断像．脛骨側に MCL 完全断裂が見られる（矢頭）．大腿骨外側顆に bone bruise が見られる（矢印）．

8-10 筋腱損傷
Muscle, tendon injury

➡ Zeiss J, Saddemi SR, Ebraheim NA : MR imaging of the quadriceps tendon : normal layered configuration and its importance in cases of tendon rupture. AJR Am J Roentgenol 1992 ; 159 : 1031-1034.

➡ Roth C, Jacobson J, Jamadar D, et al : Quadriceps fat pad signal intensity and enlargement on MRI ; prevalence and associated findings. AJR Am J Roentgenol 2004 ; 182 : 1383-1387.

➡ Speer KP, Lohnes J, Garrett WE Jr : Radiographic imaging of muscle strain injury. Am J Sports Med 1993 ; 21 : 89-95.

➡ Pomeranz SJ, Heidt RS Jr : MR imaging in the prognostication of hamstring injury. Work in progress. Radiology 1993 ; 189 : 897-900.

- 膝周囲には筋損傷，腱損傷も多い．
- 筋腱移行部や腱付着部の損傷が多い．腱付着部の損傷では裂離骨折による離断骨片が見られることがある．
- MRI で中間信号を示す筋肉組織や，低信号索状物を示す腱の連続性を確認する．
- 大腿四頭筋腱は，通常は矢状断像で 2～3 層に描出される多層の腱層を確認する．3 層の場合，表層は大腿直筋の背側筋膜から，厚い中間層は内側広筋と外側広筋の合同した筋膜から，深層は中間広筋の前方筋膜からなる（図 8-29）．
- 腱の完全断裂は全層の途絶を示し，部分断裂は腱の一部分の不連続が見られる（図 8-30，31）．大腿四頭筋腱断裂の場合，上記 3 層構造は破綻している．
- 断裂部位には血腫を形成することが多く，またその周囲に浮腫性腫脹を伴う．

→ Bencardino JT, Rosenberg ZS, Brown RR, et al : Traumatic musculotendinous injuries of the knee : diagnosis with MR imaging. Radiographics 2000 ; 20 : S103-S120.

- 主要な腱の完全断裂の場合には，縫合術が行われることが多いため，断裂部の間隙，断端部の性状，血腫の有無を報告する必要がある．
- 筋損傷はMRIで，筋線維の微細断裂による浮腫，筋内外の血腫形成，筋膜の途絶，筋肉束自体の途絶などが示される（図8-32〜34）．いわゆる「肉離れ」はこれらの臨床的な総称であり，MRI診断では上記の各所見を記述する．

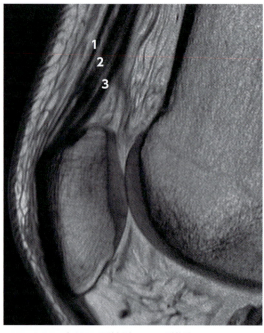

図 8-29 ● 大腿四頭筋腱の3層構造
プロトン強調像．(1) 浅層は大腿直筋，(2) 厚い中間層は内側広筋と外側広筋の合同腱，(3) 深層は中間広筋からなる．

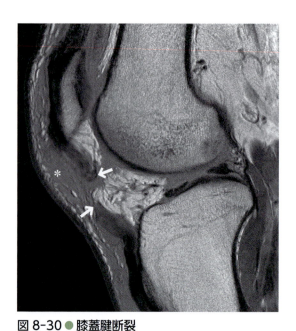

図 8-30 ● 膝蓋腱断裂
70歳代男性．プロトン強調像（A）．膝蓋腱は中位で完全断裂を示し，1 cm以上の離開がある（矢印）．膝蓋前皮下組織の浮腫性腫脹がある（*）．

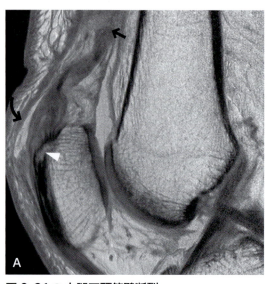

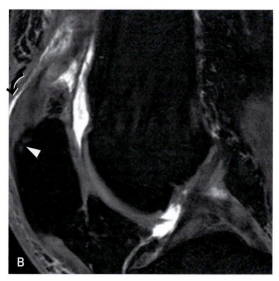

図 8-31 ● 大腿四頭筋腱断裂
60歳代男性．プロトン強調像（A），脂肪抑制T2*強調画像（B）．大腿四頭筋腱は付着部より数cm頭側で完全断裂を示す（矢印，A）．膝蓋骨付着部には離断性変化があり（矢頭），膝蓋前には液体貯留（曲矢印）と皮下組織の腫脹がある．

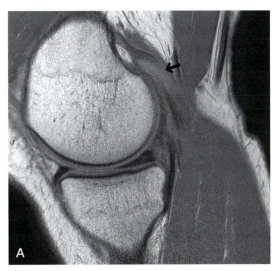
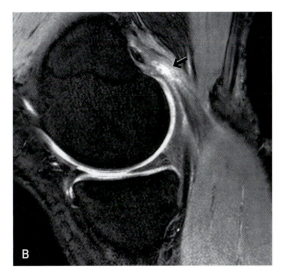

図 8-32 ● 腓腹筋内側頭の筋腱損傷
30歳代女性．受傷時プロトン強調像（A），脂肪抑制T2*強調画像（B）．腓腹筋内側頭の筋腱内部に浮腫性腫脹がある（矢印，A・B）．

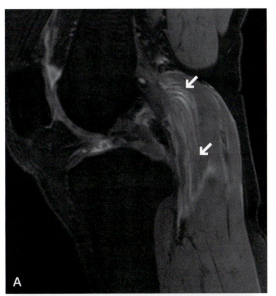
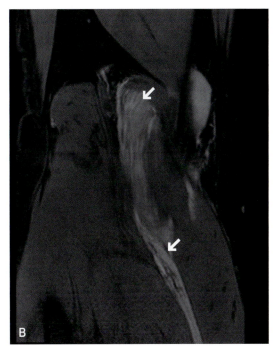
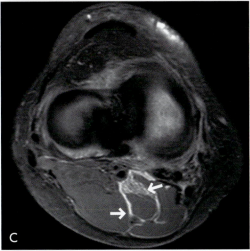

図 8-33 ● 腓腹筋内側頭の筋損傷（肉離れ）
50歳代女性．テニスにて受傷．脂肪抑制プロトン強調像（A），同冠状断像（B）と横断像（C）．腓腹筋内側頭の筋内部に線状，帯状の液体貯留，浮腫性腫脹がある（矢印）．

8-10 筋腱損傷

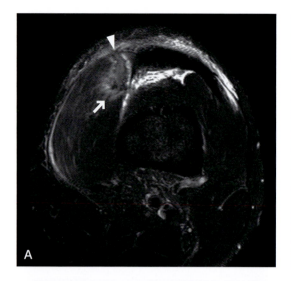
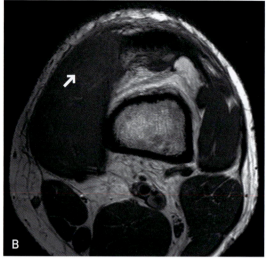
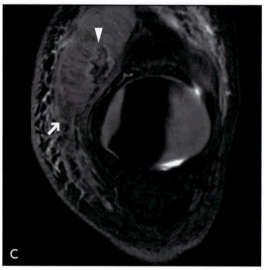

図 8-34 ● 内側広筋の筋損傷（肉離れ）
10歳代後半男性．脂肪抑制プロトン強調横断像（A），T1強調横断像（B）と脂肪抑制プロトン強調冠状断像（C）．内側広筋内部に出血性変化（矢印）と腫脹があり，四頭筋腱に接して離断がある（矢頭）．

■ 裂離骨折と剥離骨折

裂離骨折（avulsion fracture）と剥離骨折（cleavage fracture）は厳密には異なる．腱や靱帯の付着部骨が過剰な力で牽引されて「裂ける」のが**裂離**骨折，局所の直達外力により骨片が「剥がれる」のが**剥離**骨折である．したがって，裂離骨折は腱や靱帯付着部のみ，剥離骨折はどこの骨にでも生じる．また骨片は剥離骨折のほうが，本当に「剥がれる」ので薄い傾向がある．従来は，裂離骨折を剥離骨折に含めていたことも多かった．本書ではなるべく両者を使い分け，「裂離（剥離）骨折」または単に「裂離骨折」と記載した．

第9章

若年者の膝
Knee of the Infant and Adolescence

9-1　大腿骨遠位皮質骨不整
9-2　Femoral condyle irregularity 大腿骨顆部不整
9-3　Focal Periphyseal Edema（FOPE）傍骨端線部限局性骨髄浮腫
9-4　有痛性分裂膝蓋骨
9-5　膝蓋骨背側（骨化）欠損
9-6　Osgood-Schlatter 病
9-7　Sinding-Larsen-Johansson 病
9-8　膝蓋腱炎，ジャンパー膝
9-9　Blount 病
9-10　先天性前十字靱帯欠損症

9-1 大腿骨遠位皮質骨不整
Distal femoral cortical irregularity (defect), avulsive cortical irregularity

→ Resnick D, Greenway G: Distal femoral cortical defects, irregularities, and excavations. Radiology 1982; 143: 345-354.

→ Bufkin WJ: The avulsive cortical irregularity. Am J Roentgenol Radium Ther Nucl Med 1971; 112: 487-492.

- 大腿骨遠位の単純X線写真上での不整像.
- 単純X線写真正面像で骨幹端内側に円形に近い透亮像を主体に周囲に硬化性変化が見られ，側面像で背面に突出する一見骨膜反応に似た不整像が見られる．このため悪性病変が疑われ生検も行われたことがある．
- 以前は"cortical desmoid"とも呼ばれた．
- その実体は腓腹筋内側頭の付着部の牽引性の骨不整像である．
- 大内転筋の付着部も隣接しており，これによる影響もいわれている（この場合はより内側の辺縁部に生じる）（図9-1）．
- 両側性が大半で若年者に多く見られるが，成人でも経験される．
- 無症状．

MRI 所見

- 骨硬化像に一致した周辺部の低信号帯とその内部の多彩な信号変化（図9-2, 3）．
- まれに同様の場所に滑膜嚢胞などによる外部からの骨皮質圧迫，陥入像が見られ，鑑別を要する場合がある（図9-4）．

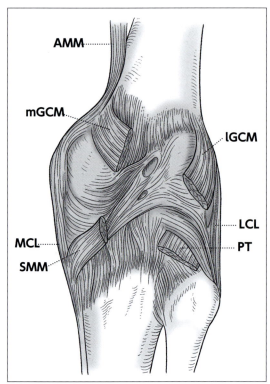

図9-1 ● 腓腹筋内側頭と大内転筋の付着部
（膝窩部を背側から見る）大腿骨遠位の内側部に腓腹筋内側頭（mGCM）と大内転筋（AMM）は隣接するように付着し，この部位への牽引性の骨不整像が大腿骨遠位皮質骨不整（distal femoral cortical irregularity）といわれる．lGCM：腓腹筋外側頭，PT：膝窩筋腱，SMM：半膜様筋，MCL：内側側副靱帯，LCL：外側側副靱帯

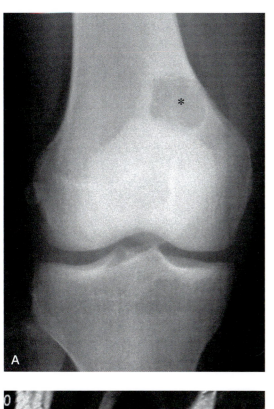
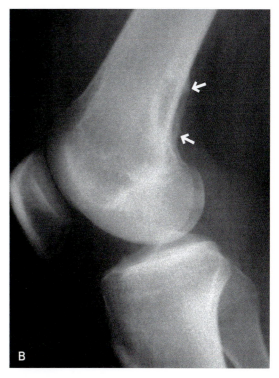
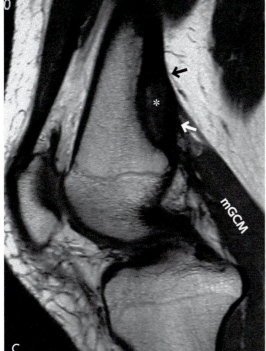
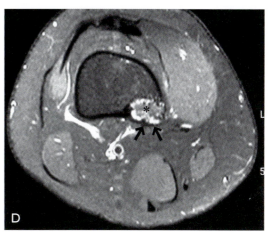

図 9-2 ● Distal femoral cortical irregularity

10歳代後半女性，単純X線写真正面像(A)，単純X線写真側面像(B)，プロトン強調像(C)，脂肪抑制T2強調横断像(D).
単純X線写真で遠位大腿骨幹端内側に円形に近い透亮像(*)と周囲に硬化性変化が見られ，側面像で背面に突出する不整像が見られる(矢印)．MRIでは腓腹筋内側頭(mGCM)の付着部に近接し，骨硬化像に一致した周辺部の低信号帯とその内部の多彩な信号変化(*)を示す．なお，対側の大腿骨にも同様の変化が見られた．

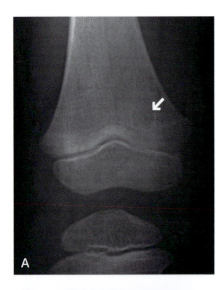
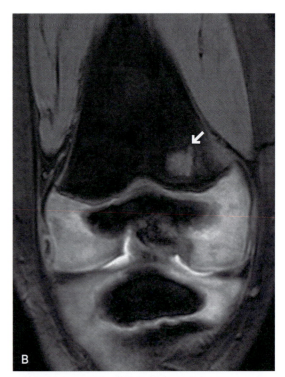
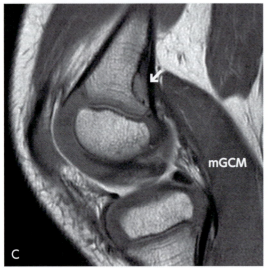
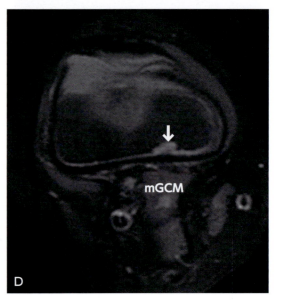

図 9-3 ● Distal femoral cortical irregularity
4 歳男児，単純 X 線写真正面像（A），T2*強調冠状断像（B），プロトン強調像（C），脂肪抑制プロトン強調横断像（D）．単純 X 線写真で遠位大腿骨骨幹端内側に円形に近い透亮像が見られ（矢印，A），MRI 冠状断像でも同様（矢印，B）．矢状断，横断像では腓腹筋内側頭（mGCM）の付着部に近接する（矢印，C・D）．

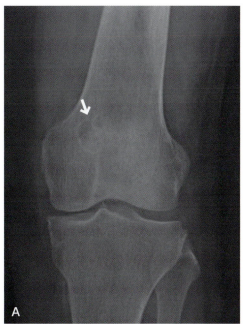

図 9-4 ● Distal femoral cortical irregularity に似る滑膜嚢胞の骨陥入像

60 歳代女性．単純 X 線写真正面像（A），プロトン強調像（B），脂肪抑制 T2*強調像（C），脂肪抑制プロトン強調横断像（D），T1 強調横断像（E）．単純 X 線写真で遠位大腿骨骨幹端内側に骨透亮像と辺縁の硬化像が見られる（矢印，A）．MRI では Distal femoral cortical irregularity と同様の位置に大腿骨背側皮質から侵入する液体貯留域があり，境界面は骨硬化を示す（矢印，B・D・E）．その近傍に同様の性状の多房性嚢胞領域があり（矢頭，B・C），滑膜嚢胞の骨皮質への陥入と思われた．

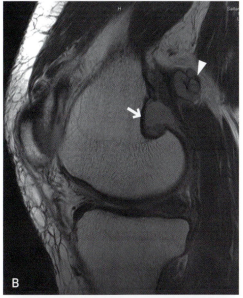
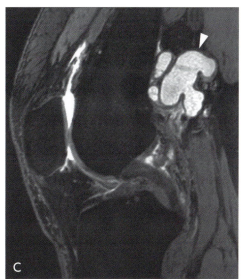
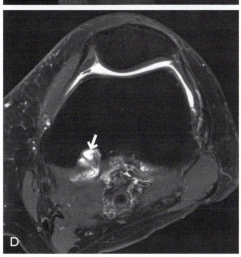
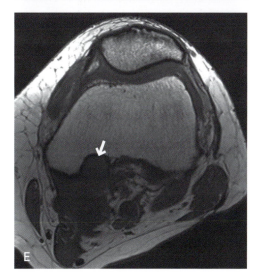

9-2 Femoral condyle irregularity 大腿骨顆部不整

Distal femoral epiphyseal ossification variant,
Normal developmental irregularity of the lateral femoral condyle

→ Caffey J, Madell SH, Royer C, et al : Ossification of the distal femoral epiphysis. J Bone Joint Surg 1958 ; 40-A : 647-654.

- 10歳未満に多い（男児は2〜12歳，女児は2〜10歳．比較的頻度は高くその年齢では40％以上ともいわれる）．また10歳以降でも比較的頻繁に経験される．
- 偶然に撮影された単純X線写真側面像で大腿骨関節面背面の不整像が見られ，MRI検査に回されることもある（図9-5）．
- 外側顆に多い（外側顆のみが約4割）が内側顆にも見られる（図9-6）．
- 内側顆の顆間窩寄りに多発する離断性骨軟骨損傷（OCD）に比較して，より背側に好発する（図9-8）（離断性骨軟骨損傷と特発性骨壊死の鑑別は第8章 p.201 参照）．このため通常の単純X線写真正面像では見逃されることがあり，トンネル撮影が有効な場合もある．
- 関節軟骨は正常である．
- 無症状であり，不整像は数年で自然消失する（図9-9）．

MRIのポイント

◆若年者の単純X線写真で関節面背側部に骨の不整像があり，離断性骨軟骨損傷に間違われる場合があるが，その発生場所が異なる．MRIで正常の関節軟骨を描出することで確定される．

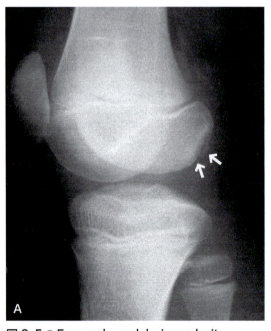 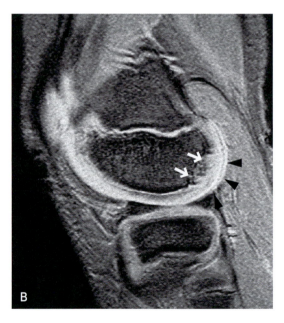

図9-5 ● Femoral condyle irregularity
11歳男児，単純X線写真斜位像（A），T2*強調像（B）．単純X線写真で外側顆関節面の背側にわずかな不整像がある（矢印）．MRIでは皮質骨の不整が見られるが（矢印），関節軟骨は正常（矢頭）であることに注意．対側の膝にも同様の変化があった．

図 9-6 ● 内側顆に見られた femoral condyle irregularity

10歳男児，プロトン強調像．内側顆関節面背側部に骨表面の不整がある（矢印）．関節軟骨は正常（矢頭）．

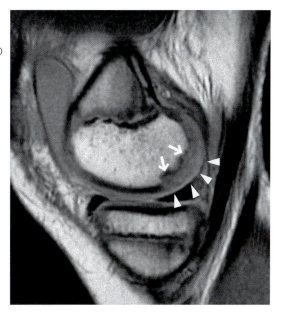

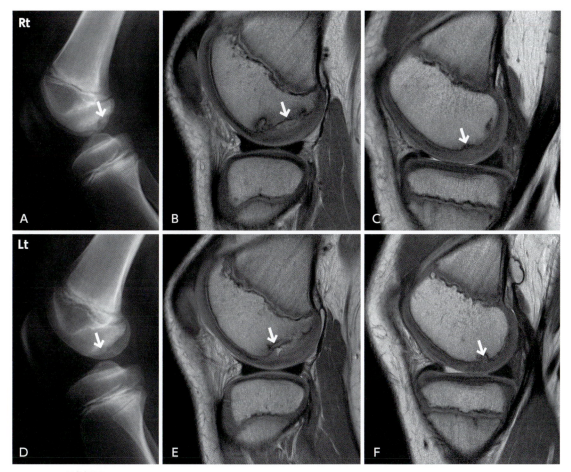

図 9-7 ● 両側両顆の femoral condyle irregularity

10歳男児，右膝（A～C），左膝（D～F），単純X線写真側面像（A・D）．プロトン強調像．外側顆（B・E），内側顆（C・F）．両膝の背側部骨表面に単純X線写真で不整像がある（矢印）．MRIで外側顆，内側顆ともに骨不整像がある．いずれも関節軟骨に欠損などは見られない．

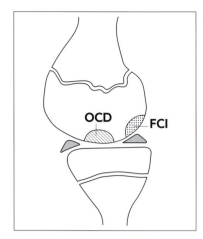

図 9-8 ● Femoral condyle irregularity (FCI) と
離断性骨軟骨損傷 (OCD) の好発部位 (若年者の膝側面像)

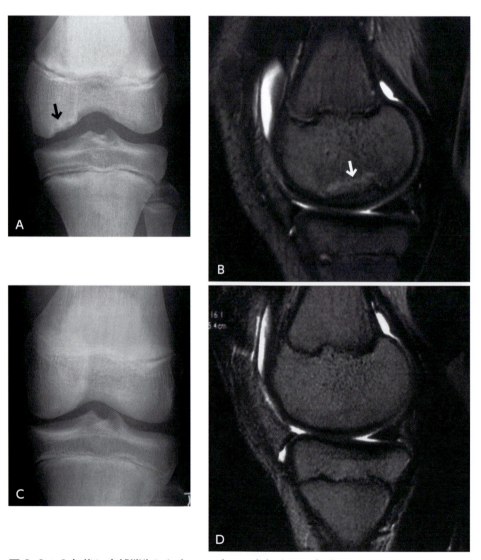

図 9-9 ● 2 年後に自然消失した femoral condyle irregularity
12歳男児 (発見時), 単純 X 線写真 (A), T2 強調像 (B). 2 年後 14 歳時の単純 X 線写真 (C), T2 強調像 (D). 発見時, 内側顆関節に骨表面の不整があり (A, 矢印), MRI でも異常信号が広がる. 2 年後に骨不整像は消失し (C), MRI でも信号異常もほぼ消失している (D).

9-3 Focal Periphyseal Edema (FOPE)
傍骨端線部限局性骨髄浮腫

→ Zbojniewicz AM, Laor T：Focal Periphyseal Edema (FOPE) Zone on MRI of the adolescent knee；A potentially painful manifestation of physiologic physeal fusion? AJR Am J Roentgenol 2011；197：998-1004.

- 骨端線閉鎖時期の限局性の骨髄浮腫.
- 骨端線の閉鎖過程は瞬時に完成するのではなく，多巣的，部分的に骨化架橋が形成される．正常の骨端線閉鎖は成長板の中央から始まり，複数ヶ所で骨端側に軟骨が付加され骨化過程に入り，軟骨層を貫く部分的骨性架橋が作られる．
- この部分的固定が可塑性・柔軟性の低下から力学的弱点となり，外力によるmicrotrauma，血管破綻と出血を伴う浮腫の発生と考えられる．
- すなわち，骨端線閉鎖の早期過程の生理的変化に関与すると思われ，他の病的所見とは識別すべきである．
- 膝（大腿骨遠位と脛骨近位）の報告が多い．

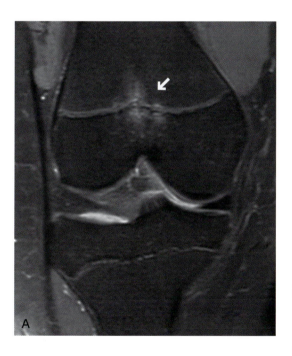
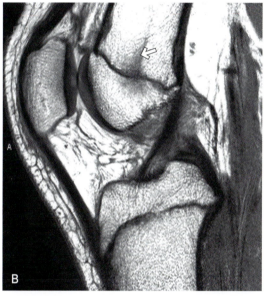
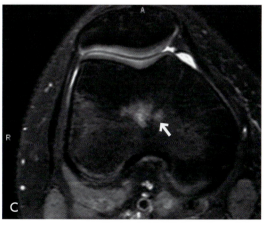

図9-10 ● Focal Periphyseal Edema (FOPE), 大腿骨例
13歳女児，1か月の膝痛，脂肪抑制プロトン強調冠状断像(A)，プロトン強調画像(B)．脂肪抑制プロトン強調横断像(C)．大腿骨遠位骨端線をまたいで2cmほどの範囲で浮腫性変化が見られる（矢印）．

→ Bochmann T, Forrestor R, Smith J：Case report：imaging the clinical course of FOPE-a cause of adolescent knee pain. J Surg Case Rep 2016；24：pii：rjw178. doi：10.1093/jscr/rjw178.

→ Ueyama H1, Kitano T, Nakagawa K, et al：Clinical experiences of focal periphyseal edema zones in adolescent knees：case reports. J Pediatr Orthop B. 2018；27：26-30.

- 女児のほうが若年で発生し，女性：11〜12歳，男性：13〜14歳が好発年齢となる．
- 数か月続く膝痛を訴えるが，自然消退する場合が多い．
- MRIではT1とプロトン強調で低信号，脂肪抑制T2強調で高信号を示し，また造影増強効果を伴う．

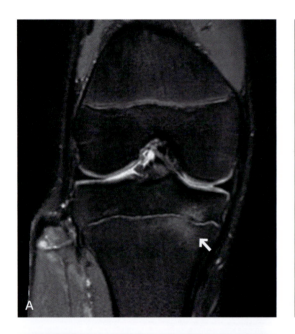
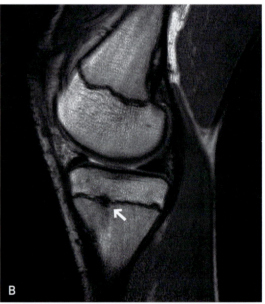
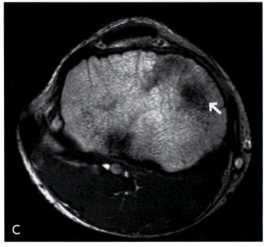

図9-11 ● FOPE，脛骨例
15歳男児，数か月の膝痛，脂肪抑制プロトン強調冠状断像(A)，プロトン強調画像(B)．T1強調横断像(C)．脛骨近位骨端線の上下に限局する浮腫性変化が見られる(矢印)．

9-4 有痛性分裂膝蓋骨
Painful patella partita

→ Lawson JP : Symptomatic radiographic variants in extremities. Radiology 1985 ; 157 : 625-631.

→ Saupe E : Beitrag zur Patella bipartita. Fortschr Roentgenstr 1921 ; 28 : 37-41.

- 分裂膝蓋骨（patella partita）は複数個に分裂した状態の膝蓋骨である．
- その成因は 2 個以上の骨化核からの成長癒合障害および，スポーツによる過激なストレスの関与も示唆されているが，正常変異の一つとされている．両側性が約半数．大多数が思春期前に無症状で自然治癒すると考えられている．
- 男児に多い．
- Saupe 分類が知られており（図 9-12），大腿四頭筋の外側広筋付着部の膝蓋骨外上方が分節化する Saupe Ⅲ型が多い（図 9-13）．この部分の血行が乏しいことが成因の一つともいわれる．

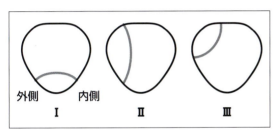

図 9-12 ● 分裂膝蓋骨の Saupe 分類
外側広筋付着部の膝蓋骨外上方が分節化する Saupe Ⅲ型が最も多く，次いでⅡ型で，Ⅰ型は少ない．

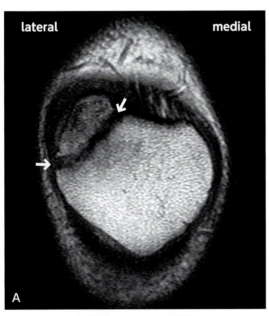
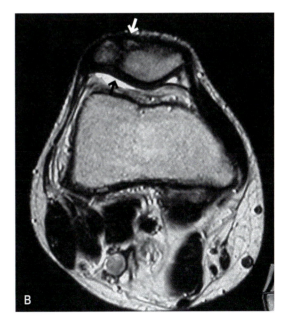

図 9-13 ● 二分膝蓋骨（Saupe Ⅲ型）
30 歳代男性，T1 強調冠状断像（A），T2 強調横断像（B）．外側広筋付着部が分節化（矢印）する Saupe Ⅲ型を示す．この症例では関節軟骨を含めて連続であるが，単純 X 線写真軸射像や MR 横断像で分裂骨片の落ち込みを確認する．

- 2個に分裂している場合を二分膝蓋骨(patella bipartita, 図9-13), 3個の場合を三分膝蓋骨(patella tripartita, 図9-14)という.
- 通常は無症状の場合が多いが, スポーツなどの過度の刺激で疼痛をきたすことがあり, 有痛性分裂膝蓋骨(painful patella partita)と呼ばれ, 10歳代の男児に多い.
- 単純X線写真で分裂部は一般に丸みをおび, 硬化性変化をきたす場合もある. 軸射像で分裂骨片の落ち込みや傾斜による偽関節の有無を確認する.

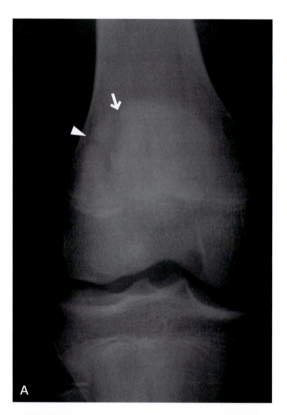
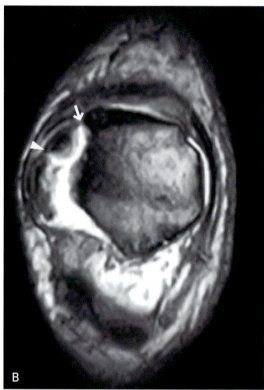
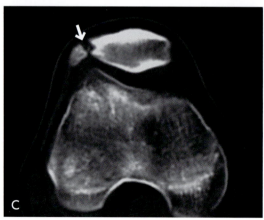

図9-14● 三分膝蓋骨
13歳男児, 単純X線写真(A), T2*強調冠状断像(B), CT像(C). 膝蓋骨外側上方からの分離線(矢印)によるSaupe Ⅲ型の分節化を示すが, さらにもう1本の分離線(矢頭)により三分膝蓋骨を呈する. CTで分離線辺縁は骨硬化像を示し陳旧性の分裂状態を示唆する.

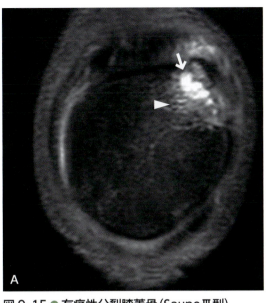
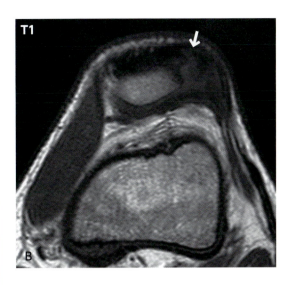

図 9-15 ● 有痛性分裂膝蓋骨（SaupeⅢ型）
14歳男児（膝蓋骨付近に運動時痛，自発痛あり），脂肪抑制プロトン強調冠状断像（A），T1強調横断像（B）．膝蓋骨外側の分離線（矢印）によるSaupeⅢ型の分節化を示すが，膝蓋骨の母床には限局性の骨髄浮腫があり有痛性を示唆する（矢頭）．横断像も含めて離開部分が広く，偽関節も疑われる．

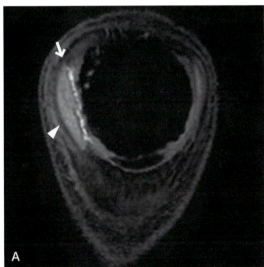

図 9-16 ● 有痛性分離膝蓋骨（SaupeⅡ型）
12歳男児，数か月前から膝外側に圧痛．脂肪抑制プロトン強調冠状断像（A），脂肪抑制プロトン強調横断像（B），T1強調横断像（C）．膝蓋骨外側の分離線（矢印）によるSaupeⅡ型の分節化を示す．外側片には骨髄浮腫があり有痛性を示唆する（矢頭）．

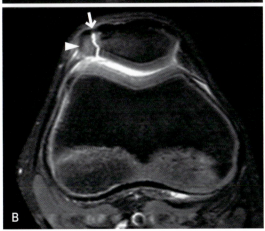
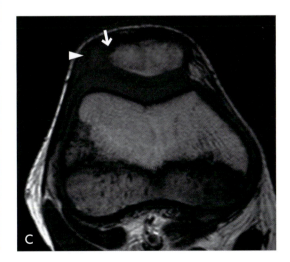

9-5 膝蓋骨背側(骨化)欠損
Dorsal defect of the patella

→ Goergen TG, Resnick D, Greenway G, et al : Dorsal defect of the patella (DDP) : a characteristic radiographic lesion. Radiology 1979 ; 130 : 333-336.

→ Johnson JF, Brogdon BG : Dorsal effect of the patella ; incidence and distribution. AJR Am J Roentgenol 1982 ; 139 : 339-340.

→ Lawson JP : International Skeletal Society Lecture in honor of Howard D. Dorfman. Clinically significant radiologic anatomic variants of the skeleton. AJR Am J Roentgenol 1994 ; 163 : 249-255.

→ Ehara S, Khurana JS, Kattapuram SV, et al : Osteolytic lesions of the patella. AJR Am J Roentgenol 1989 ; 153 : 103-106.

- 膝蓋骨の背面(関節面)の皮質下に,単純X線写真で境界明瞭で円形の透亮像が見られる(発見時の平均の直径,約9 mm).
- 原因不明.膝蓋骨の骨化異常によると考えられ,分裂膝蓋骨に合併しやすいともいわれる.
- 場所が特徴的で膝蓋骨の外側上方(外側広筋の牽引に原因があるとされる).通常,単純X線写真で診断される.
- 半数以上が無症状で,偶発的に発見されることが多い.まれに有痛性を呈するが,それは合併する分裂膝蓋骨や膝蓋骨亜脱臼による症状とされている.
- 約1%の頻度.若年者に多く,自然消退する場合も多い.性差なしという説がある一方で,女性にやや多いという報告もある.
- 鑑別として,変形性関節症による軟骨下嚢胞や感染巣,副甲状腺機能亢進症によるブラウン腫瘍(褐色腫)などがある.もともと膝蓋骨の腫瘍はまれであるが,軟骨芽細胞腫などとの鑑別で問題となる場合もある.

■ MRI所見

- 膝蓋骨の外側上方の背面の皮質下に,T1低信号,T2高信号(非特異的)部位が存在し,表層の軟骨に菲薄化,欠損が見られることがある(図9-17).周囲の骨髄に浮腫は見られない.

■ T1,T2からプロトン,T2*へ

第2章でも書いたが,MRIというと何でも「T1強調,T2強調画像を」とオーダーする医師がいたり,現場でシーケンスを選択する技師さんが多いのではないか? 膝を含めて関節の画像にはプロトン密度強調画像(この場合あまり長いTRは必要ではなくT1との中間的なシーケンス,したがって厳密な意味では「プロトン」ではない)やgradient echo法によるT2*強調が有用である.もちろんこれらにT2強調を加えたり脂肪抑制を追加したりその選択は症例により多岐にわたると思う.また腫瘤性病変や造影を行う場合にはT1強調は必要である.いずれにせよ関節MRIにおいて「MRIはT1,T2」という固定観念は捨て去るべきだと思う.

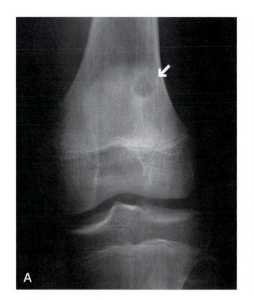
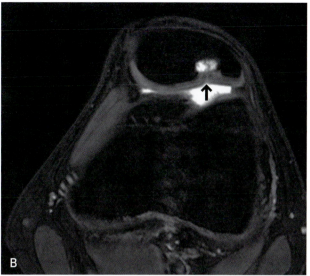
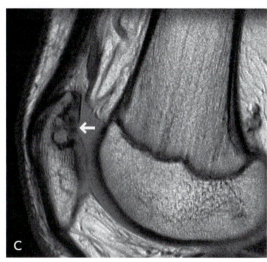

図 9-17 ● 膝蓋骨背側欠損

14歳男児，単純X線写真正面像（A），T2*強調横断像（B），プロトン強調像（C）．単純X線写真で膝蓋骨の外側上方に10 mm大の境界明瞭で円形の透亮像が見られる（A，矢印）．MRIでは膝蓋骨背側の皮質下に，T2高信号域が存在し，表層の軟骨に菲薄化，陥凹が見られる（B，矢印）．

9-6 Osgood-Schlatter 病

→ Ogden JA, Southwick WO : Osgood-Schlatter's disease and tibial tuberosity development. Clin Orthop Relat Res 1976 ; 116 : 180-189.

- Osgood-Schlatter 病は，膝蓋腱の脛骨付着部が慢性的な過度の大腿四頭筋の収縮性刺激を受けて，腱の深部線維の微細断裂，軟骨裂離により，脛骨粗面に膨隆と圧痛をきたす．
- スポーツによる overuse がその原因といわれており，10 歳代前半の男児に多い．単純 X 線写真では脛骨粗面の膨隆と異常骨陰影を示す（図 9-18）．
- 脛骨粗面が軟骨性で骨化をきたしていない場合は，単純 X 線写真では異常所見は見られないこともある．
- 骨端軟骨板が閉鎖すると自然寛解することが多いが，骨性膨隆や膝蓋腱の肥厚は残存する．

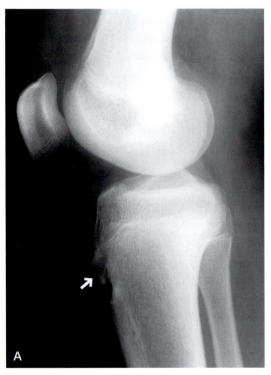
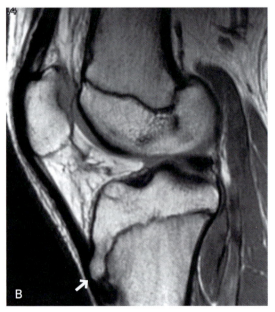

図 9-18 ● Osgood-Schlatter 病
10 歳代後半男性，単純 X 線写真側面像（A），MRI プロトン密度強調矢状断像（B）．脛骨結節部に骨性の膨隆が見られる（矢印）．MRI で膝蓋腱に異常は見られない．

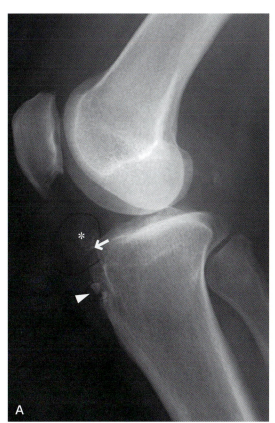
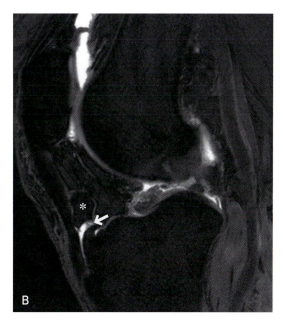

図 9-19 ● Osgood-Schlatter 病
50 歳代男性，単純 X 線写真側面像(A)，T2*強調像(B)．脛骨結節の頭側に骨片がある(*)．これは MRI で脛骨隆起とは液体を介在して隣接しており(矢印)不安定性を疑う(ただし本症例では症状なし)．脛骨隆起部には別の小骨片がある(矢頭)．

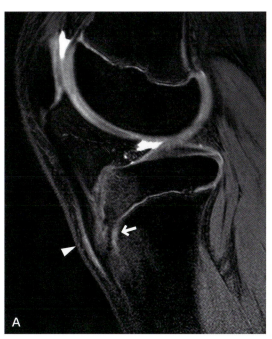
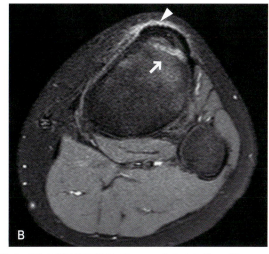

図 9-20 ● 炎症を伴う Osgood-Schlatter 病
11 歳男児，脂肪抑制 T2*強調像(A)．脂肪抑制プロトン強調横断像(B)．脛骨結節に軽度の骨性膨隆が見られるが骨端線を含む形で浮腫性変化がある(矢印)．また膝蓋腱の付着部内部と皮下にも浮腫性腫脹がある(矢頭)．

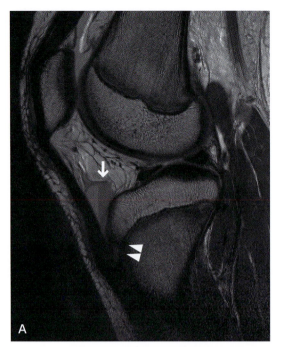 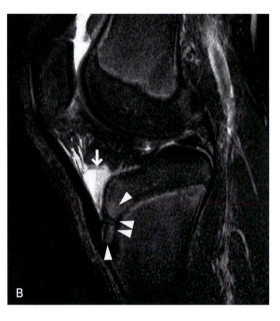

図 9-21 ● 深膝蓋下滑液包に出血を伴う Osgood-Schlatter 病
13 歳男児．プロトン強調像(A)．脂肪抑制プロトン強調像(B)．脛骨結節に分離があり(二重矢頭)，周囲に骨髄浮腫が見られる(矢頭，B)．深膝蓋下滑液包に出血を伴う拡張がある(矢印)．

■ 成長期の膝に特有な障害

膝関節には 10 歳代の若年者に好発する特有の障害があり，発育過程にある骨，軟骨，および靱帯などに過度のストレスが加わった場合に有痛性の症状をきたす．激しいスポーツ活動による overuse が関与する場合が多い．Osgood-Schlatter 病と Sinding-Larsen-Johansson 病は骨端症(osteo-chondrosis)と考えられている．

9-7 Sinding-Larsen-Johansson 病

→ Medlar RC, Lyne ED : Sinding-Larsen-Johansson disease. its etiology and natural history. J Bone Joint Surg Am 1978 ; 60 : 1113-1116.

→ Gardiner JS, McInerney VK, Avella DG, et al : Injuries to the inferior pole of the patella in children. Orthop Rev 1990 ; 19 : 643-649.

- Sinding-Larsen-Johansson 病（SLJ 病）は膝蓋骨下端の未熟な膝蓋腱付着部の機械的慢性刺激による骨化異常．
- 前述の Osgood-Schlatter 病と同様の病態と考えられている．
- 10〜14 歳の男児に好発する．
- 単純 X 線写真で膝蓋骨下極に線状，または剥離状の異常骨陰影を示す（図 9-22）．
- 裂離骨折である膝蓋骨スリーブ骨折（第 8 章 p.200 参照）に一見，類似する．急性外傷の骨折に対し，本症は発症も治癒も慢性的な経過を示す．
- 一般的には数か月間でこの骨陰影は消失し，膝蓋骨下端の運動痛，圧痛の症状も運動制限のみで寛解する．

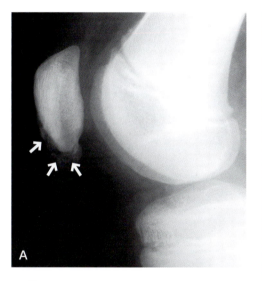

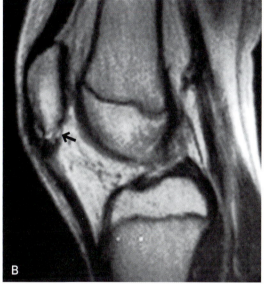

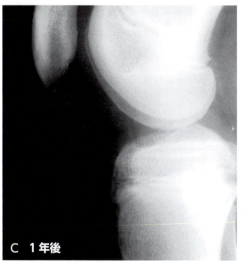

図 9-22 ● Sinding-Larsen-Johansson 病
10 歳男児，単純 X 線写真側面像（A），T2 強調像（B），約 1 年後の単純 X 線写真（C）．膝蓋骨下極に線状の異常骨陰影を認め（矢印），膝蓋骨スリーブ骨折との鑑別が問題となる．MRI では膝蓋骨下極の一部にのみ T2 高信号を伴う不整像が見られる（矢印）．約 1 年後の単純 X 線写真では同部位は正常化している．

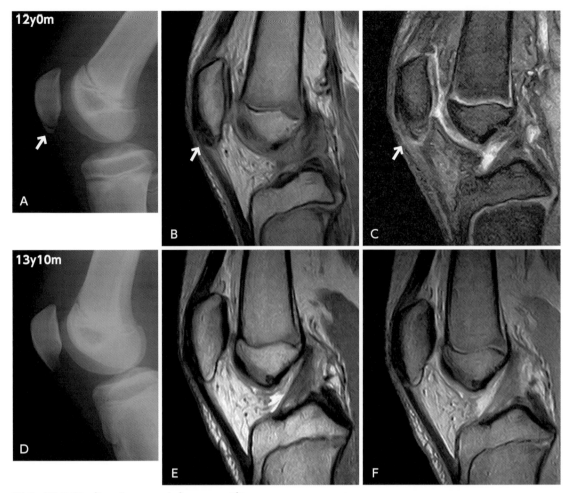

図 9-23 ● Sinding-Larsen-Johansson 病
女児，膝前面に圧痛あり．12歳0か月，単純X線写真側面像（A），プロトン強調像（B），T2*強調像（C），13歳10か月，症状は消失．単純X線写真側面像（D），プロトン強調像（E），T2*強調像（F）．初回時に膝蓋骨下極に線状の異常骨陰影を認める（矢印，A），MRIで膝蓋骨下極先端に分節化と周囲の異常信号あり（矢印，B・C）．1年10か月後には単純X線写真，MRIともに異常所見はほぼ消失している．

9-8 膝蓋腱炎，ジャンパー膝
Jumper's knee

→ el-Khoury GY, Wira RL, Berbaum KS, et al : MR imaging of patellar tendinitis. Radiology 1992 ; 184 : 849-854.

→ Yu JS, Popp JE, Kaeding CC, et al : Correlation of MR imaging and pathologic findings in athletes undergoing surgery for chronic patellar tendinitis. AJR Am J Roentgenol 1995 ; 165 : 115-118.

- バスケットボールやバレーボールなどジャンプを反復する競技者に，膝蓋腱，特にその膝蓋骨付着部の腱炎が頻発し，膝蓋骨下端の運動痛，自発痛が見られる．
- 膝蓋骨付着部の膝蓋腱の intrasubstance microtear, fibroid necrosis, mucoid degeneration といわれている．
- 大半は 40 歳未満のスポーツ活動の盛んな人に多く，女性より男性に多い．
- 繰り返すストレスによる慢性損傷とされ，単一の打撲や急性の腱炎は含まれない．
- スポーツ医学で汎用される用語であるが，狭義の jumper's knee はこの膝蓋腱炎を示す．広義には前述の Osgood-Schlatter 病，SLJ 病および大腿四頭筋総腱炎を含む場合がある．

MRI のポイント

- MRI は単純 X 線写真より早期，微細な病変の検出が可能で脂肪抑制画像が有用である（図 9-24）．信号変化，肥厚は膝蓋腱の内側よりに多い（図 9-25）．また，病変は頭側の膝蓋骨付着部が多いが，全長にわたることもある（図 9-26）．

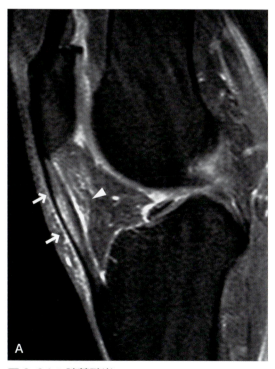 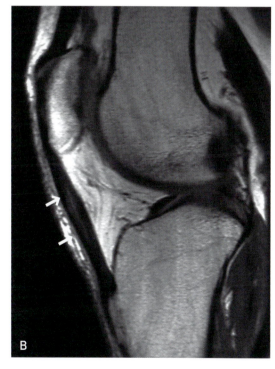

図 9-24 ● 膝蓋腱炎
40 歳代女性，脂肪抑制プロトン強調像（A），プロトン強調像（B）．膝蓋腱全長にわたる腫脹と内部の高信号がある（矢印）．膝蓋下脂肪体にも一部炎症が及ぶ（矢頭，A）．

- 陳旧性例では膝蓋腱内部に囊胞変化を含む場合もある（図 9-27）．
- 通常は単純 X 線写真で所見を認めないが，局所の石灰化像を認めることもある．まれに膝蓋腱内部に結石様の大きな石灰化，骨化部が見られることがある（図 9-28）．

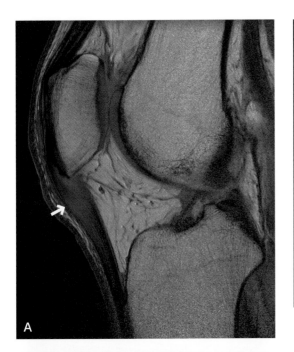
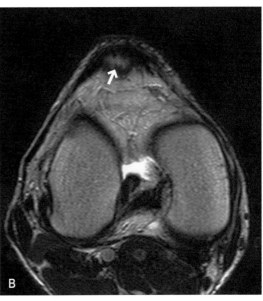
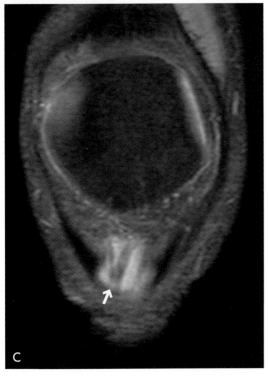

図 9-25 ● 膝蓋腱炎
30 歳代男性，プロトン強調像（A），T2 強調横断像（B），脂肪抑制プロトン強調冠状断像（C）．膝蓋腱近位部に高信号と腫脹があり（矢印），横断像，冠状断像では病変は腱の内側寄りであることがわかる（矢印，B・C）．

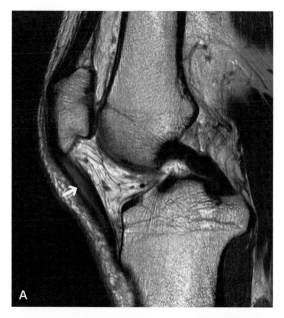
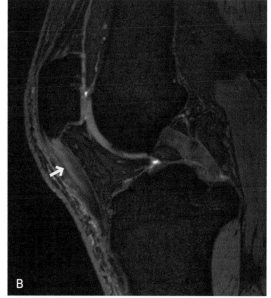
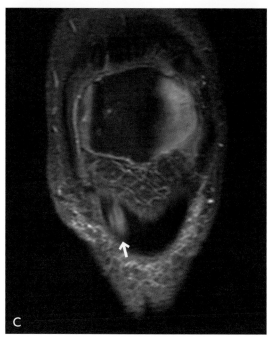
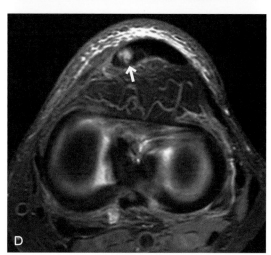

図 9-26 ● 全長にわたる膝蓋腱炎

60歳代男性，プロトン強調像（A），脂肪抑制プロトン強調像（B），脂肪抑制プロトン強調冠状断像（C），脂肪抑制プロトン強調横断像（D）．膝蓋腱の全長にわたる高信号と腫脹があり（矢印），横断像，冠状断像では病変は腱の内側寄りに存在する（矢印，C・D）．

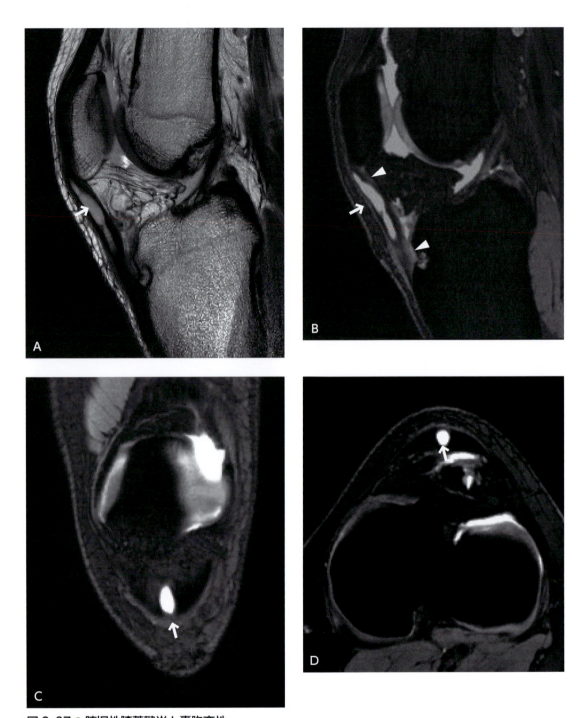

図 9-27 ● 陳旧性膝蓋腱炎と囊胞変性

10歳代後半女性，プロトン強調像(A)，脂肪抑制T2*強調像(B)，脂肪抑制プロトン強調冠状断像(C)，脂肪抑制プロトン強調横断像(D)．膝蓋腱のほぼ全長にわたる高信号と腫脹がある(矢頭，B)．その内部に囊胞性領域が上下に進展する(矢印)．

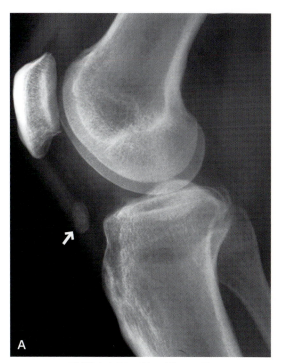 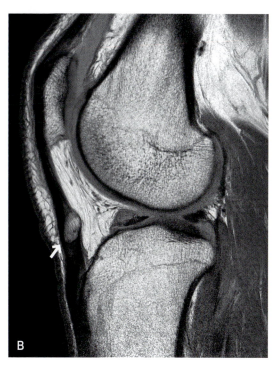

図 9-28 ● 膝蓋腱内部の結石様石灰化
40 歳代男性，単純 X 線写真側面像（A），プロトン強調像（B）．膝蓋腱の内部に 10 mm 弱の結石様部が見られる（矢印）．

> **幼児の膝 MRI**
>
> 乳幼児に疾患の多い股関節などと異なり，幼児の膝関節 MRI の適用は比較的少ない．また膝の場合，あおむけに寝ているだけなので，安静は保たれやすい．が，やはり子供の検査は手間がかかる．言い聞かせておとなしく寝ていてくれるのは小学生中高学年以上であり，それ以下は眠ってもらわねばならない．またせっかく眠った子供でも，MR 装置の騒音を聞いたとたんに起きてしまうことが多い．また膝関節は構造が複雑であるが，子供はそのパーツがさらに小さい．FOV やスライス厚をしぼって空間分解能を上げようとすると，SN 比が低下して，画質は悪くなる．非常に難しい．だが，無事に終了したときの達成感はひとしおである．

9-9 Blount 病

- Craig JG, van Holsbeeck M, Zaltz I : The utility of MR in assessing Blount disease. Skeletal Radiol 2002 ; 31 : 208-213.
- Borsa JJ, Peterson HA, Ehman RL : MR imaging of physeal bars. Radiology 1996 ; 199 : 683-687.
- Ecklund K, Jaramillo D : Patterns of premature physeal arrest : MR imaging of 111 children. AJR Am J Roentgenol 2002 ; 178 : 967-972.

- 近位脛骨骨端軟骨の後内側部の発育障害.
- 骨端と骨幹端の間に骨性架橋(physeal bar)が形成され，骨端軟骨が一部で途絶する.
- 脛骨の内反変形(tibia vara)をきたす.
- 原因は不明で外傷や dysplasia などがいわれる. 骨端軟骨板の内側部の変形や下垂，早期閉鎖により脛骨骨幹端部のくちばし様変形や分節化が見られる.
- 2歳以降の幼児に見られ，変形の軽いものは思春期までに自然矯正されることもある.
- MRI は骨端軟骨を直接に描出可能である(図 9-29).

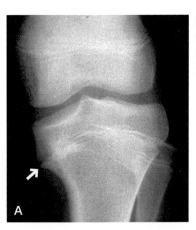

図 9-29 ● Blount 病
9歳女児，単純 X 線写真正面像(A)，T1 強調(B)，T2*強調(C)冠状断像.
単純 X 線写真で脛骨骨端線の内側部は不整で，骨幹端部のくちばし様変形が見られる(矢印). MRI では骨幹軟骨の途絶による早期閉鎖が描出される(矢印).

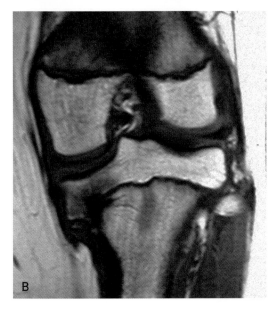
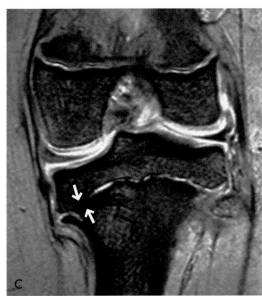

9-10 先天性前十字靱帯欠損症

- まれに前十字靱帯が欠損または低形成となる.
- 後十字靱帯とともに欠損することもある.
- 膝関節や下肢の先天性形態異常を伴うことが多い.
- 顆間隆起の変形や欠損が見られる（図9-30）.
- 無症状であることが多いが，成長に従い脛骨前方引き出しなどのACL欠損の症状が出現する.

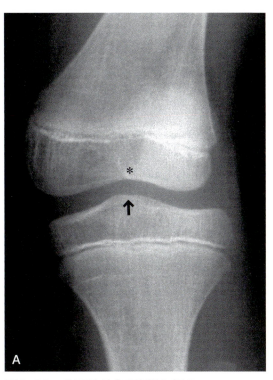 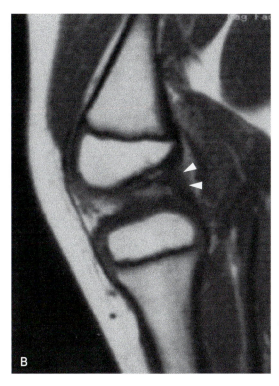

図9-30 ● 先天性前十字靱帯欠損症
8歳女児，単純X線写真正面像（A），T1強調像（B）．外側顆と顆間窩（＊）は低形成で顆間隆起（矢印）は通常の二峰性ではなく丈の低い単峰性である．腓骨は短縮する．MRIでACLは欠損する．PCLは認められる（矢頭）．

第 10 章

軟骨損傷と変性・壊死
Degeneration and Necrosis

10-1　軟骨損傷
10-2　変形性関節症
10-3　人工膝関節形成術
10-4　特発性骨壊死，軟骨下脆弱性骨折
10-5　骨髄の再転換

10-1 軟骨損傷
Cartilageous Injury

- 軟骨損傷は，外力による軟骨損傷と，退行性変性（変形性関節症：次項 p.245 参照）に大別される．
- 外力による損傷には，直達損傷と，間接的に軟骨層に圧迫力と剪断力が加わる場合に分けられる．
- 荷重面，特に大腿脛骨（femorotibial：FT）関節の大腿骨内側顆の軟骨損傷が最多（図 10-1）．軟骨損傷部位の軟骨下骨には反応性の骨髄浮腫を伴う場合が多い．
- 両膝の同時罹患も多い（図 10-2）．

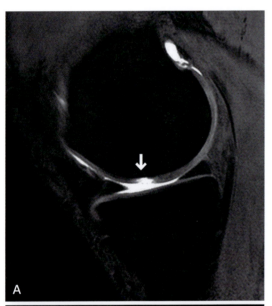

A

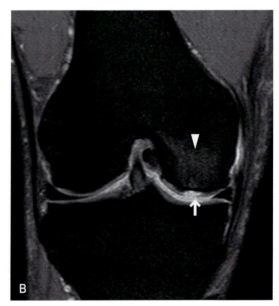

B

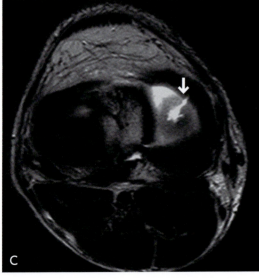

C

図 10-1 ● 内側顆荷重面の軟骨欠損
20 歳代女性，T2*強調像（A），脂肪抑制プロトン強調冠状断像（B），T2 強調横断像（C）．内側顆荷重面に全層の軟骨欠損がある（矢印）．軟骨下骨には反応性の骨髄浮腫を伴う（矢頭，B）．

→ Guermazi A, Roemer FW, Alizai H, et al : State of the Art ; MR Imaging after Knee Cartilage Repair Surgery. Radiology ; 277 : 23-43.

- 膝蓋大腿(patellofemoral：PF)関節の軟骨損傷もMRIの高画質化によって高頻度に検出される(図10-3).
- 軟骨層は自然回復能が弱いので，一度損傷を受けると経時的に増大する場合が多い(図10-4).
- 靱帯，半月板損傷後の二次性軟骨損傷も問題となる(第7章 p.169, 図7-41参照).

■ 軟骨修復術

- 現在の軟骨修復術としては，osteochondral autografting法(非荷重部の骨軟骨plugを移植：離断性骨軟骨損傷の治療)，marrow stimulation法(ドリルで軟骨下骨の骨髄を穿刺すると数週間後に線維軟骨が被覆する．適応は40歳以下で軟骨欠損の大きさは4 cm² 以下)，autologous chondrocyte implantation法〔初回に軟骨細胞を採取，軟骨培養とsynthetic scaffoldを作成，2回目の手術でmatrix-associated autologous chondrocyte transplantation(MACT)を実施〕など．現在，わが国でも多種の方法が検討されている．

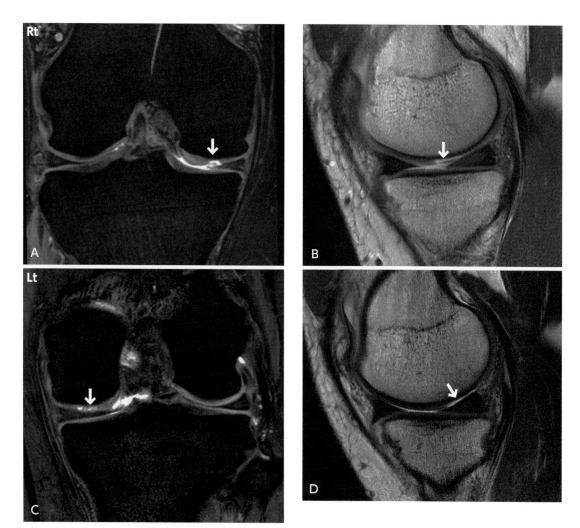

図10-2 ● 両膝の内側顆荷重面の軟骨欠損
40歳代女性，テニスで両膝痛．右膝(A・B)，左膝(C・D)，T2*強調冠状断像(A・C)，プロトン強調像(B・D)．両膝の内側顆荷重面の同様の形態で全層の軟骨欠損がある(矢印).

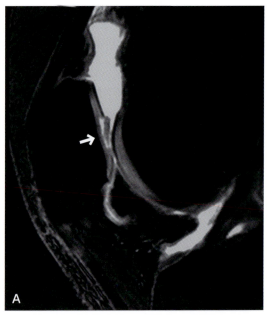
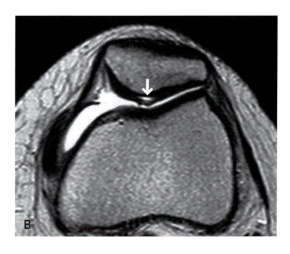

図 10-3 ● PF 関節の軟骨欠損
30 歳代女性，T2*強調像（A），T2 強調横断像（B）．膝蓋骨稜部に軟骨の亀裂があり，最大全層に近い欠損がある（矢印）．

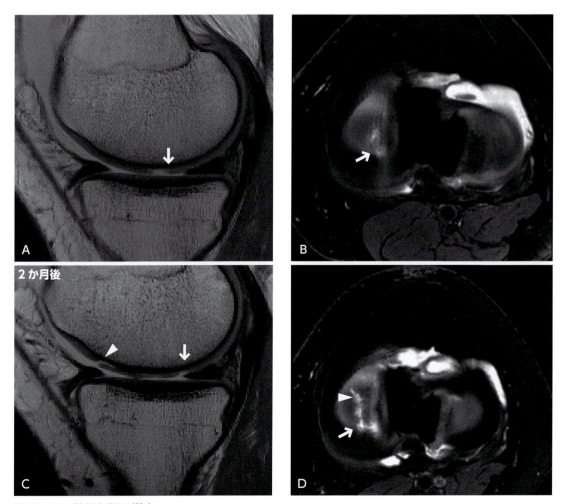

図 10-4 ● 軟骨欠損の増大
50 歳代女性，プロトン強調像（A），脂肪抑制 T2*強調横断像（B），2 か月後の同画像（C・D）．内側顆荷重面背側に全層の軟骨欠損がある（矢印）．2 か月後，欠損部は前方へ拡大した（矢頭）．

10-2 変形性関節症
Osteoarthrosis：OA

- 加齢と力学的負荷による関節軟骨の変性，および骨軟骨組織の新生と増殖．
- 全身の関節のなかでも膝関節，特に大腿脛骨(FT)関節は最も罹患率が高い．
- 高齢者，女性に多い．
- 膝内側の関節裂隙の減少による内反膝となる場合が多い．

MRI所見

- 単純X線写真でも認められる，関節裂隙狭小化，骨棘形成，軟骨下骨の硬化性変化，囊胞形成などに加えて，MRIでは関節軟骨の菲薄化，欠損および半月板の変性，損傷が直接的に描出される(図10-5)．
- 内側関節裂隙を中心とした病勢により，内側半月板，特に中・後節部の変性，変形が頻繁に見られる．
- 軟骨，半月板病変を反映して多量の関節液貯留が経験される(図10-6)．OAの場合の関節液は透明で混濁がないとされるが，長期経過と二次性変化を反映してMRIで粘液様や腫瘤様に描出される場合もある．また増殖した滑膜や露出した骨髄からの易出血性により関節内出血を繰り返すようになり(特発性関節血症)，TGCT(旧PVS)を含む滑膜性疾患や関節炎との鑑別が重要になることがある．

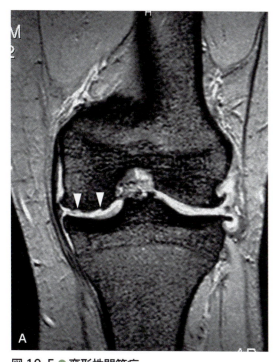 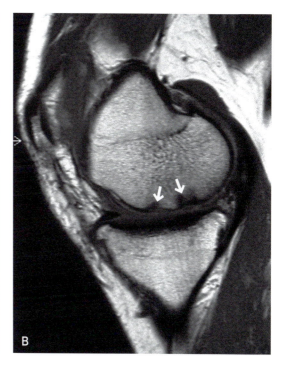

図10-5 ● 変形性関節症
50歳代女性，T2*強調冠状断像(A)，プロトン強調像(B)．大腿脛骨関節の関節裂隙は狭小化し骨棘形成が見られる．荷重面で関節軟骨の菲薄化(矢頭)と軟骨下骨の硬化性変化(矢印)，および半月板の変性断裂，欠損が見られる．

関節内遊離体
(intraarticular loose body)

- 長期の変形性関節症の場合に関節内に多数の骨化した遊離体を経験する（図10-7）.
- 変形性関節症の場合，spurに連続するように見られる場合もある.
- 遊離体は関節内を移動し，時にはまり込み，痛みや運動制限の原因となる.
- 関節内遊離体を生じる他の疾患としては，慢性関節炎，離断性骨軟骨損傷，骨軟骨骨折，滑膜骨軟骨腫症などがある.

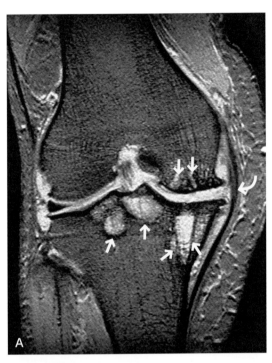

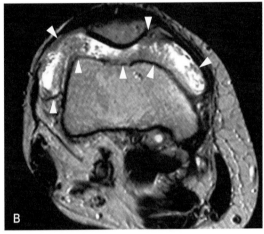

図10-6 ● 変形性関節症と関節液貯留
70歳代女性，T2*強調冠状断像（A），T2強調横断像（B）．内側部を中心に軟骨下嚢胞が多発する（矢印）．内側のspurによりMCLは弧状に伸展されている（曲矢印）．内側半月板は変性が強くほぼ挫滅するが関節裂隙はかろうじて保たれている．多量の関節液が貯留し増殖した滑膜も見られ（矢頭），TGCT（旧PVS）を含む滑膜性疾患との鑑別が問題になることがある．

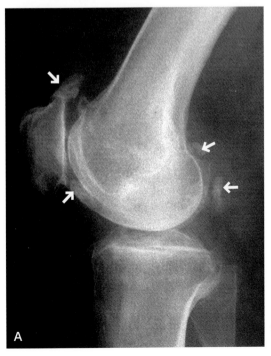

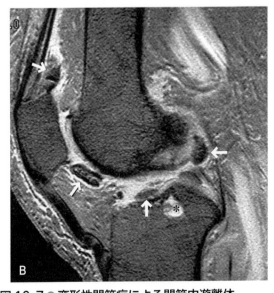

図10-7 ● 変形性関節症による関節内遊離体
70歳代女性，単純X線写真側面像（A），T2*強調像（B）．膝蓋骨上極のspurや多数の骨化陰影が見られる（矢印）．これらはMRIで多くはsignal voidを示す．＊：軟骨下嚢胞

10-3 人工膝関節形成術
Total Knee Arthroplasty：TKA

→ Mulcahy H, Chew FS：Current concepts in knee replacement：features and imaging assessment. AJR Am J Roentgenol 2013；W828-W842.

→ Sutter R, Hodek R, Fucentese SF, et al：Total knee arthroplasty MRI featuring slice-encoding for metal artifact correction：reduction of artifacts for STIR and proton density-weighted sequences. AJR Am J Roentgenol 2013；201：1315-1324.

- 高齢者人口の増加と変形性膝関節症や関節リウマチ患者の増加により，人工膝関節形成術（Total Knee Arthroplasty：TKA）も増加している．
- 変形した罹患関節を，金属やセラミック，ポリエチレンなどによる人工膝関節で置換する．
- MRIは金属アーチファクトが問題となるが，信号欠損は最小限で済むようになってきている（金属体の発熱など，検査前に説明と承諾が必要）．
- 術後のMRIで人工関節の破損・変形（ポスト・カム構造など），インサートのゆるみ，軟部組織損傷，感染や二次的骨折の有無をチェックする．
- また，伸展位での軟部組織の挟み込みや，術後に発生しやすい顆間窩前方のfibrous bandの有無も調べる．

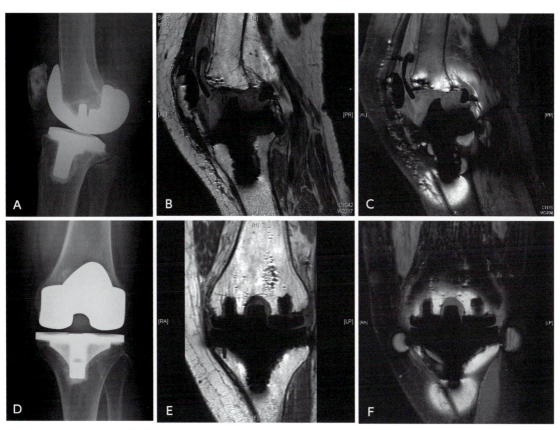

図 10-8 ● TKA 後（正常経過）
80歳代女性．単純X線写真側面像（A），プロトン強調像（B），T2*強調像（C）．単純X線写真正面像（D），プロトン強調冠状断像（E），T2*強調冠状断像（F）．単純X線写真でポスト・カム構造などdeviceの破損有無の概略はわかるが，MRIでより詳細に検知可能で，さらに関節液貯留や軟部組織状態が評価できる．

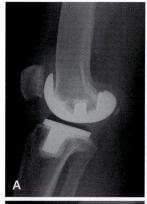
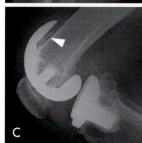
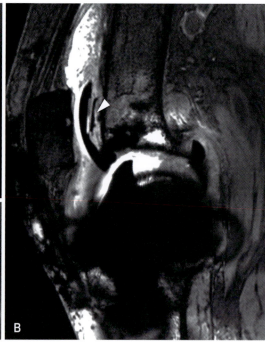

図 10-9
TKA 後，大腿骨コンポーネントのゆるみ

70歳代女性，単純X線写真側面像(A)，その半年後のT2*強調像(B)と単純X線写真側面像(C).TKA術後，大腿骨コンポーネントのゆるみが疑われた(A).半年後にはMRIで骨セメントの剥がれが疑われ(矢頭，B)，後日のX線写真でも確認された(矢頭，C).

10-4 特発性骨壊死，軟骨下脆弱性骨折
Spontaneous osteonecrosis, subchondral insufficiency fracture

➡ Yamamoto T, Bullough PG : Spontaneous osteonecrosis of the knee ; the result of subchondral insufficiency fracture. J Bone Joint Surg Am 2000 ; 82 : 858-866.

➡ Lecouvet FE, van de Berg BC, Maldague BE, et al : Early irreversible osteonecrosis versus transient lesions of the femoral condyles ; prognostic value of subchondral bone and marrow changes on MR imaging. AJR Am J Roentgenol 1998 ; 170 : 71-77.

- 大腿骨内側顆の荷重面に特異的に発生(離断性骨軟骨損傷との鑑別，第8章 p.201 参照).
- 内側半月板損傷を含む荷重負荷がいわれているが，原因は不明で特発性という名が付けられている．
- 高齢者の女性に多い．ただし軟骨下脆弱性骨折は中高年男性に多い印象あり．
- 誘因としてアルコール多量摂取やステロイド剤の使用がある．
- 特発性骨壊死の多くは軟骨下骨の脆弱性骨折(subchondral insufficiency fracture)がその成因であるといわれている．
- 夜間に発作痛を訴える．特に誘因はない．
- 単純X線写真では初期は病的所見は見られず，進行してから特徴的な骨透亮像を取り囲む硬化像が見られる．さらに進行すると関節裂隙は狭小化し骨棘形成が見られ，変形性関節症の像を呈する．

MRI 所見

- MRI は骨壊死の超早期病変を描出可能である．
- 壊死部は正常脂肪髄の T1 高信号を置換する低信号域を示し，関節軟骨と軟骨下骨の欠損，変形が描出される（**図 10-10**）．
- 軟骨下骨の脆弱性骨折では，発症時には軟骨下骨にレンズ状または線状の小さな低信号域が見られ，その周囲の骨髄に浮腫が広がる．レンズ状低信号は左右径（冠状断）より前後径（矢状断）が長い（**図 10-11**）．その後浮腫は減弱し，MRI 上異常信号なく治癒する場合（**図 10-12**）と，囊胞性領域を形成することもある．さらに時間が経過すると皮質の陥凹のみが残る場合もある（**図 10-13**）．

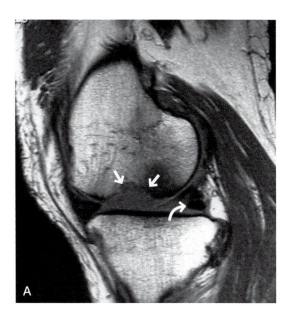
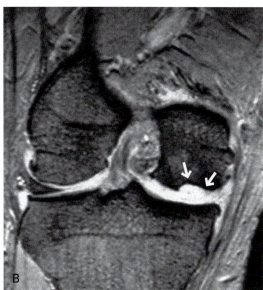
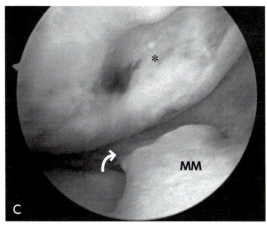

図 10-10 ● 特発性骨壊死
50 歳代男性，プロトン強調像（A），T2*強調冠状断像（B），関節鏡写真（C）．内側顆の荷重面は関節軟骨と軟骨下骨がともに大きく欠損し（矢印），海綿骨が露出する（＊）．内側半月板後節に変性断裂が見られる（曲矢印）．

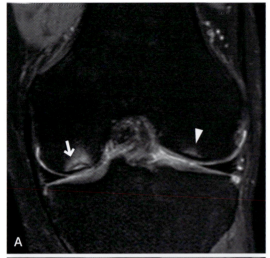
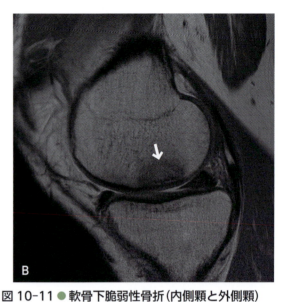
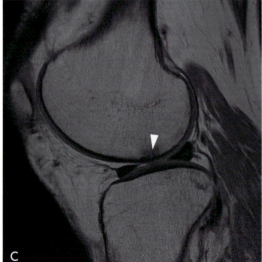

図 10-11 ● 軟骨下脆弱性骨折（内側顆と外側顆）
40 歳代男性．脂肪抑制プロトン強調冠状断像（A），プロトン強調像（内側顆 B，外側顆 C）．冠状断で内側顆荷重面に限局して軟骨下骨にレンズ状の異常信号域（矢印，A）と外側顆に線状低信号域があり（矢頭，A），周囲に限局する骨髄浮腫がある．プロトン強調矢状断ではその異常信号域の径は長く，各々低信号を示す（矢印，B・矢頭，C）．

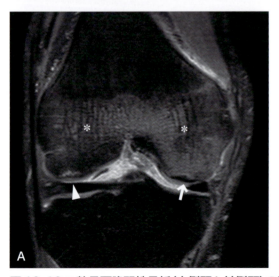
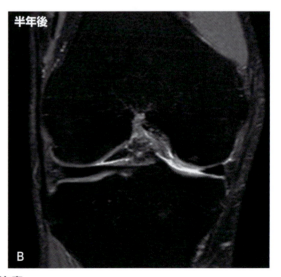

図 10-12 ● 軟骨下脆弱性骨折（内側顆と外側顆）の治癒
50 歳代男性．脂肪抑制プロトン強調冠状断像（A），その半年後（B）．内側顆（矢印）と外側顆（矢頭）の荷重面に限局して軟骨下骨に線状の異常信号域があり，両顆に広範な骨髄浮腫がある（＊）．半年後，骨髄浮腫は消失，異常信号域もほぼ消失した（B）．

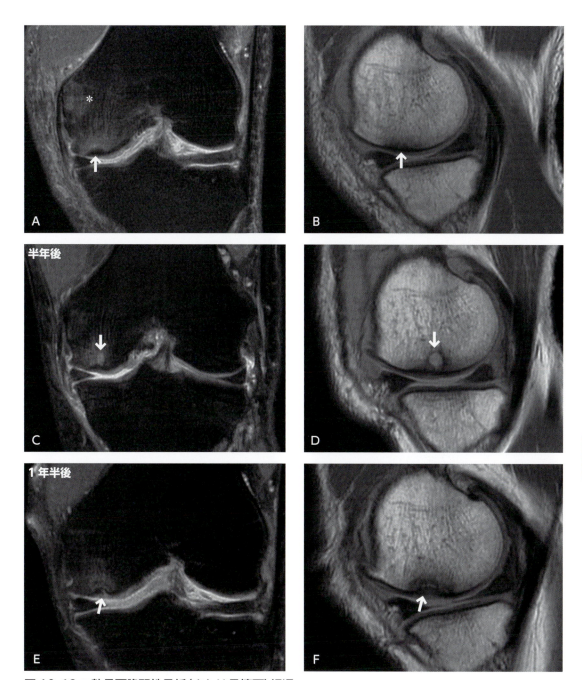

図 10-13 ● 軟骨下脆弱性骨折(または骨壊死)経過

60歳代男性,発症時,脂肪抑制プロトン強調冠状断像(A),プロトン強調像(B),半年後(C・D),1年半年後(E・F).発症時,内側顆荷重面前方に限局して軟骨下骨にレンズ状の小さな低信号域が見られ(矢印,A・B),周囲骨髄に浮腫が広がる(＊).その後浮腫は減弱し,嚢胞性領域が出現する(矢印,C・D).1年半後には皮質の陥凹のみが残る(矢印,E・F).

ステロイド性骨壊死(骨梗塞)	● 全身性エリテマトーデス(systemic lupus erythematosus：SLE)や強皮症,関節リウマチや,(腎)移植に対してステロイド剤を全身投与中の患者には,特発性骨壊死とは異なる特徴的な骨梗塞が生じる. ● 分布は内側顆よりもむしろ外側顆を中心とした両側性に存在し,大腿骨,脛骨など広範囲に分布する.個々の病巣の範囲は大きく,形は不規則である.

10-4 特発性骨壊死,軟骨下脆弱性骨折

- MRI 上，大腿骨頭など他部位の骨梗塞像と同様に，T1 低信号，T2 高信号で縁取られ，内部は脂肪壊死を示す不均一な T1 高信号が特徴的である（図 10-14）．

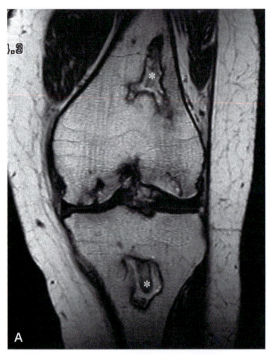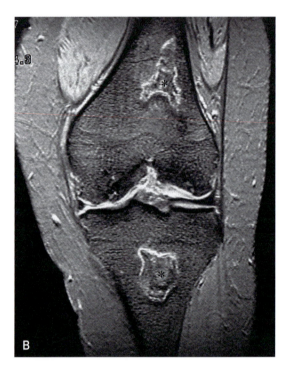

図 10-14 ● ステロイド性骨壊死（骨梗塞）
20 歳代女性，SLE に対してステロイド全身投与中．T1 強調冠状断像（A），T2*強調冠状断像（B）．内側顆と外側顆，および大腿骨と脛骨にも地図状の壊死域が散在する．病変の縁取りは T1 低信号，T2 高信号で，内部は脂肪壊死を示す不均一な T1 高信号が認められる（＊）．

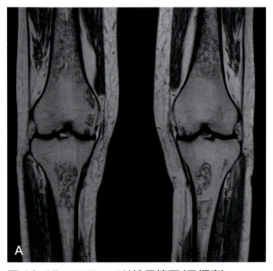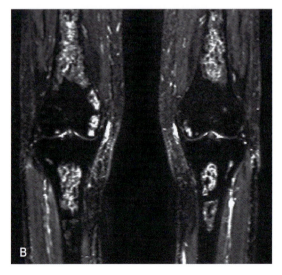

図 10-15 ● ステロイド性骨壊死（骨梗塞）
20 歳代女性，SLE に対してステロイド全身投与中．T1 強調冠状断像（A），STIR 冠状断像（B）．両膝の大腿骨と脛骨に地図状の壊死域が多発し，全身性疾患を示唆する．

10-5 骨髄の再転換
Bone marrow reconversion

→ Vogler JB 3rd, Murphy WA : Bone marrow imaging. Radiology 1988 ; 168 : 679-693.

→ Shellock FG, Morris E, Deutsch AL, et al : Hematopoietic bone marrow hyperplasia : high prevalence on MR images of the knee in asymptomatic marathon runners. AJR Am J Roentgenol 1992 ; 158 : 335-338.

- 膝周囲の骨髄は加齢に従って造血髄(赤色髄)から脂肪髄(黄色髄)へと転換(conversion)する.
- 強い貧血など骨髄に造血能増加のストレスが加わったときに,脂肪髄が再び造血髄へと再転換(reconversion)することがある.
- 正常のconversionとは逆で,長管骨は近位から遠位へと進行する.
- T1強調像やFSEを用いたT2強調像では,高信号の脂肪髄の中に散在する「淡い」低信号域が観察される(図10-16).
- これは組織学的にはhematopoietic hyperplasiaとされる.強度の運動をするマラソンランナーにも同様の現象が見られることがある.
- MRIでこのような異常信号が見つかったばかりに,骨生検がなされる場合もあるという.しかし白血病などの腫瘍性細胞浸潤との鑑別は困難とされる.

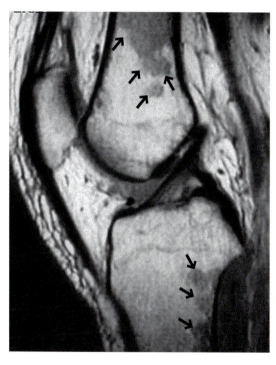

図10-16 ● Bone marrow reconversion
脂肪髄の造血髄への再転換.40歳代女性,子宮筋腫による長期にわたる強度の貧血あり.プロトン強調像.大腿骨と脛骨に正常脂肪髄を置換する低信号域が散在する(矢印).

■ 変形性関節症のMRIの適応について

従来,膝MRI検査は靱帯,半月板損傷などの外傷性疾患が主であった.特に若い人が主体だったが,この数年で高齢者の膝MRI検査が急増している.背景にはMRI機器の普及が挙げられる.限られたMRI検査枠の中で,癌,脳卒中などのlife threatening diseaseが優先されてきたのは当然で,そこに「回復の見込める」膝外傷が割り込んでいた状況であろう.しかし関節軟骨の描出が向上した現在,MRIの変形性関節症への導入が進んでいる.また合併する半月板断裂の処置により症状の軽快も期待される.日本人の平均寿命が延び続ける現在,豊かなQOLを目指しての膝への積極的な診療は,今後も増えるであろう.

第11章

滑膜病変と脂肪体，タナ障害
Synovial Lesion and Plica

11-1 関節リウマチ
11-2 腱滑膜巨細胞腫(色素性絨毛結節性滑膜炎)
11-3 滑膜骨軟骨腫症
11-4 滑膜血管腫
11-5 樹枝状脂肪腫
11-6 Hoffa症候群
11-7 アミロイド関節症
11-8 滑膜ヒダ(タナ)障害
　11-8A 膝蓋上ヒダ
　11-8B 内側滑膜ヒダ
　11-8C 膝蓋下ヒダ

11-1 関節リウマチ
Rheumatoid Arthritis：RA

- 対称性に多発，関節滑膜を侵す原因不明の慢性炎症性疾患．
- 30〜50歳代の女性に多く，膠原病のなかで最も罹患率が高い．
- 増殖した滑膜細胞が産生する炎症性サイトカイン，蛋白分解酵素が関節症状を惹起する．
- 朝のこわばりに始まり，左右対称，持続性の多発関節炎症状を呈する．
- 中手指節関節（MCP），近位指節間関節（PIP），手関節に多いが，膝関節も罹患する．
- 単純X線写真では関節周囲軟部組織の紡錘状腫脹と骨びらん，進行期には関節裂隙狭小化，骨破壊，骨性硬直，変形が見られる．
- 超音波とともにMRIは関節リウマチ（rheumatoid arthritis：RA）の早期診断に期待されている．

MRI所見

- 単純MRIでは高頻度で関節液貯留が見られる（図11-1）．
- 関節腔内に高度滑膜増生による軟部組織（パンヌス）が見られる．
- 骨髄浮腫はfluid-sensitive sequence（脂肪抑制プロトン/T2強調像）で骨内の境界不明瞭な高信号として見られる．
- 造影MRIでは，増強される肥厚した滑膜とその周囲組織が描出される．さらに関節腔内にガドリニウム（gadolinium：Gd）で強く増強されるパンヌスが見られる（図11-2）．
- MRIはまた，骨びらん・骨内囊胞を鋭敏に検出可能（図11-3）．
- ベーカー囊胞の拡張も高頻度に見られる（図11-2）．

膝MRI検査で化粧はどうする？

膝の検査だから顔の化粧は関係ない？ 傾斜磁場が空間的に大きく変動する部位はガントリの端・開口部であり，膝MRI検査の場合，頭部・顔面がこの付近にくることが多い．したがって他の部位と同じく，化粧はダメです．化粧品内部に含まれる金属成分のために，違和感ややけどの報告もあります．病院に行くのだからと気合を入れて，アイシャドーやマスカラをきめてきた患者さんには，丁重に事情を説明し，落としていただきましょう．

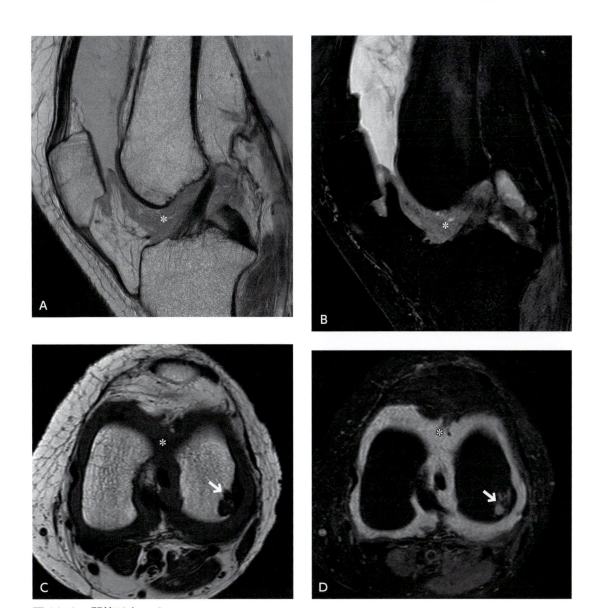

図 11-1 ● 関節リウマチ
50 歳代女性．プロトン強調像（A），T2*強調像（B），T1 強調横断像（C），脂肪抑制プロトン強調横断像（D）．多量の関節液貯留があり，顆間部優位に増生滑膜が存在する（＊）．大腿骨外側顆辺縁には骨びらんが見られる（矢印）．

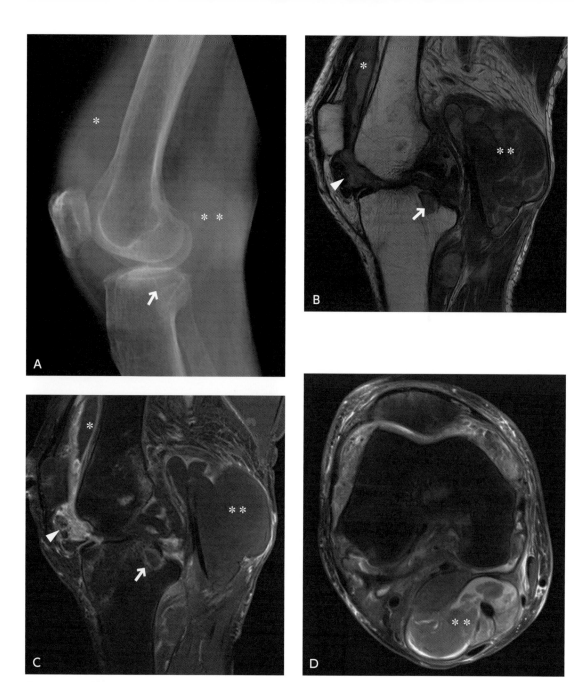

図 11-2 ● 関節リウマチ

70 歳代女性，単純 X 線写真側面像（A），プロトン強調像（B），Gd 投与脂肪抑制 T1 強調像（C），Gd 投与脂肪抑制 T1 強調横断像（D）．固有滑膜腔（＊）に液体貯留と Gd で増強される滑膜増生あり（矢頭）．ベーカー嚢胞（＊＊）も拡張し，同様に増強される滑膜増生あり．骨びらん・嚢胞形成も見られる（矢印）．

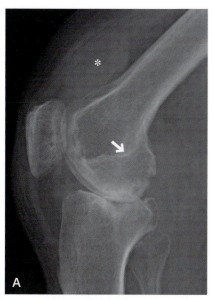
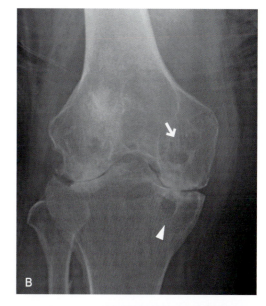
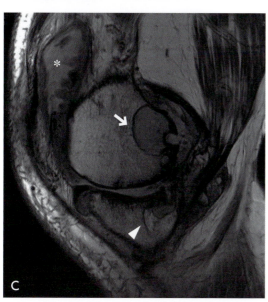
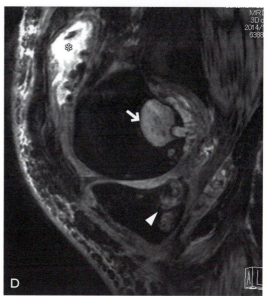
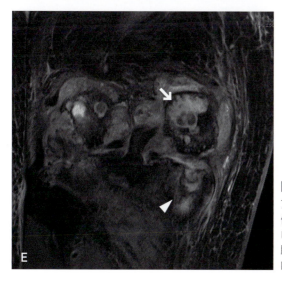

図11-3 ● 関節リウマチ

70歳代男性．単純X線写真側面像(A)，単純X線写真正面像(B)，プロトン強調画像(C)，T2*強調像(D)，脂肪抑制プロトン強調冠状断像(E)．滑膜増生を伴う多量の滑液貯留が膝蓋上包優位に存在する(*)．大腿骨内側顆辺縁(矢印)，内側脛骨高原(矢頭)には骨びらん・囊胞形成が見られる．

11-1 関節リウマチ

11-2 腱滑膜巨細胞腫（色素性絨毛結節性滑膜炎）
Tenosynovial giant cell tumor：TGCT
（Pigmented villonodular synovitis：PVS）

➡ Narvaez JA, Narvaez J, Aguilera C, et al：MR imaging of synovial tumors and tumor-like lesions. Eur Radiol 2001；11：2549-2560.

- 従来，色素性絨毛結節性滑膜炎（pigmented villonodular synovitis：PVS）や腱鞘巨細胞腫（giant cell tumor of tendon sheath：GCTTS）と呼ばれていた疾患の総称．
- びまん型と限局型の2型に分けられる．
- 滑膜の絨毛状，結節状の増殖性疾患．
- 成因は不明，炎症や脂質代謝障害などがいわれている．
- 比較的若年者（20〜40歳）に多い．

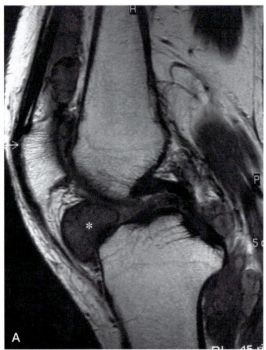
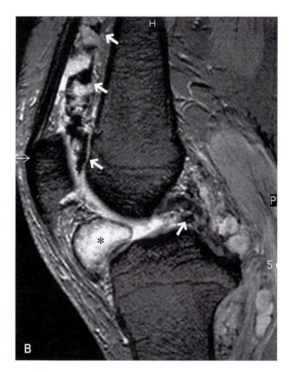
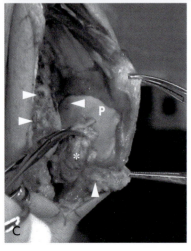

図 11-4 ● 腱滑膜巨細胞腫（TGCT，旧PVS）びまん型
50歳代男性，プロトン強調画像（A），T2*強調像（B），摘出時（C）．膝蓋下脂肪体へ食い込む腫瘤がある（＊）．関節包内にはT2*強調で強い低信号を示すヘモジデリンを含む増生滑膜が存在する（矢印）．腫瘤（＊）は黄色調で他部位の滑膜にも黒色の出血性変化が散見される（矢頭）．P：patella

- 膝関節をはじめとする大関節に多く，膝が最も罹患しやすい．
- 通常は単関節型を示す．
- 滑膜に限局性の腫瘤を形成する限局型(localized type, 図 11-4)とびまん性に増殖し一部結節性を含むびまん型(diffuse type)がある(図 11-5)．
- Erosion により骨内へ囊胞状に侵入することがある．
- 臨床症状は，誘因なく出現する関節腫脹で，関節液を吸引すると血性を示す．
- 治療は手術的摘除であるが，取り残した場合に再発することが多く，術前に MRI で関節包内をくまなく探索する必要がある．

MRI 所見

- 滑膜の増生による関節腔内に充満する軟部組織が見られる．Gd で比較的強く増強される．ヘモジデリン沈着により T2 強調像で特徴的な低信号を示し，特に susceptibility に敏感な gradient echo 法で著明である．
- 腱鞘巨細胞腫(GCTTS)も限局型の腱滑膜巨細胞腫に分類された．
- 発生部位の大半は腱鞘にある．膝の場合は関節包に接している場合が多い(図 11-7)．
- 以前は「黄色腫(xanthoma)」と呼ばれていた．

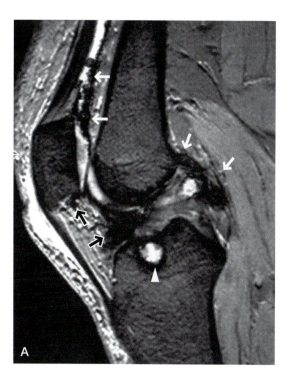
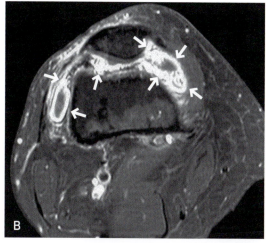
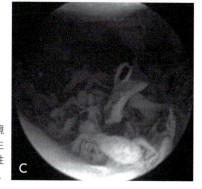

図 11-5 ● 腱滑膜巨細胞腫　びまん型
50 歳代女性，T2*強調像(A)，Gd 投与脂肪抑制 T1 強調横断像(B)，関節鏡写真(C)．後方関節包も含めて関節内には T2*強調で強い低信号を示す増生滑膜がびまん性に見られる(矢印)．脛骨高原直下には erosion による嚢胞性変化あり(矢頭)．増生滑膜は Gd で強く増強され，関節鏡では絨毛状を示す．

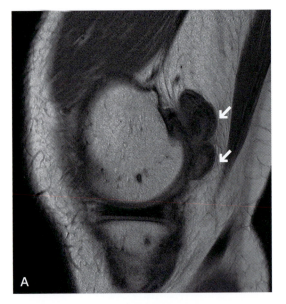
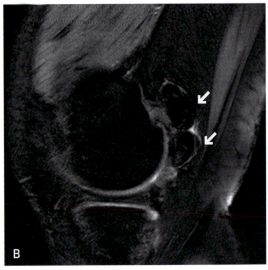
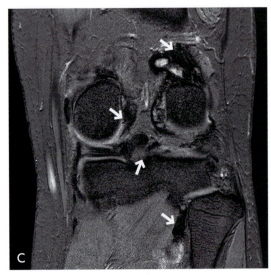

図 11-6 ● 腱滑膜巨細胞腫
30歳代女性，プロトン強調画像(A)，T2*強調像(B)，T2*強調冠状断像(C)．内側顆背側に2つの結節性腫瘤がある(矢印，A・B)．いずれもT2*強調で強い低信号を示し，また他の関節腔内にも増生滑膜がびまん性に見られ，特にgradient echo法で著明な低信号を呈する(矢印，C)．

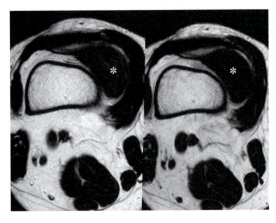

図 11-7 ● 腱滑膜巨細胞腫　限局型
50歳代女性，T2強調像(左)，T1強調像(右)．T2強調像で内部に軽度の高信号部分を有し低信号を主体とした腫瘤(*)が膝蓋上嚢に接して存在する．

11-3 滑膜骨軟骨腫症
Synovial osteochondromatosis

→ Narvaez JA, Narvaez J, Ortega R, et al：Hypointense synovial lesions on T2-weighted images；differential diagnosis with pathologic correlation. AJR Am J Roentgenol 2003；181：761-769.

- 滑膜骨軟骨腫症は滑膜下の軟部組織化生により滑膜内部に軟骨成分（または骨化部）が増殖する原因不明の疾患．
- 若年者から中年に多い．
- 膝と股関節，肘関節が最も罹患しやすい．
- 滑膜から派生した軟骨腫が発育し関節腔に突出し，関節腔内に遊離体を放出するようになる．この遊離体は関節リウマチで見られる米粒体（rice body）に類似する．
- 関節内の骨軟骨腫の増殖，多発遊離により関節腔は開大し腫脹する．
- 骨皮質に erosion が見られることがある．
- 通常は単関節型を示す．
- 遊離片に骨化，石灰化を含むと単純X線写真で確認されるがその割合は低く，3～4割は描出されないといわれる．
- 臨床症状は初期は鈍痛で関節水腫による腫脹が続く．遊離体が関節腔に陥入すると疼痛とともに関節可動域制限が生じ，長期的には二次性の変形性関節症に進行することもある．この滑膜増殖は自然終焉するともいわれる．

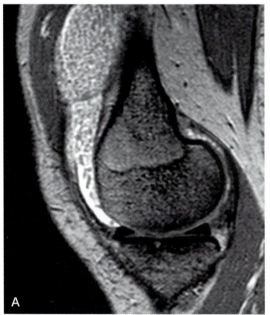
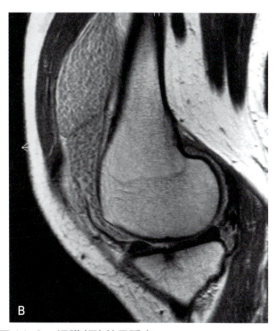
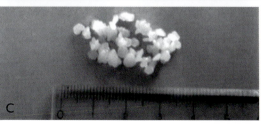

図 11-8 ● 滑膜（骨）軟骨腫症
30歳代女性，MTC併用T2*強調像（A），Gd投与2時間後のT1強調像（B），摘出標本（C）．関節包内にはMTCで関節軟骨と同様の信号を有する微細結節が無数に存在する．関節液内へ浸透した造影剤によってもコントラストが得られる．関節鏡下で増殖滑膜切除と遊離体摘出を行い数mm大のrice body様結節が多数排出された（C）．本症例は単純X線写真やCTで骨化成分は認められず滑膜軟骨腫症と診断された．

- 治療は関節鏡下での増殖滑膜切除と遊離体摘出であるが，完全摘出不可能な場合は関節切開を行う．活動性のある増殖滑膜が遺残する場合は再発があるが，一般に予後は良好である．

MRI 所見

- 関節内に骨軟骨腫の増殖による軟部組織を認める．
- 骨軟骨腫が大きい場合は多彩な信号を呈し，内部に脂肪髄を含むと脂肪信号を呈する．また骨化成分に対応して無信号部分を含む．
- 軟骨成分は関節軟骨と同様の信号を示す．
- 関節液とのコントラストが得られない場合はMTC法が有用である．

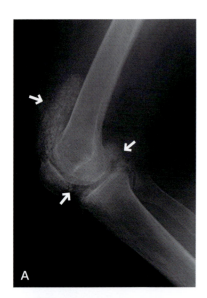
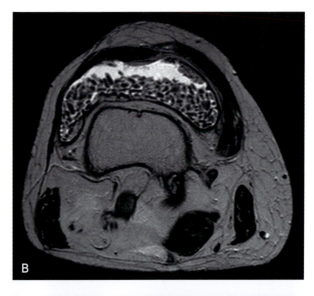
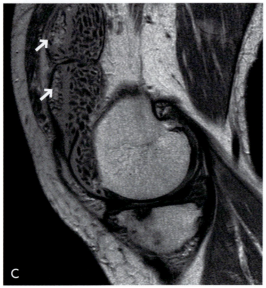
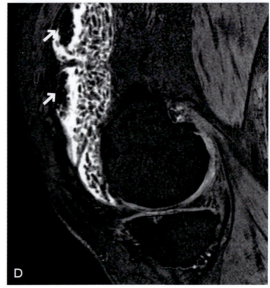

図 11-9 ● 滑膜骨軟骨腫症
60歳代女性，単純X線写真側面像(A)，T2強調横断像(B)，プロトン強調像(C)，脂肪抑制T2*強調像(D)．単純X線写真で膝蓋上包優位に関節包内には骨化を示す無数の微細な高吸収域が見られる(矢印，A)．MRIで大半の遊離体はT2低信号を示すが，一部の遊離体は脂肪髄を示唆する脂肪抑制されるプロトン強調高信号を含み，膝蓋上包内で上方(膝の前方)に浮遊する(矢印，C・D)．

11-4 滑膜血管腫
Synovial hemangioma

→ Greenspan A, Azouz EM, Matthews J 2nd, et al：Synovial hemangioma：imaging features in eight histologically proven cases, review of the literature, and differential diagnosis. Skeletal Radiol 1995；24：583-590.

→ Wen DW, Tan TJ, Rasheed S：Synovial haemangioma of the knee joint：an unusual cause of knee pain in a 14-month old girl. Skeletal Radiol 2016；45：827-831.

- 膝関節内に発生する滑膜血管腫はまれである．
- 膝 MRI で遭遇する血管腫は傍滑膜，滑膜外が大半である．
- 組織的には海綿状血管腫と，それに毛細型が混在する混合型が多い．
- 若年者に多く平均発症年齢は 10 歳代前半．痛みで発症する場合が多い．
- 関節内血管腫の場合，反復する関節内出血により膝の腫脹，疼痛，可動域制限をきたす．
- 単純 X 線写真で静脈石が見られることがある．

■ MRI 所見

- T1 強調画像で中間信号，T2 強調画像で血管腫に特徴的な強い高信号を示す．隔壁様構造や出血による液面形成（fluid-fluid level）が見られることがある．
- Gd で強く増強される．
- 繰り返す関節血症を反映してヘモジデリン沈着による T2*強調画像の強い低信号も観察される．

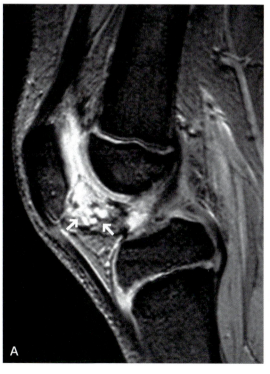

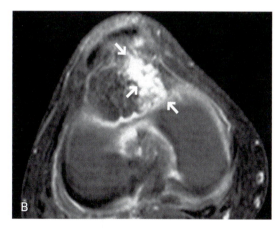

図 11-10 ● 滑膜血管腫
繰り返す関節血症を示す 8 歳女児．T2*強調像（A），Gd 投与脂肪抑制 T1 強調像（B）．膝蓋下脂肪体へ食い込むような T2 高信号を主体とした多胞性の腫瘤あり（矢印）．Gd により強く増強される．

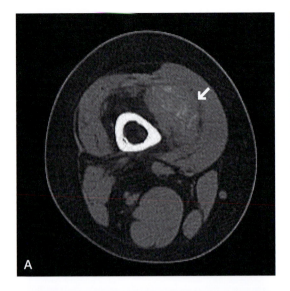
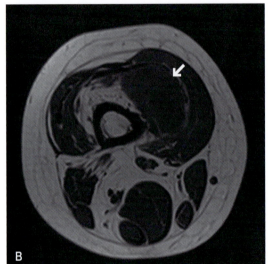
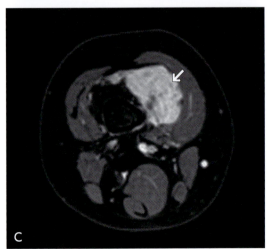
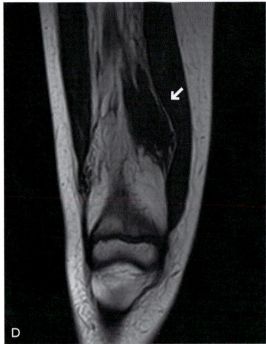
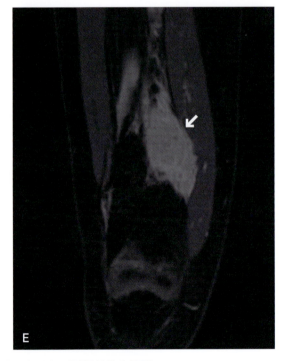

図 11-11 ● 滑膜(外)血管腫

6歳女児，CT像(A)，T1強調横断像(B)，Gd投与脂肪抑制T1強調横断像(C)，T1強調冠状断像(D)，Gd投与脂肪抑制T1強調冠状断像(E)．膝蓋上包頭側の脂肪織内にGdにより強く増強される軟部組織腫瘤あり(矢印)．CTでは微細石灰化が見られる(矢印，A)．

11-5 樹枝状脂肪腫
Lipoma arborescens

➡ Feller JF, Rishi M, Hughes EC : Lipoma arborescens of the knee : MR demonstration. AJR Am J Roentgenol 1994 ; 163 : 162-164.

- 滑膜の脂肪腫様増殖.
- 絨毛性に増殖した滑膜組織が小さな脂肪腫を無数に含み樹枝様を呈する.
- びまん性滑膜脂肪腫ともいわれる.
- 片側性で膝が最も多い.
- 膝蓋上包が主座となる.
- 慢性関節炎や変形性膝関節症(osteoarthritis：OA)に対する反応性変化といわれ，OAでの合併も経験される.
- 腱滑膜巨細胞腫 TGCT(旧 PVS)に似るが，脂肪が主体であること，ヘモジデリン沈着が少ないこと，erosion など骨変化が少ないことで鑑別される.
- 膝蓋下脂肪体(Hoffa's fat pad)内部に発生する膝蓋下脂肪体脂肪腫もまれに経験される.

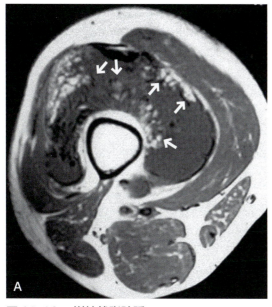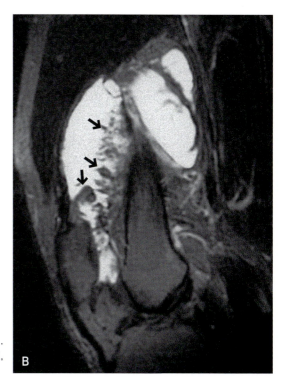

図 11-12 ● 樹枝状脂肪腫
30 歳代男性，T1 強調横断像(A)，脂肪抑制 T2 強調像(B).
絨毛性に増殖した滑膜組織に小さな脂肪腫が多数含まれ，樹枝状を呈する(矢印). 多量の関節液がある.

図 11-13 ● 樹枝状脂肪腫

60歳代男性．単純X線写真側面像(A)，プロトン強調像(B)，脂肪抑制T2*強調像(C)，T1強調横断像(D)，脂肪抑制プロトン強調横断像(E)．単純X線写真で多量の関節液貯留あり，石灰化は明らかでない(矢印，A)．滑膜増生の大半にT1，プロトン強調で高信号を示し，脂肪抑制される脂肪組織が含まれる(矢印，B～E)．

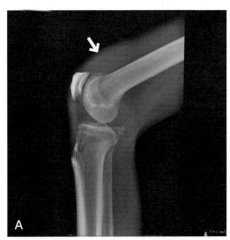
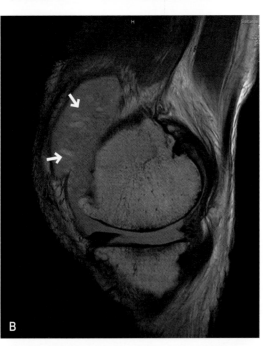
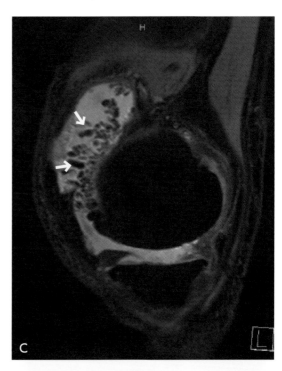
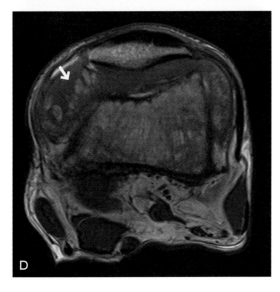
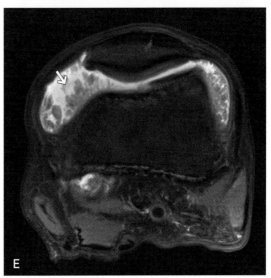

11-6 Hoffa 症候群
Hoffa syndrome

- 膝蓋下脂肪体（Hoffa's fat pad）に対する機械的刺激や炎症による病態の総称.
- Hoffa 症候群のうち膝蓋下脂肪体の出血を含む外傷性損傷による腫脹が，大腿骨と脛骨の間で impingement をきたすものを狭義の Hoffa 病（Hoffa disease）という.
- 近年，膝蓋腱（膝蓋骨）と大腿骨外側顆によるインピンジメントによる patellofemoral friction syndrome が提唱された（後述 p.274 参照）.
- 原因としては膝前面への打撲や繰り返す機械的刺激である.
- 急性期には血腫や浮腫による腫脹が見られ局所の疼痛がある（図 11-15）．血腫の場合は MRI で多彩な信号を呈する.
- 軽微なものはその後消失する（図 11-16）．
- 陳旧期には線維性増生が進み可動域制限も加わる（図 11-17）．MRI で線維化にヘモジデリンも含めて T2 低信号を示すことがある．また壊死を惹起し嚢胞性変化が混在したり，線維化巣が石灰化・骨化をきたすこともある（骨軟骨化生，metaplastic osteochondral stage，図 11-19）．
- ガングリオンが膝蓋下脂肪体に発生し，膝伸展障害をきたす場合があり，これも広義の Hoffa 症候群の範疇に入る（図 11-18）．ただし半月板嚢胞の膝蓋下脂肪体への進展と区別する必要あり（第 12 章 p.295 参照）．

Hoffa 症候群

→ Jacobson JA, Lenchik L, Ruhoy MK, et al : MR imaging of the infrapatellar fat pad of Hoffa. Radiographics 1997 ; 17 : 675-691.

→ Lapègue F, Sans N, Brun C, et al : Imaging of traumatic injury and impingement of anterior knee fat. Diagn Interv Imaging. 2016 ; 97 : 789-807.

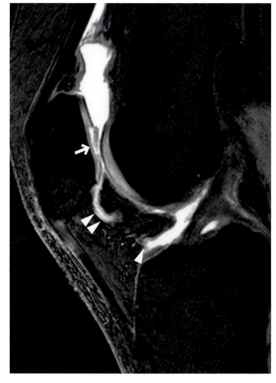

図 11-14 ● 膝蓋下脂肪体の上下 2 つの recess
Superior recess（二重矢頭）と posteroinferior recess（矢頭）．膝蓋骨に軟骨損傷あり（矢印）．

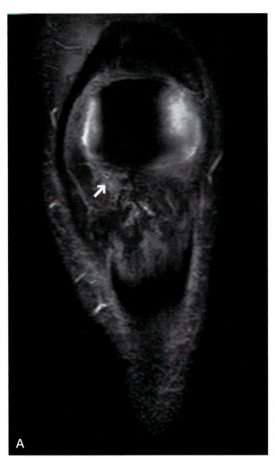
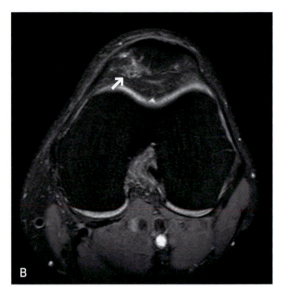

図 11-15 ● Hoffa 症候群
30 歳代男性，パワーリフティング後に膝前面の痛み，脂肪抑制プロトン強調冠状断像（A），同横断像（B）．膝蓋腱直下の脂肪体にごくわずかな浮腫性変化あり（矢印）．

■ 膝蓋下脂肪体（Hoffa's fat pad，infrapatellar fat pad：iFP）について

- 膝の前方部分を占める脂肪組織．
- 関節包内にあり（intraarticular），滑膜外（extrasynovial）の構造（ACL，PCL と同じ）．
- 前方は関節包をはさんで膝蓋腱と膝蓋骨下極に境される．
- 背側は滑膜による関節腔を介して大腿骨，脛骨に挟まれる．
- 上下 2 つの滑膜の折れ込み（recess）がある（superior recess と posteroinferior recess，図 11-14）．
- 舌状の背側縁には infrapatellar plica（ligamentum mucosum）が付着し顆間窩へ連結されている（p. 286，図 11-35 参照）．
- 下方は内側，外側半月板の前角と脛骨表面に直接に接する．
- 脂肪の信号が大半であるが，線維性索状物や隔壁様構造が介在し，血管網も見られる．
- 内外の半月板の前角を結ぶ transverse ligament が横切る．

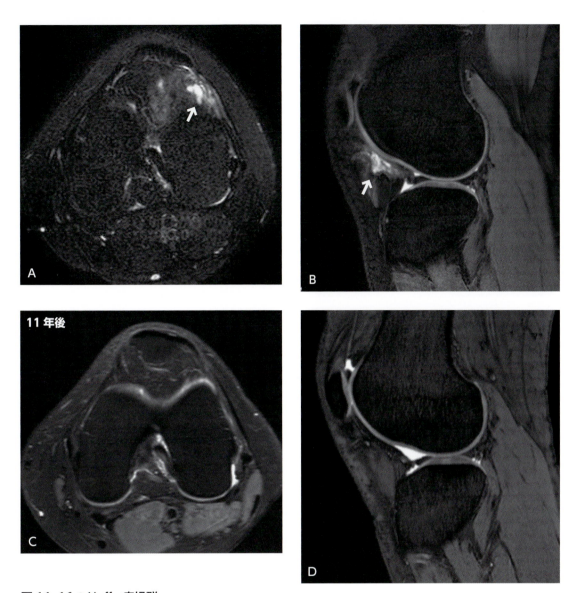

図 11-16 ● Hoffa 症候群
5歳女児,膝前面の痛み,脂肪抑制プロトン強調横断像(A).T2*強調矢状断像(B),11年後,16歳時の同画像(C・D).膝蓋下脂肪体の一部に見られた浮腫性変化,微細嚢胞変化(矢印,A・B)はのちに完全に消失している(C・D).

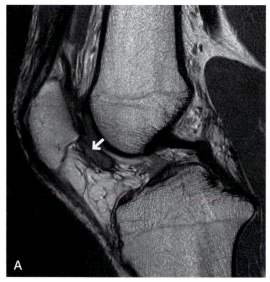
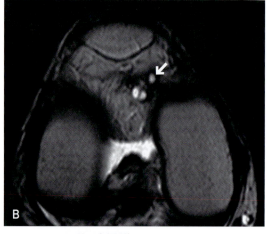

図 11-17 ● Hoffa 症候群
膝蓋骨と大腿骨のインピンジメントによると思われる線維性増生．20 歳代男性（サッカー愛好者），プロトン強調矢状断像（A），T2 強調横断像（B）．膝蓋骨下極の内側よりの膝蓋下脂肪体に囊胞性変化を含む線維性増生が見られる（矢印）．対側の膝にも同様の所見が見られた．

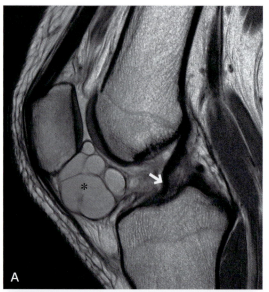
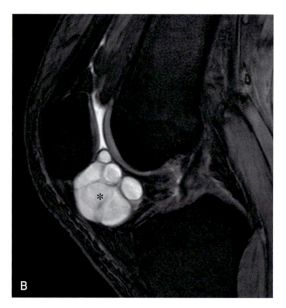
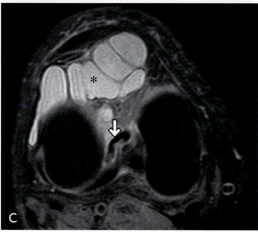

図 11-18 ● 膝蓋下脂肪体に発生したガングリオン
30 歳代女性（膝伸展時痛）プロトン強調像（A），脂肪抑制T2*強調像（B），脂肪抑制プロトン強調横断像（C）．膝蓋下脂肪体を占拠する多房性の囊胞領域があり（＊），ACL も軽度圧排されている（矢印）．

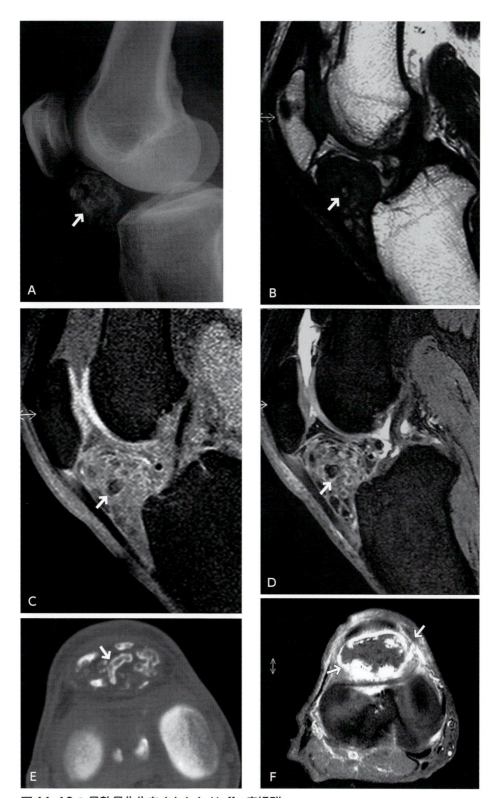

図 11-19 ● 骨軟骨化生をきたした Hoffa 症候群

70 歳代男性(20 年前より右膝違和感, 2 か月前より安静時痛と膝伸展時痛). 単純 X 線写真側面像(A), T1 強調像(B), 脂肪抑制 T1 強調像(C), 脂肪抑制 T2*強調像(D), CT 像(E), Gd 投与脂肪抑制 T1 強調横断像(F). 膝蓋下脂肪体の内部に多数の微細な石灰化・骨化巣がある(矢印, A・E). 一部には脂肪抑制される脂肪髄と思われる T1 高信号域がある(矢印, B〜D). 造影剤投与により辺縁部が増強される(矢印, F).

11-6 Hoffa 症候群 | 273

Patellofemoral friction syndrome (patellar tendon-lateral femoral condyle friction syndrome)

➡ Chung CB, Skaf A, Roger B, et al : Patellar tendon-lateral femoral condyle friction syndrome : MR imaging in 42 patients. Skeletal Radiol 2001 ; 30(12) : 694-697.

- 膝蓋下脂肪体の頭側外側部分の部分的損傷.
- 膝蓋腱(膝蓋骨)と大腿骨外側顆によるインピンジメントによるといわれるが成因は不明.
- 高位膝蓋骨や膝蓋骨変形(Wrisberg 分類Ⅲ型)に多い傾向があり,膝蓋大腿関節の機能的不適合によるとされる.
- 両側性に発生しやすく(図 11-21),また膝蓋大腿関節の軟骨損傷に合併する場合もある(図 11-22).
- 慢性的な膝前部(外側)の局所痛で,膝伸展時に増強する.
- 若年女性にやや多い.

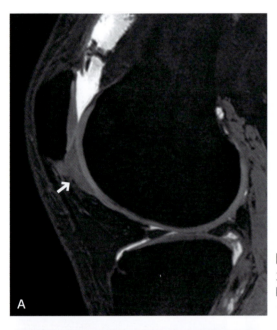

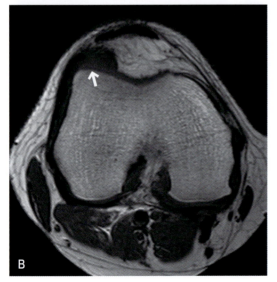
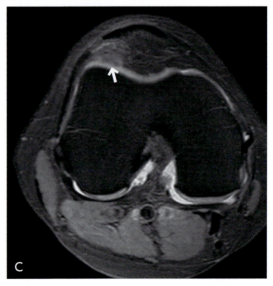

図 11-20 ● Patellofemoral friction syndrome
30 歳代男性(10 年来の膝前部痛),脂肪抑制 T2*強調矢状断像(A),T1 強調横断像(B),脂肪抑制プロトン強調横断像(C).膝蓋下脂肪体の頭側外側部分に限局して,T1 低信号,(脂肪抑制)T2 高信号域と軽度腫脹が見られる(矢印).

➡ Campagna R, Pessis E, Biau DJ, et al : Is superolateral Hoffa fat pad edema a consequence of impingement between lateral femoral condyle and patellar ligament? Radiology 263；2012：469-474.

- PF 関節の外側裂隙への過剰な圧力により，膝蓋骨（lateral facet）の軟骨損傷と本症と同じく脂肪体の頭側外側の浮腫をきたす excessive lateral pressure syndrome（ELPS）も関連する病態の一つである（第 8 章 p. 194 参照）．
- MRI では膝蓋下脂肪体の頭側外側部分に限局して，T1 低信号，（脂肪抑制）T2 高信号域が見られる．関連して，膝蓋腱内部や膝蓋骨内部にも同様の異常信号が見られることがある．

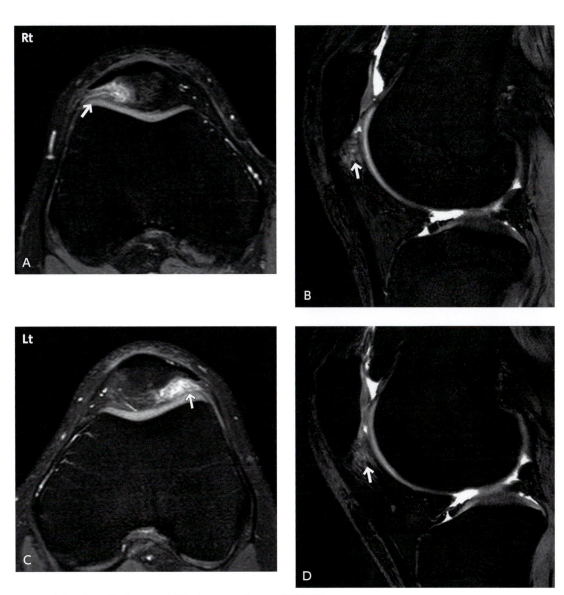

図 11-21 ● Patellofemoral friction syndrome（両側性）
30 歳代男性（両膝の膝前部痛），脂肪抑制プロトン強調横断像（A・C），脂肪抑制 T2*強調像（B・D），右膝（A・B），左膝（C・D）．ともに膝蓋下脂肪体の頭側外側部分に限局する淡い異常信号域が見られる（矢印）．

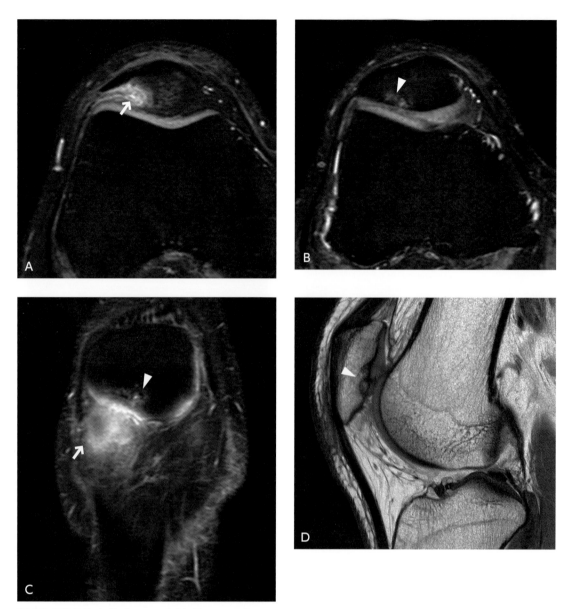

図 11-22 ● Patellofemoral friction syndrome
30歳代男性（ランニング後の膝前部痛），脂肪抑制プロトン強調横断像（A・B），脂肪抑制プロトン強調冠状断像（C），プロトン強調像（D）．膝蓋下脂肪体の頭側外側部分に限局する淡い異常信号域が見られる（矢印，A・C）．膝蓋骨外側関節面の軟骨に不整があり，軟骨下骨にも信号変化あり（矢頭，B・D）．

11-7 アミロイド関節症
Amyloidosis

- 長期の透析により関節の滑膜や軟骨にアミロイドが沈着する.
- 成分は β_2-microglobulin を主体とする.
- 膝の他,肩,股関節,手首に好発する.
- 関節は著明に腫脹し内部に腫瘤様物質が沈着する.
- 骨に erosion や軟骨下嚢胞を生じる.
- 通常,両側性に発生する.

MRI のポイント

- アミロイド沈着は T1 強調,T2 強調像でともに低信号を示す〔腱滑膜巨細胞腫:TGCT(旧 PVS)に類似〕.
- アミロイド沈着には出血成分は少なく,TGCT のように T2*強調像で著明な低信号を示すことはない.

表 11-1 ● TGCT とアミロイド関節症の比較

	腱滑膜巨細胞腫〔TGCT(旧 PVS)〕	アミロイド関節症
沈着成分	hemosiderin	β_2-microglobulin
T1 強調像	低信号	低信号
T2 強調像	低信号	低信号
T2*強調像 (gradient echo 法)	強い低信号	弱い低〜等信号

図 11-23 ● アミロイド関節症

50 歳代男性(長期血液透析).プロトン強調像(A),T2 強調横断像(B),T2*強調像(C).膝関節腔に多量の関節液が貯留する.背側下方にはアミロイド沈着による腫瘤様物質が見られ,T2 強調像で低信号を示す(矢印).しかし T2*強調像では TGCT のヘモジデリン沈着のような著明な低信号は示さない(矢印).*:膝窩嚢胞

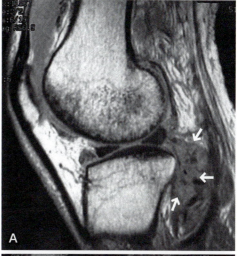
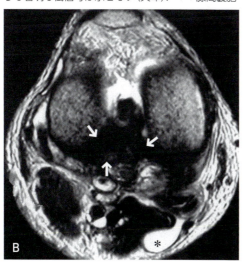
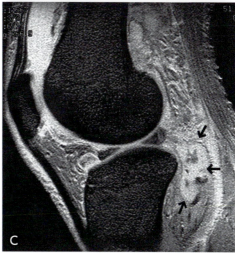

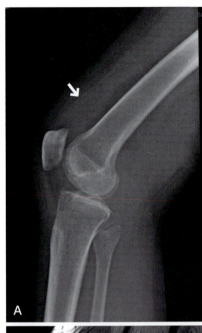
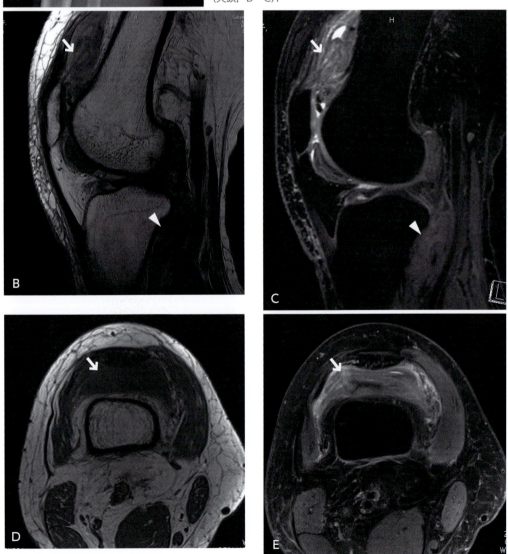

図 11-24 ● アミロイド関節症

40歳代男性(長期血液透析),単純X線写真側面像(A),プロトン強調像(B),T2*強調像(C),T1強調横断像(D),脂肪抑制プロトン強調横断像(E).膝蓋上包に多量の液体貯留あり(矢印,A).関節腔内に中間信号の軟部組織がある(矢印,B).T2*強調像では著明な低信号は示さない(矢印,C).膝窩筋腱鞘内にも存在する(矢頭,B・C).

11-8 滑膜ヒダ(タナ)障害
Plica syndrome

→ Boles CA, Martin DF : Synovial plicae in the knee. AJR Am J Roentgenol 2001 ; 177 : 221-227.

- 膝関節は発生途中でいくつかの滑膜による隔壁により分割されているが，生下時には単一の関節腔となる．この滑膜隔壁の遺残が滑膜ヒダ(タナ)といわれる．
- 頻度の高いものに膝蓋上ヒダ(suprapatellar plica)，内側滑膜ヒダ(mediopatellar plica)，膝蓋下ヒダ(infrapatellar plica)がある(図11-25)．
- いずれも正常構造であり，薄く柔軟性に富み，臨床的に問題とはならない．関節鏡で観察すると白色の膜様構造として見られる．しかし繰り返す機械的刺激などにより反応性滑膜炎が生じ，ヒダの肥厚や瘢痕化が進行すると症状が出現する．

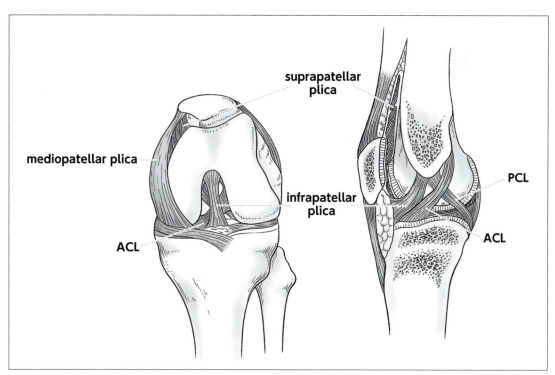

図 11-25 ● 滑膜ヒダ(タナ)
頻度の高いものに，suprapatellar plica, mediopatellar plica, infrapatellar plica の3つがある．

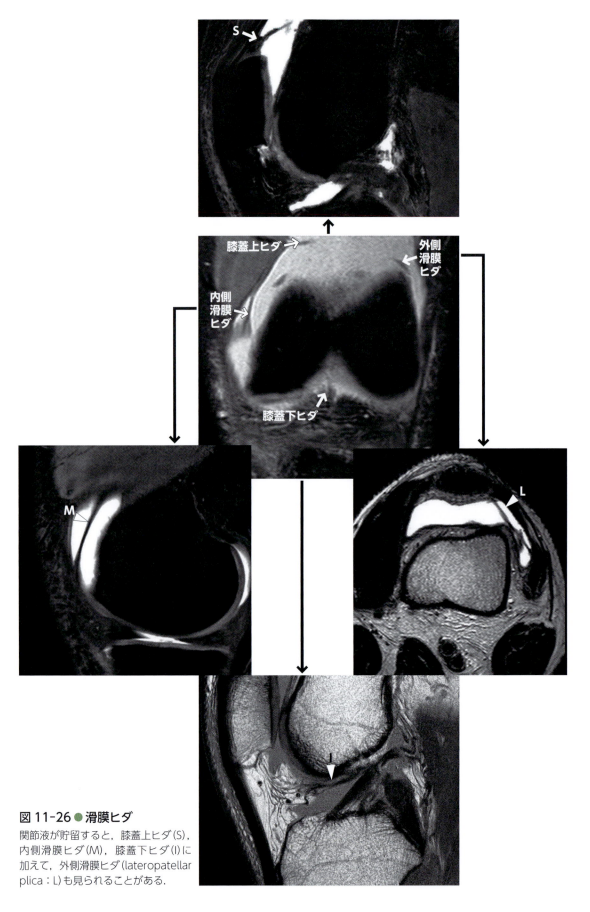

図11-26 ● 滑膜ヒダ
関節液が貯留すると,膝蓋上ヒダ(S),内側滑膜ヒダ(M),膝蓋下ヒダ(I)に加えて,外側滑膜ヒダ(lateropatellar plica : L)も見られることがある.

11-8 A 膝蓋上ヒダ
Suprapatellar plica

→ Trout TE, Bock H, Resnick D : Suprapatellar plicae of the knee presenting as a soft-tissue mass. Report of five patients. Clin Imaging 1996 ; 20 : 55-59.

- ほぼすべての正常膝に認められ，膝蓋上腔と固有関節腔を分ける（図11-27）．
- 孤立性膝蓋上嚢：発達した遺残膝蓋上ヒダにより膝蓋上腔が閉鎖され，さらに外傷，感染，出血などにより膝蓋上腔に液体貯留が促進されることにより，膝蓋上部に皮下腫瘤を触れることがある（図11-28，29）．

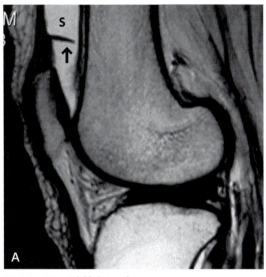
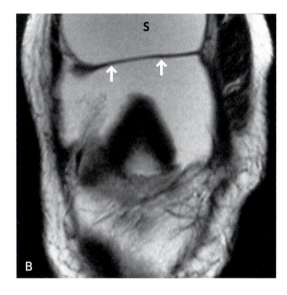

図 11-27 ● 膝蓋上ヒダ
50 歳代女性，T2 強調矢状断像（A）と冠状断像（B）．膝蓋上腔（S）と固有関節腔を分けるようなシート状構造が見られる（矢印）．

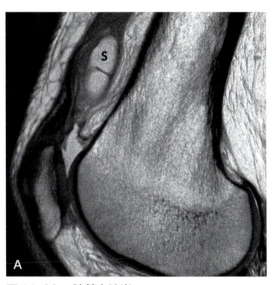
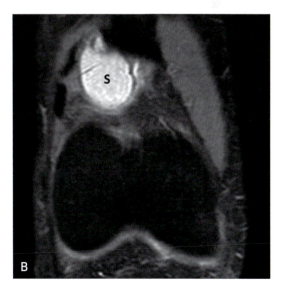

図 11-28 ● 膝蓋上腔炎
50 歳代女性，数か月前から膝蓋上部の腫脹．プロトン強調像（A），脂肪抑制プロトン強調冠状断像（B）．膝蓋上腔（S）の腫脹と周囲の浮腫性腫脹が見られる．

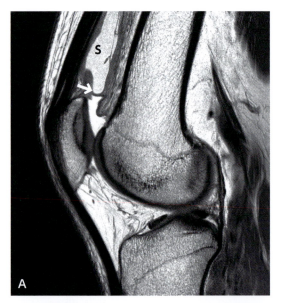
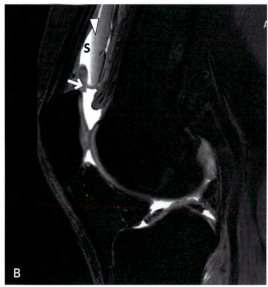
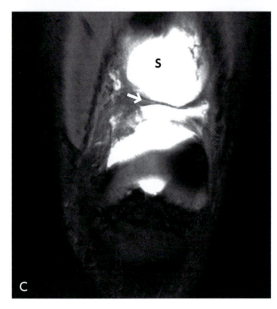

図11-29 ● 膝蓋上ヒダにより分離拡張した膝蓋上腔

50歳代男性，プロトン強調像(A)，T2*強調像(B)，脂肪抑制プロトン強調冠状断像(C)．膝蓋上ヒダが発達し(矢印)，膝蓋上腔(S)が拡張する．内部に出血性変化が見られる(矢頭，B)．

11-8 B 内側滑膜ヒダ
Mediopatellar plica

➡ Nakanishi K, Inoue M, Ishida T, et al : MR evaluation of mediopatellar plica. Acta Radiol 1996 ; 37 : 567-571.

- 膝関節腔の内側を走行する滑膜ヒダ．
- MRI 横断画像で高頻度に認められる（図 11-30）．
- 関節液が少ないと認識されないこともある．
- 外側の滑膜ヒダはまれである（図 11-31）．
- 大きな内側ヒダは膝蓋大腿関節に挟み込まれ，クリックや疼痛をきたし，いわゆる「タナ障害」を発生する（図 11-32〜34）．

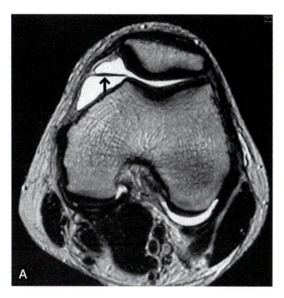
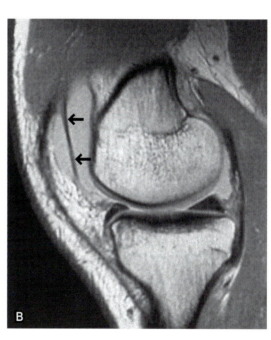
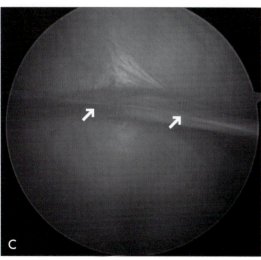

図 11-30 ● 内側滑膜ヒダ
10 歳代後半男性．T2 強調横断像（A），プロトン強調矢状断像（B），関節鏡写真（C）．このような大きさの内側滑膜ヒダは頻繁に観察される（矢印）．

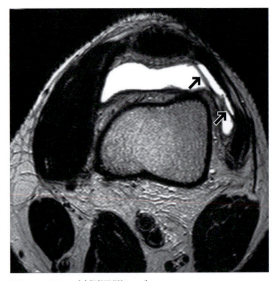

図 11-31 ● 外側滑膜ヒダ
30歳代男性，T2強調横断像．外側滑膜ヒダはまれである（矢印）．

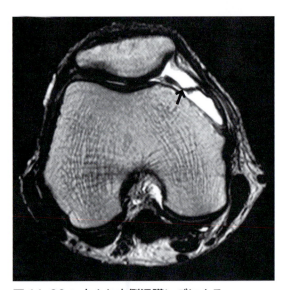

図 11-32 ● 大きな内側滑膜ヒダによる「タナ障害」
40歳代男性，T2強調横断像．

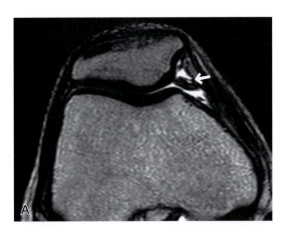

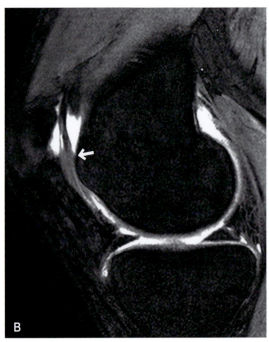

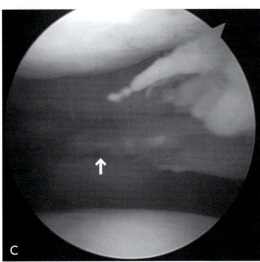

図 11-33 ● 大きな内側滑膜ヒダによる「タナ障害」
30歳代男性，膝蓋骨内側部痛．T2強調横断像（A），脂肪抑制T2*強調像（B），関節鏡写真（C）．内側滑膜ヒダは肥厚している（矢印）．

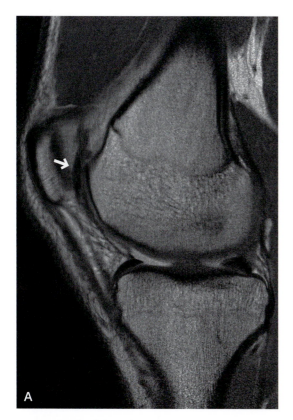
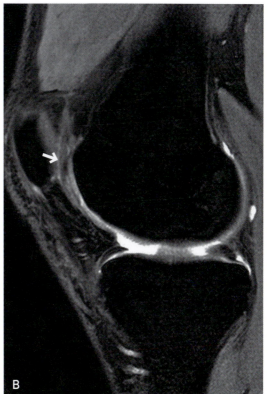
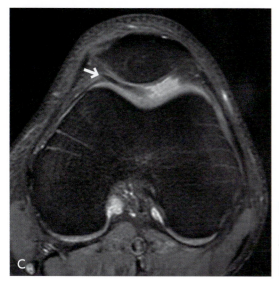

図11-34● 大きな内側滑膜ヒダによる「タナ障害」
16歳男性, 1か月前より膝前部痛. プロトン強調像(A), 脂肪抑制T2*強調像(B), 脂肪抑制プロトン強調横断像(C). 内側滑膜ヒダは肥厚し膝蓋大腿関節に挟み込まれている(矢印).

11-8 C 膝蓋下ヒダ
Infrapatellar plica, Anterior plica, Ligamentum mucosum

→ Kosarek FJ, Helms CA : The MR appearance of the infrapatellar plica. AJR Am J Roentgenol 1999 ; 172 : 481-484.

→ Lee YH, Song HT, Kim S, et al : Infrapatellar plica of the knee ; Revisited with MR arthrographies undertaken in the knee flexion position mimicking operative arthroscopic posture. Eur J Radiol 2012 ; 81 : 2783-2787.

→ Cothran RL, McGuire PM, Helms CA, et al : MR imaging of infrapatellar plica injury. AJR Am J Roentgenol 2003 ; 180 : 1443-1447.

- 顆間窩天井の前十字靱帯(ACL)付着部より前方から派生し, 大腿脛骨関節腔を左右に振り分けるように存在しACLと一部で平行に走行する(intercondylar component). その後, 膝蓋下脂肪体(Hoffa's fat pad)内部を頭側へ向かい, 分枝しながら膝蓋骨下極に付着する(Hoffa's fat component)(図11-35, 36).
- 膝蓋下ヒダは膝蓋下脂肪体をつり上げる役割があるといわれる.
- 膝関節鏡施行時に高頻度で認められ, 操作に支障をきたす場合は切除(穿破)することもある.
- 3つ(外側滑膜ヒダを入れると4つ)の滑膜ヒダのうちMRIで認識できる頻度は最も低いが, 7割以上がMRIで認識されるとの報告もある.
- MRIではACLの前方頭側をほぼ平行に走行する低信号索状物として見られる(図11-37).
- 膝蓋下脂肪体内部で膝横靱帯に付着する場合も見られる(図11-38).

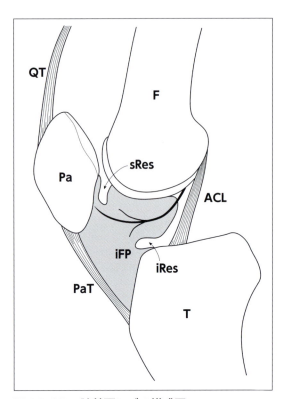

図11-35● 膝蓋下ヒダの模式図
膝蓋下ヒダは顆間窩天井から派生し, ACLと一部平行に走行, 膝蓋下脂肪体(iFP)内部を頭側へ向かい, 膝蓋骨(Pa)下極に付着する. F:大腿骨, T:脛骨, QT:大腿四頭筋腱, PaT:膝蓋腱, sRes:superior recess, iRes:inferior recess

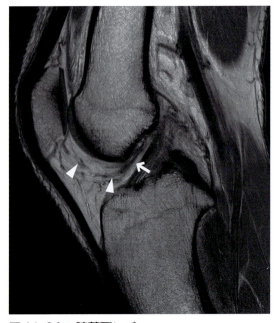

図11-36● 膝蓋下ヒダ
30歳代男性, プロトン強調画像. 膝蓋下ヒダは関節腔内は認識しやすいが(矢印), 膝蓋下脂肪体内部の走行は不明瞭なことが多い(矢頭).

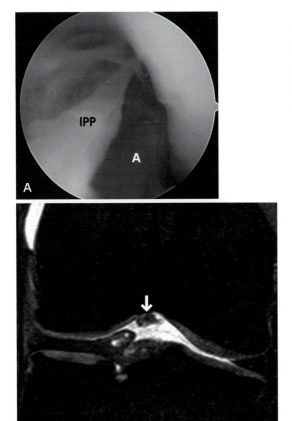
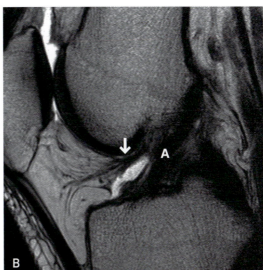
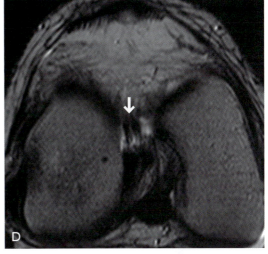

図 11-37 ● 膝蓋下ヒダ

10 歳代後半男性，関節鏡写真（A），T2 強調矢状断像（B），脂肪抑制プロトン強調冠状断像（C），T2 強調横断像（D）．ACL（A）の前方頭側に索状物があり膝蓋下ヒダを示す（IPP）．MRI では ACL（A）の前方を走行する低信号の索状物（矢印）として描出される．

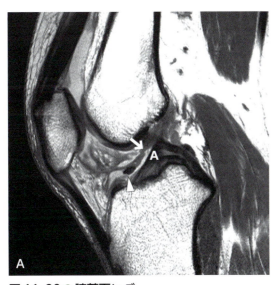
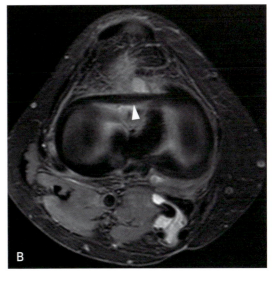

図 11-38 ● 膝蓋下ヒダ

50 歳代男性，プロトン強調像（A）と脂肪抑制プロトン強調横断像（B）．ACL（A）の前方を走行する膝蓋下ヒダ（矢印）はやや太まった膝横靱帯（矢頭）に付着している．

- 臨床的に問題となることは少ないが，まれにその腫脹により膝伸展障害をきたす(図11-39)ことや，出血を伴う断裂などで症状を呈することがある．
- 膝蓋下ヒダとMRI上，識別が必要なものに，膝関節内部を走行する脈管がある(図11-40)．

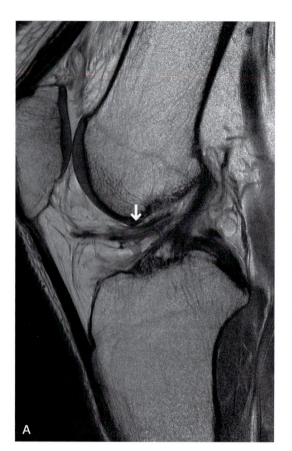
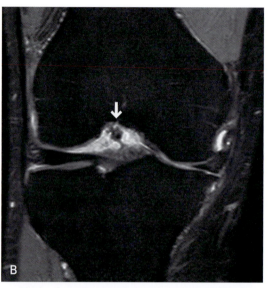
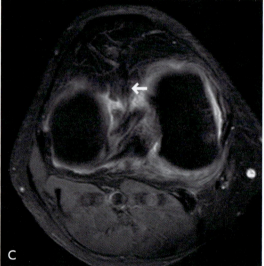

図11-39 ● 膝蓋下ヒダの肥厚
50歳代男性，プロトン強調像(A)，脂肪抑制プロトン強調冠状断像(B)，脂肪抑制プロトン強調横断像(C)．膝蓋下ヒダ(矢印)はやや肥厚している．軽度の膝伸展障害があるがこれが原因かは解明できず．

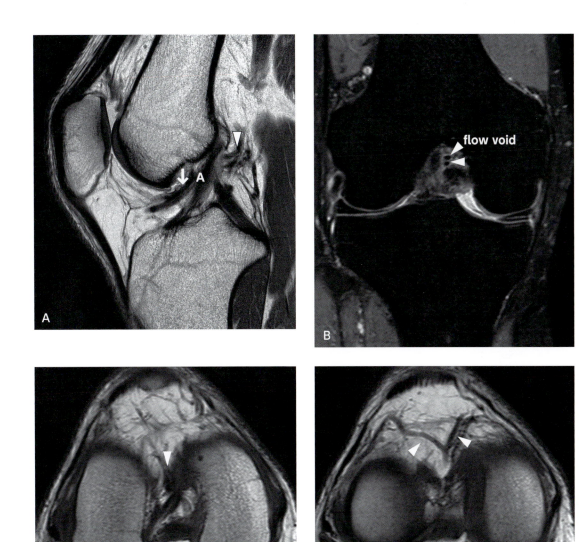

図 11-40 ● 膝蓋下ヒダとの鑑別を要する関節内部の脈管
50 歳代男性，プロトン強調像(A)，脂肪抑制プロトン強調冠状断像(B)，T1 強調横断像(C・D)．膝蓋下ヒダに似る，ACL(A)の前方を走行する低信号索状物が見られる(矢印，A)．ただしそれに連続するように関節の背側や膝蓋下脂肪体に分枝する脈管がある(矢頭)．冠状断では flow void として観察される(矢頭，B)．

第12章

膝内外の液体貯留腔
Cystic Lesions of the Knee

- 12-1 関節内ガングリオン
- 12-2 半月板嚢胞
- 12-3 膝窩嚢胞（ベーカー嚢胞）
- 12-4 後方関節包
- 12-5 滑液包と滑液包炎
  - 12-5A 膝蓋前滑液包
  - 12-5B 浅膝蓋下滑液包
  - 12-5C 深膝蓋下滑液包
  - 12-5D 脛骨前滑液包
  - 12-5E Morel-Lavallée lesion
  - 12-5F Prepatellar fibrosis
- 12-6 膝関節周囲のガングリオン

12-1 関節内ガングリオン
Intraarticular ganglion

→ Bui-Mansfield LT, Youngberg RA：Intraarticular ganglia of the knee；prevalence, presentation, etiology and management. AJR Am J Roentgenol 1997；168：123-127.

- 囊胞壁は紡錘形細胞が裏打ちし辺縁は明瞭.
- 内部に関節液と同等または粘液性の液体を含む.
- 多くは隔壁様構造を含む多房性の囊胞を示す.
- 膝伸展屈曲障害や疼痛を起こす.
- 顆間窩に多く，前十字靱帯（ACL）の周囲（前十字靱帯囊胞）（図 12-1）や後十字靱帯（PCL）の周囲（後十字靱帯囊胞）（図 12-2）に比較的頻繁に見られる.
- 造影剤投与で囊胞壁は軽度増強されるのみで内部は染まらない（図 12-4）.

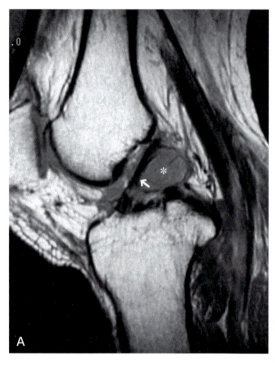
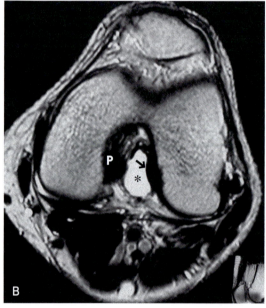

図 12-1 ● 関節内ガングリオン（前十字靱帯囊胞）
30 歳代男性，プロトン強調像（A），T2 強調横断像（B）．顆間窩に前十字靱帯に沿って多房性の囊胞性病変（＊）があり，ACL を圧排する（矢印）．P：PCL

■ ガングリオンと滑液包

- ガングリオンは関節の滑膜被膜が部分的欠損部から脱出して形成するとされているが，周囲間質の粘液変性から後天的に生じるとの説もある．単房性あるいは多房性で線維性被膜で裏打ちされている．関節腔との直接の連絡はないとされる．
- 滑液包は関節周囲に存在し内面は滑膜で覆われ，滑液を内包する．正常の生理的液体貯留腔であるがその分布は多岐にわたり，命名も多種多様である．
- 両者ともに関節や腱鞘周囲に好発する液体貯留腔であり，MRI の普及に伴い偶然に発見されることも多い．無症状のこともあるが局所の腫脹や痛みを伴う場合もある．ガングリオンは多房性を示す傾向があるものの，MRI で両者の鑑別は時に困難である．

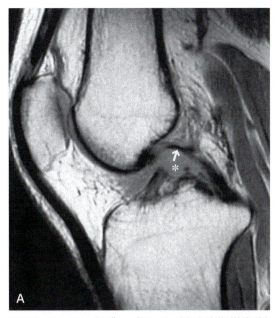
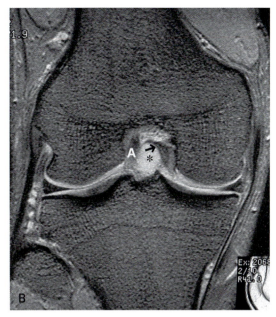

図 12-2 ● 関節内ガングリオン(後十字靱帯嚢胞)
40歳代男性,プロトン強調像(A),T2*強調冠状断像(B).後十字靱帯に沿って嚢胞性病変(＊)があり,PCLを弧状に圧排する(矢印).A：ACL

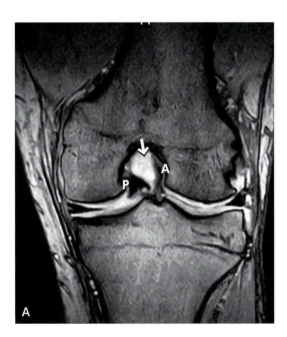
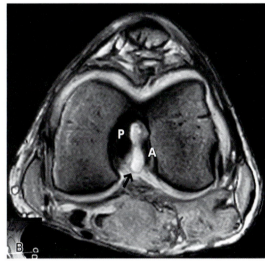
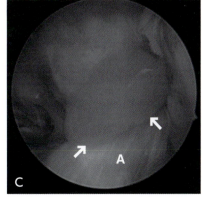

図 12-3 ● 関節内ガングリオン
　　　　　　(前・後十字靱帯嚢胞)
30歳代男性,T2*強調冠状断像(A),T2*強調横断像(B),関節鏡写真(C).前十字靱帯(A)と後十字靱帯(P)の間に挟まれて嚢胞性病変(矢印)があり,両者を圧排する.関節鏡時に穿孔すると,中から黄色ゼリー状のものが出た(C).

12-1 関節内ガングリオン

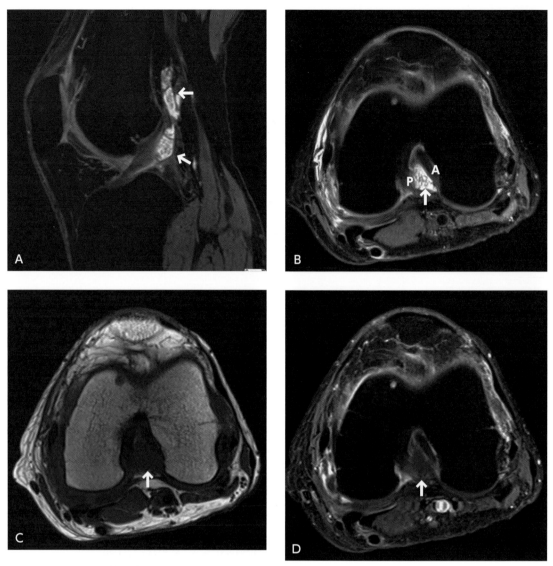

図12-4 ● 関節内ガングリオン（前・後十字靱帯嚢胞）
50歳代女性，T2*強調像（A），脂肪抑制プロトン強調横断像（B），T1強調横断像（C），Gd投与脂肪抑制T1強調横断像（D）．前十字靱帯（A）と後十字靱帯（P）の間に挟まれて嚢胞性病変（矢印）があり，両者を圧排する．矢状断では頭側に進展している（矢印，A）．造影剤投与により内部は増強されない（矢印，D）．A：ACL　P：PCL

12-2 半月板嚢胞
Meniscal cyst

→ Janzen DL, Peterfy CG, Forbes JR, et al：Cystic lesions around the knee joint：MR imaging findings. AJR Am J Roentgenol 1994；163：155-161.

→ Campbell SE, Sanders TG, Morrison WB：MR Imaging of meniscal cysts：incidence, location, and clinical significance. AJR Am J Roentgenol 2001；177：409-413.

→ Tschirch FTC, Schmid MR, Pfirrmann CW, et al：Prevalence and size of meniscal cysts, ganglionic cysts, synovial cysts of the popliteal space, fluid-filled bursae, and other fluid collections in asymptomatic knees on MR imaging. AJR Am J Roentgenol 2003；180：1431-1436.

- 半月板外周に接する被包嚢胞．
- 半月板に辺縁に達する水平断裂が存在する場合，parameniscal tissue に関節液が貯留する．
- したがって MRI で検知される半月板嚢胞の大半は傍半月板嚢胞（parameniscal cyst）であり，半月板断裂-intrameniscal cyst-parameniscal cyst と連続することが多い．
- 貯留嚢胞が外周方向へ張り出し，関節腔のレベルに皮下腫瘤として触知され痛みを伴う場合もある．ただし内側半月板に生じた場合は無痛の場合が多い．
- 好発部位は外側半月板前角周囲と内側半月板の後節周囲．
- 内側に比べて外側半月板に 3〜4 倍の頻度で多いといわれる．また前角周囲の半月板嚢胞が多い（図 12-5）．外側半月板前角近傍の膝蓋下脂肪体に発生したガングリオン（図 12-6）との鑑別が必要．
- しかし実際の MRI 検査では，内側のほうが 2：1 で多い．
- 内側半月板に生じた場合は大きくなりやすい．特に内側側副靱帯（MCL）を巻き込んだり背側方向へ進展することが多い（図 12-7，8）．
- 膝周囲の嚢胞領域が発見され，位置は離れているが結果的に半月板断裂に続発した半月板嚢胞であった症例も多い（図 12-9）．
- MCL 浅層直下は関節包に比較的強固に結合するためその部分の液性構造物はまれであるが（MCL 滑液包炎，第 5 章 p.111 参照，図 5-24），拡大すると液体貯留腔となり，症状を呈する．
- 半月板断裂を放置すると経時的に増大することが多い（図 12-10）．
- 治療は嚢胞切除であるが，半月板断裂が残存すると高率に再発するため，半月板切除を含めた根本的治療が必要．

■ 闇夜のカラス？

Fluid-sensitive sequence のようにプロトン・T2強調画像に脂肪抑制を加算したら，普通なら真っ黒な画面になる．「こんなの意味あるの？」とも思われるが，大いに意義がある．真っ白な脂肪が消えてくれたおかげで，今度は浮腫や液体貯留が最も白くなる．すると靱帯・腱や軟骨下骨のごく小さな損傷部位がハイライトされて映り，病変が自ら手招きして呼んでくれる．異常な液体貯留や出血もすぐにわかる．ただし「闇夜のカラス」なので，いかんせんオリエンテーションがつかない．したがって，同じ断面で撮像したプロトン強調画像などを参照して，その場所を特定する必要はある．

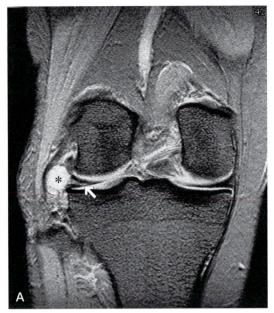
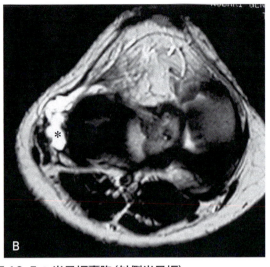

図 12-5 ● 半月板嚢胞（外側半月板）
40歳代女性，T2*強調冠状断像（A），T2強調横断像（B）．外側半月板中節部に変性による水平断裂（矢印）が存在し，その外周に連続する液体貯留腔（＊）がある．

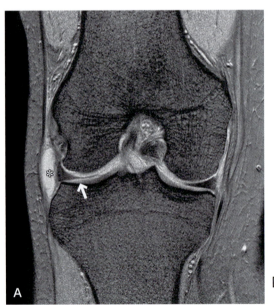
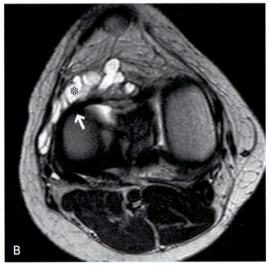

図 12-6 ● 半月板嚢胞との鑑別が必要な ガングリオン
30歳代女性，T2*強調冠状断像（A），T2強調横断像（B）．外側半月板前角から中節に接して多房性嚢胞領域（＊）があるが，外側半月板に断裂はなく（矢印），ガングリオンと判定する．

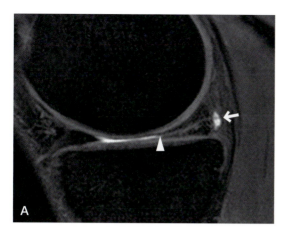
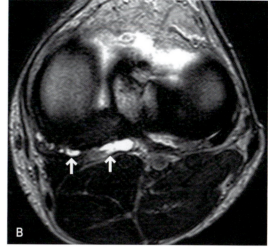

図 12-7 ● 半月板囊胞（内側半月板）

40 歳代男性，T2*強調冠状断像（A），T2 強調横断像（B）．内側半月板後節に水平断裂があり自由縁に開口する（矢頭）．断裂は辺縁部まで連続し，その外周に後角背側まで回り込むように液体貯留腔（矢印，B）がある．

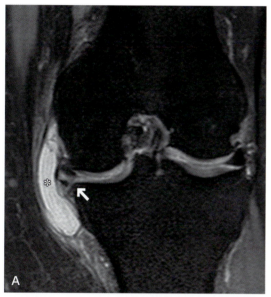

図 12-8 ● 大きな半月板囊胞（内側半月板）

50 歳代女性，脂肪抑制プロトン強調冠状断像（A），脂肪抑制プロトン強調横断像（B），T1 強調横断像（C）．内側半月板中節に水平断裂がある（矢印，A）．半月板外周に沿って前方へ進展する大きな液体貯留腔（＊）がある．内部は純粋な液体を示す．

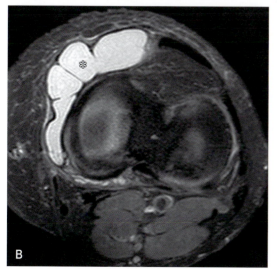
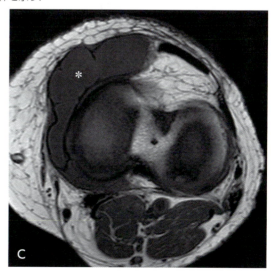

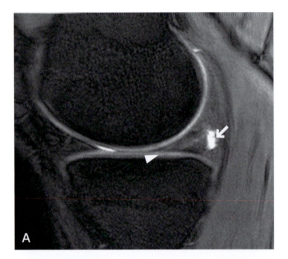
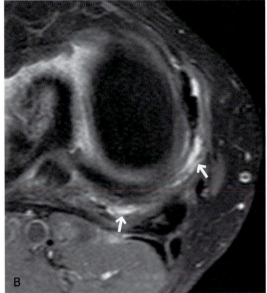
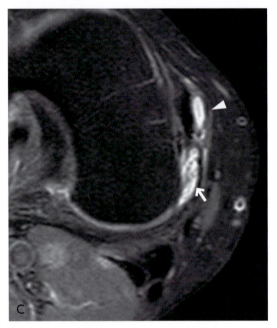
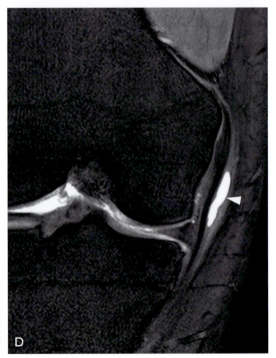

**図 12-9 ● 広範囲に進展した半月板嚢胞
（内側半月板）**

30歳代男性．T2*強調像（A），脂肪抑制プロトン強調横断像（B・C），脂肪抑制プロトン強調冠状断像（D）．内側半月板後節に水平断裂がある（矢頭，A）．後節背側の微細嚢胞（矢印，A・B）は外周を前方へ進展し（矢印，B・C）さらにMCL浅層の表層まで回り込む（矢頭，C・D）．

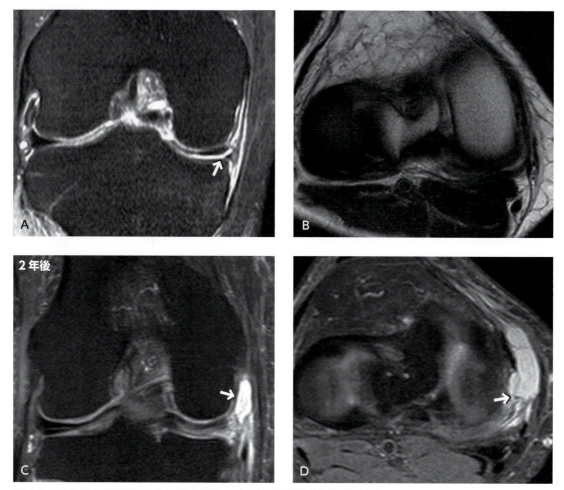

図12-10 ● 半月板断裂の2年後に発生した半月板嚢胞（内側半月板）
40歳代女性．発症時T2*強調冠状断像（A），T2強調横断像（B），2年後（C・D）．内側半月板後節を斜走する断裂（矢印，A）が見られるが嚢胞はない．2年後には長径2cm以上の液体貯留腔（矢印，C・D）が発生し，体表から触知可能となった．

12-3 膝窩嚢胞(ベーカー嚢胞)
Popliteal cyst (Baker's cyst)

→ Steiner E, Steinbach LS, Schnarkowski P, et al : Ganglia and cysts around joints. Radiol Clin North Am 1996 ; 34 : 395-425.

→ Miller TT, Staron RB, Koenigsberg T, et al : MR imaging of Baker cysts : association with internal derangement, effusion, and degenerative arthropathy. Radiology 1996 ; 201 : 247-250.

- 膝窩部の内側よりの嚢胞性病変で, gastrocnemio-semimembranous bursa への液体貯留.
- 固有膝関節腔と高頻度で連絡する.
- 全身の中でも最も頻繁に見られる滑液嚢胞で, 膝の MRI でも頻繁に認められる(約4割以上).
- 関節炎や半月板損傷, 十字靱帯損傷などにより増量した関節液が解剖的に脆弱である後方内側の関節包から上記 bursa へ流入したものといわれる.
- その滑液包の名のごとく腓腹筋内側頭と半膜様筋の間にくびれて存在する(図 12-11).
- 内部は均一な T2 高信号を示すが, まれに出血成分や debris により不均一に見えることもある(図 12-12).
- 造影剤投与により被膜のみが増強される(図 12-13).

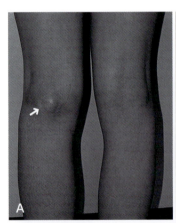
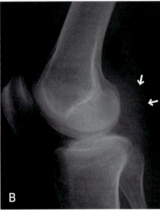

図 12-11 ● 膝窩嚢胞
20 歳代女性, 外観(A), 単純 X 線写真(B), T2 強調横断像(C), 脂肪抑制 T2*強調像(D). 膝窩部内側寄りに膨隆があり(矢印, A), 単純 X 線写真で軟部組織濃度を示す(矢印, B). 膝窩部内側に腓腹筋内側頭(G)と半膜様筋(S)の間にくびれを有する拡張した滑液包(＊と B)が存在する(C・D). 腓腹筋下滑液包(＊)と Baker 嚢胞(B)はくびれを介して連続しており一般的には両者をまとめて Baker 嚢胞と呼ぶ場合が多い.

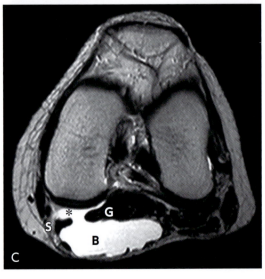
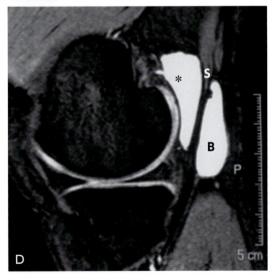

- 小児ではまれで，年齢とともに頻度が増すといわれる．
- 径 30 mm 以下のものは無痛の場合が多い．
- まれに膝窩嚢胞が破裂をきたす（**図 12-14**）．筋肉間や皮下などの間質へ流入したサイトカインを含む内容液により，血栓性静脈炎に似た症状を示すことがある．
- この液体貯留は数か月で吸収されることが多い（**図 12-15**）．まれに以前の（繰り返す）破綻により皮下に孤立した嚢胞を形成することもある（**図 12-16**）．

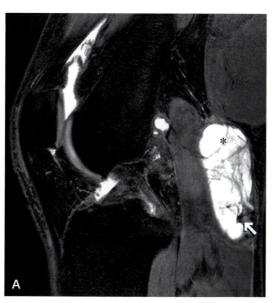

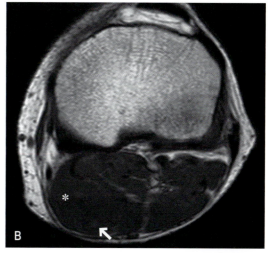

図 12-12 ● 不均一な内部信号を呈する膝窩嚢胞
30 歳代男性，脂肪抑制 T2*強調像（A），T1 強調横断像（B）．Baker 嚢胞（＊）の内部は不均一信号を示し，隔壁様構造や一部に出血を示唆する領域を含む（矢印）．

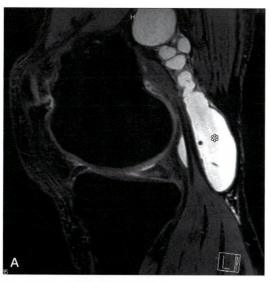

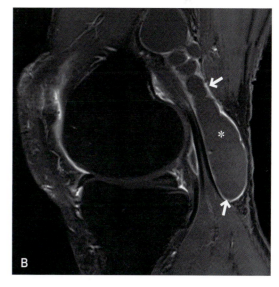

図 12-13 ● 膝窩嚢胞（Gd 投与）
60 歳代男性，脂肪抑制 T2*強調像（A），Gd 投与脂肪抑制 T1 強調像（B）．Gd 投与により Baker 嚢胞（＊）の被膜のみが増強される（矢印）．

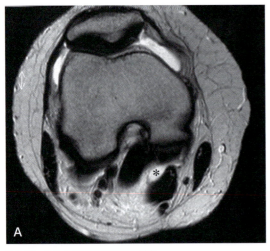
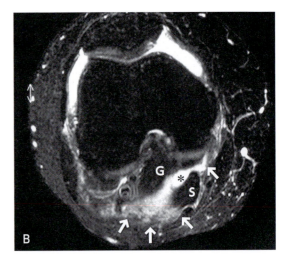

図 12-14 ● 膝窩嚢胞の破綻
40 歳代女性，T2 強調横断像(A)，脂肪抑制 T2 強調横断像(B)．膝窩嚢胞(*)が破綻し，周囲間質に浮腫性変化が広がる(矢印)．腓腹筋内側頭(G)，半膜様筋(S)．

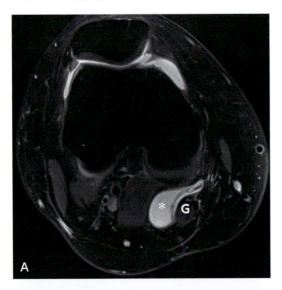
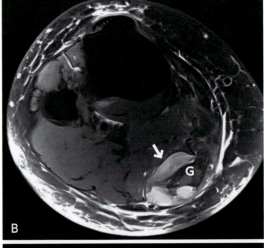
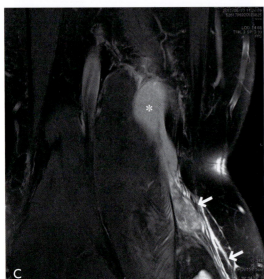
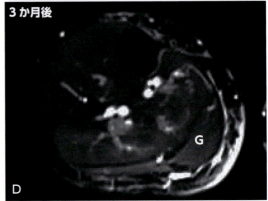

図 12-15 ● 膝窩嚢胞の破綻の経過
50 歳代女性，脂肪抑制プロトン強調横断像(A・B)，脂肪抑制プロトン強調冠状断像(C)，3 か月後の脂肪抑制プロトン強調横断像(D)．膝窩嚢胞(*)が見られるが緊満感に欠ける．足方へ大きく進展し，腓腹筋内側頭(G)の周囲に液体貯留が見られる(矢印，B・C)．3 か月の保存療法ののち，液体貯留はほぼ解消している(D)．

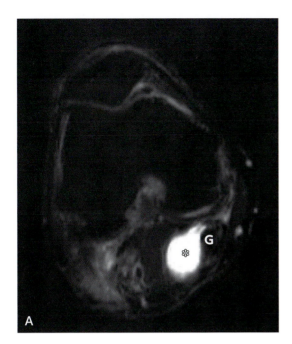
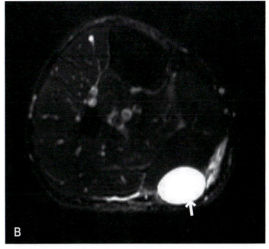
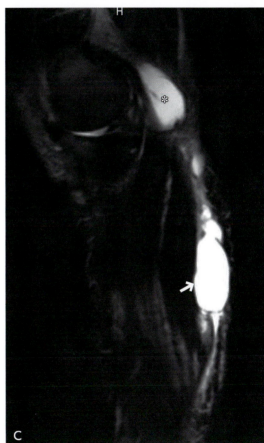

図12-16 ● 膝窩嚢胞の破綻と思われる下腿の皮下嚢胞領域

70歳代男性，数年前から下腿に皮下腫瘤をふれる．STIR横断像（A・B），脂肪抑制T2強調像（C）．膝窩嚢胞が見られる（＊，A・C）．下腿背側皮下にも嚢胞領域があり（矢印，B・C），矢状断像では頭側の膝窩嚢胞と連続している様子で，膝窩嚢胞の以前の破綻による嚢胞形成と思われる．腓腹筋内側頭（G）．

12-3 膝窩嚢胞（ベーカー嚢胞） 303

12-4 後方関節包
Posterior capsular area of the knee

➡ De Maeseneer M, Van Roy P, Shahabpour M, et al：Normal anatomy and pathology of the posterior capsular area of the knee：findings in cadaveric specimens and in patients. AJR Am J Roentgenol 2004；182：955-962.

- 後方関節包は内側，正中，外側と分類されるが，ここではBaker囊胞との関連で主に内側後方関節包について述べる．
- 内側後方関節包は内側半月板後角後節から連続性に上下に進展する（図12-17）．特に頭側へは数cm以上，上行する．
- 上行した内側後方関節包は腓腹筋内側頭の腱膜直下を走行し（この間隙が腓腹筋下滑液包），それと融合し最終的には大腿骨内側顆の骨皮質に付着する．
- これらのすぐ背側を半膜様筋腱が下行し，横断像ではこれらは緊密に接触している．

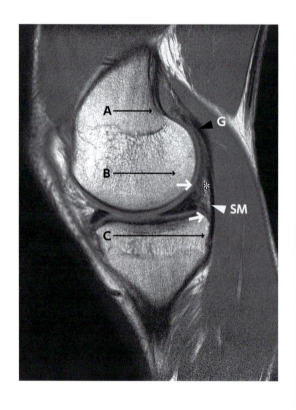
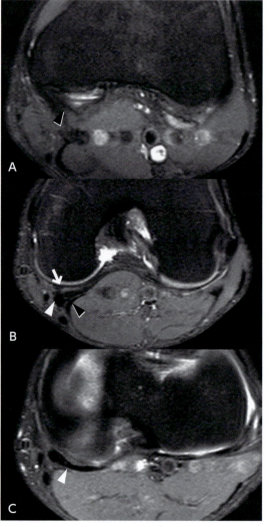

図12-17 ● 内側後方関節包の構造（正常例）
矢状断像と各A〜Cのレベルの横断像．説明は本文を参照．内側後方関節包：矢印，腓腹筋内側頭（G）：黒矢頭，半膜様筋腱（SM）：白矢頭，腓腹筋下滑液包：＊

- 関節液貯留があると上記構造物が互いに離れて MRI で確認しやすくなる．
- 内側後方関節包の損傷は腓腹筋との接合部の解離，拡大を伴うことが多い（図 12-18）．
- 内側後方関節包と腓腹筋との接合部は正常でも小さな開口部があり，固有関節腔と腓腹筋下滑液包は交通する．腓腹筋下滑液包は腓腹筋と半膜様筋腱にはさまれた「くびれ」を介して，Baker 囊胞と交通しているため（図 12-11C），結果的に固有関節腔と Baker 囊胞が連続することとなる．
- 病的状態で関節液貯留があると Baker 囊胞も拡張する．
- 固有関節腔に遊離体や出血などが存在するとその成分も Baker 囊胞へ流入することがある（図 12-19）．
- 後方関節包の正中部分には間隙があり，脈管と神経が膝窩部から関節内へ進入する（図 12-20）．

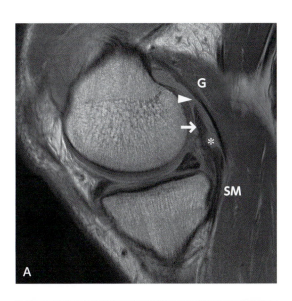
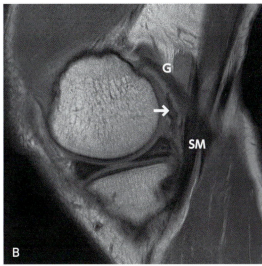
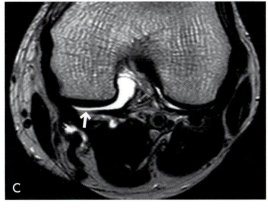

図 12-18 ● 内側後方関節包損傷

50 歳代男性，PCL 断裂に合併．隣接する矢状断（A・B）と横断像（C）．内側後方関節包（矢印）に損傷があり，高信号化したわんでおり，腓腹筋との接合部は解離，拡大している（矢頭，A）．腓腹筋下滑液包（＊）にも液体貯留がある．腓腹筋内側頭（G），半膜様筋腱（SM）．

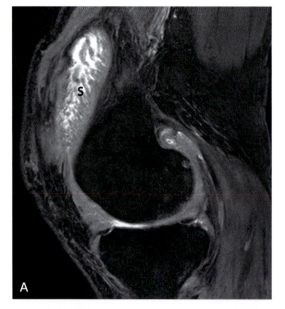
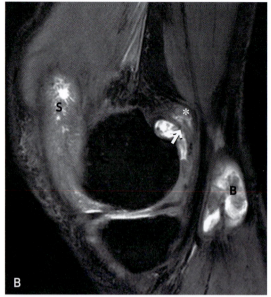
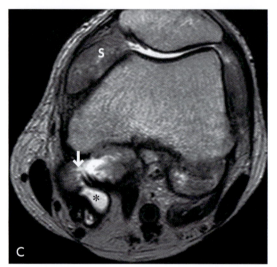
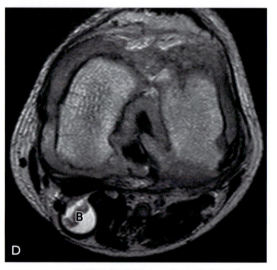

図 12-19 ● 滑膜骨軟骨腫症の軟骨腫成分が Baker 嚢胞にも存在

60 歳代男性．脂肪抑制 T2*強調像（A・B）と T2 強調横断像（C・D）．膝蓋上包（S）を中心に滑膜増生と無数の軟骨腫が見られる．これらは腓腹筋下滑液包（*）や Baker 嚢胞（B）にも認められる（この study からは多所同時発生か固有関節腔からの流入かは不明）．固有関節腔は関節包と腓腹筋との開口部（矢印）を介して腓腹筋下滑液包（*）に連続する．

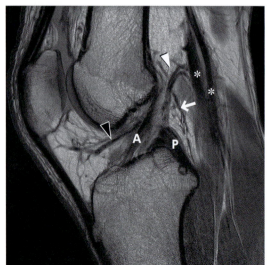

図 12-20 ● 後方関節包の正中部間隙から脈管の進入

膝窩動静脈（*）からの脈管（白矢頭）が関節包（矢印）の間隙を貫いて関節内へ進入する．前十字靱帯（A）の前方を走行するのは膝蓋下ヒダ（第 11 章 p. 286 参照）ではなくこれも血管である（黒矢頭）．P：後十字靱帯

12-5 滑液包と滑液包炎
Bursae and bursitis

→ Tschirch FT, Schmid MR, Pfirrmann CW, et al : Prevalence and size of meniscal cysts, ganglionic cysts, synovial cysts of the popliteal space, fluid-filled bursae, and other fluid collections in asymptomatic knees on MR imaging. AJR Am J Roentgenol 2003 ; 180 : 1431-1436.

　滑液包の命名は多種多様であり特に解剖書には非常に細かい分類がなされている．本項では臨床的に必要と思われる主要滑液包について述べる（図12-21）．滑液包に機械的刺激や感染，出血などが発生すると内部の液体貯留が増量し腫脹，疼痛などを呈する滑液包炎を示す．

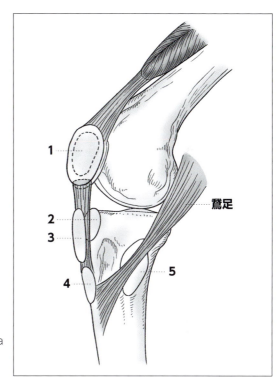

図 12-21 ● 膝周囲の主要な滑液包
1. 膝蓋前滑液包 prepatellar bursa
2. 深膝蓋下滑液包 deep infrapatellar bursa
3. 浅膝蓋下滑液包 superficial infrapatellar bursa
4. 脛骨前滑液包 pretibial bursa
5. 鵞足包 pes anserine bursa

12-5 A 膝蓋前滑液包
Prepatellar bursa

→ McCarthy CL, McNally EG : The MRI appearance of cystic lesions around the knee. Skeletal Radiol 2004 ; 33 : 187-209.

- 膝蓋骨と皮膚との間の滑液包．
- 異常な液体貯留はこの部位への過剰な刺激が原因とされており，よく膝をつく職業に見られることから，housemaid's knee や carpet-layer's knee とも呼ばれる．レスリングや柔道などのよく膝をつくスポーツにも多い．
- 慢性期に発見されることが多く，被膜の肥厚や debris 様の軟部組織を伴い，Gd 投与で増強される（図 12-22）．
- 水腫とともに血腫も頻繁に観察される（図 12-23）．

- 水腫とその周囲の浮腫性腫脹が広範囲に進展する場合やその後の瘢痕化が見られる場合がある（第 4 章 p 93，**図 4-14**）．
- 後述の浅膝蓋下滑液包や脛骨前滑液包と連続することがある．
- この膝蓋前滑液包や次事項の浅膝蓋下滑液包および脛骨前滑液包の病的液体貯留と鑑別すべき疾患に，Morel-Lavallée lesion がある（p. 312 参照）．

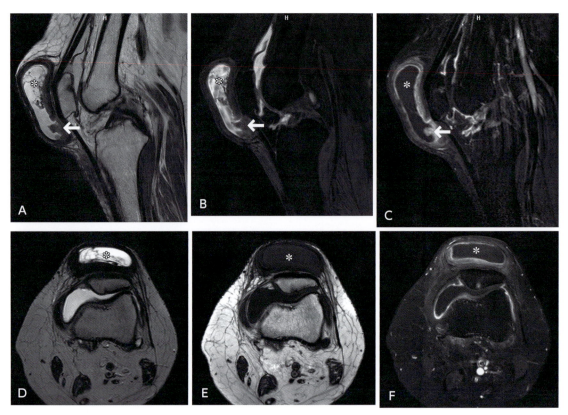

図 12-22 ● 膝蓋前滑液包炎
50 歳代女性，プロトン強調像（A），脂肪抑制 T2*強調横断像（B），Gd 投与脂肪抑制 T1 強調像（C），T2 強調横断像（D），T1 強調横断像（E），Gd 投与脂肪抑制 T1 強調横断像（F）．膝蓋骨前方の厚い被膜を有する液体貯留域あり（＊）．Gd 投与により，被膜とともに内腔へ突出する増殖成分も増強される（矢印）．

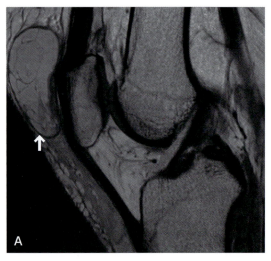

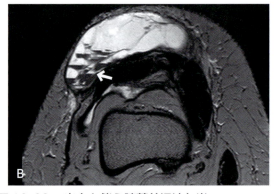

図 12-23 ● 出血を伴う膝蓋前滑液包炎
40 歳代女性，プロトン強調像（A），T2 強調横断像（B）．膝蓋骨直上の皮下に出血による液面形成（矢印）を伴う液体貯留腔が存在する．

12-5 B 浅膝蓋下滑液包
Superficial infrapatellar bursa

- 膝蓋骨の下方で皮下に存在する滑液包．別名，膝蓋下皮下包（図 12-24, 25）．
- 頭側で膝蓋前滑液包に，足方で脛骨前滑液包に連続することがある．

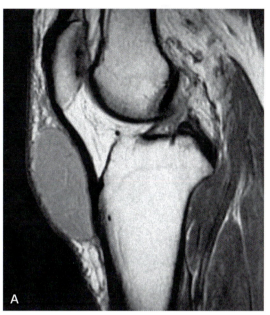
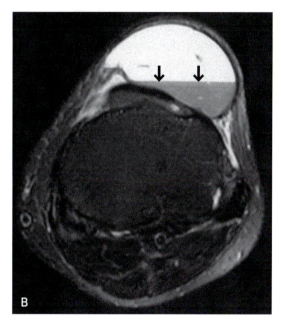

図 12-24 ● 浅膝蓋下滑液包炎（出血を伴う）
50 歳代女性，プロトン強調像（A），脂肪抑制 T2 強調横断像（B）．膝蓋骨の下方で皮下に存在する液体貯留腔がある．出血による液面形成を伴う（矢印）．

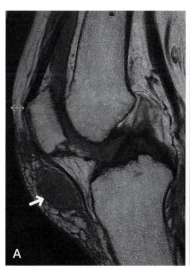
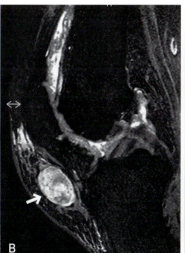
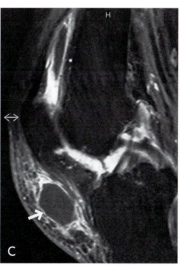

図 12-25 ● 浅膝蓋下滑液包炎（活動性）
60 歳代女性，プロトン強調像（A），脂肪抑制 T2*強調像（B），Gd 投与脂肪抑制 T1 強調像（C）．膝蓋骨の下方の皮下に液体貯留腔があり（矢印），内部に debris 様部の軟部組織を含む（矢印，B）．Gd 投与により辺縁から周囲が強く増強される（矢印，C）．

12-5 C 深膝蓋下滑液包
Deep infrapatellar bursa

- 膝蓋腱と脛骨結節との間の小さな滑液包.
- 正常膝のMRIでも頻繁に確認される(図12-26).
- 滑液包炎が生じると多量の液体貯留やdebris様部の軟部組織を含む場合がある(図12-27, 28).
- この部の滑液包炎はジャンパーやランナーのoveruse syndromeとして知られる.

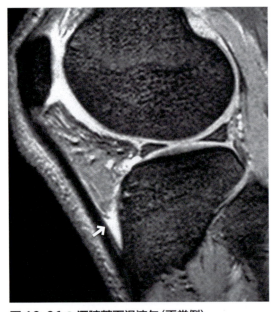

図12-26 ● 深膝蓋下滑液包(正常例)
60歳代男性,T2*強調像.膝蓋腱と脛骨結節との間の小さな滑液包(矢印)が存在し,MRIで頻繁に見られる.

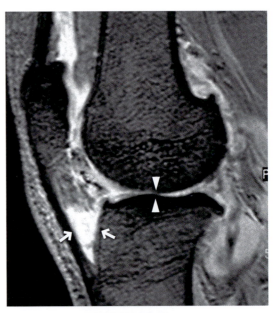

図12-27 ● 深膝蓋下滑液包炎
70歳代女性,T2*強調像.変形性関節症を合併しており外側関節裂隙は狭い(矢頭).膝固有関節腔と同様に深膝蓋下滑液包に多量の液体貯留がある(矢印).

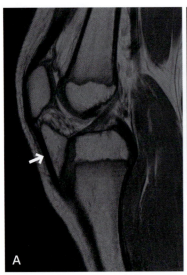 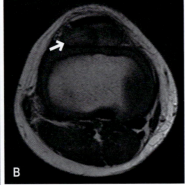 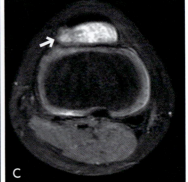

図12-28 ● 深膝蓋下滑液包炎
9歳女児,プロトン強調像(A),T1強調横断像(B),脂肪抑制プロトン強調横断像(C).深膝蓋下滑液包に多量の液体貯留がありdebris様部を含む(矢印).

12-5 D 脛骨前滑液包
Pretibial bursa

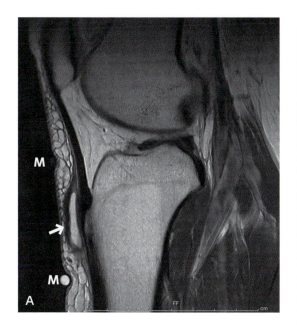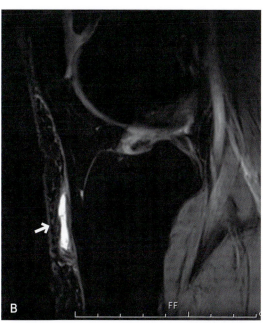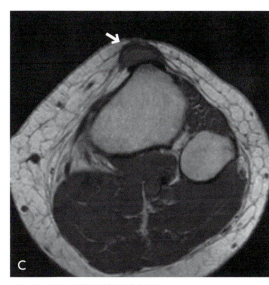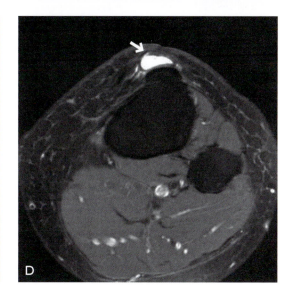

図 12-29 ● 脛骨前滑液包炎
40歳代女性，プロトン強調像(A)，脂肪抑制T2*強調像(B)，T1強調横断像(C)．脂肪抑制プロトン強調横断像(D)．脛骨粗面前方皮下に比較的厚い被膜を持つ液体貯留腔がある(矢印)．M：マーカー

12-5 E　Morel-Lavallée lesion

→ Borrero CG1, Maxwell N, Kavanagh E : MRI findings of prepatellar Morel-Lavallée effusions. Skeletal Radiol. 2008 ; 37 : 451-455.

→ Adiguzel E, Hatipoğlu T, Kesikburun S, et al : Prepatellar Mild Morel-Lavallée Lesion : A Case Report. Am J Phys Med Rehabil 2015 ; 94 : e127.

- 外傷による剪断力で皮下組織と筋膜，骨との間隙が離開し，血液やリンパ液が異常貯留した病態．
- Closed degloving injury といわれる（「グローブを脱ぐように」四肢の中枢から末梢へ皮膚・皮下組織がずり剥がれてしまう状態）．
- 大転子部などの大腿部や骨盤部が好発であるが，膝にも発生する．
- 外傷後数時間〜数日以内に皮下に有痛性の膨隆，皮神経損傷に起因する感覚障害を伴うことがある．
- または数か月や数年を経て長期間で顕在化する場合もある．
- 治療は急性期で被膜形成のない小病変は，自然退縮が期待できる．線維性被膜形成を伴う場合は内容物ドレナージ．再発病変には被膜を含めた摘出術の適用．

MRI所見

- 深筋膜に接した紡錘状・三日月状の嚢胞性腫瘤．狭い空間に液体貯留が発生するためレンズ形，半球状を示すことが多い（図12-30）．
- 内部には血性や漿液性が混在し，ヘモジデリン沈着，液面形成（fluid-fluid level）が見られることがある．長期間では線維性被膜や隔壁などを形成することもある（図12-31）．
- 膝関節前方に発生しやすいが，出血を伴う滑液包との鑑別が必要となる．ただし膝蓋前・膝蓋下・脛骨前滑液包（前項参照）とは位置が異なる．

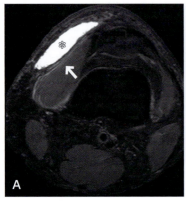
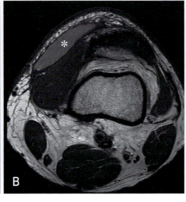
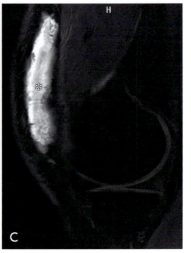

図12-30 ● Morel-Lavallée lesion
20歳代男性，4週間前に膝を強打．脂肪抑制T2強調横断像（A），T1強調横断像（B），脂肪抑制T2*強調像（C）．膝前方内側皮下の内側広筋筋膜（矢印，A）直上にレンズ型の液体貯留域がある（*）．膝蓋前滑液包とは位置が異なる．

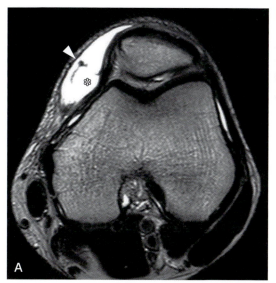

図 12-31 ● 陳旧性 Morel-Lavallée lesion

10歳代後半男性，数か月前にサッカーで受傷．T2強調横断像(A)，脂肪抑制T2*強調像(B)，プロトン強調像(C)．膝前方内側皮下にレンズ型の液体貯留域がある(*)．吸収過程の血腫と思われる低信号域(矢印)や隔壁様構造(矢頭)が見られる．

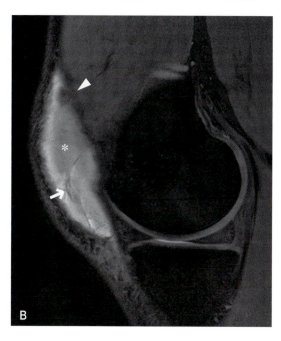

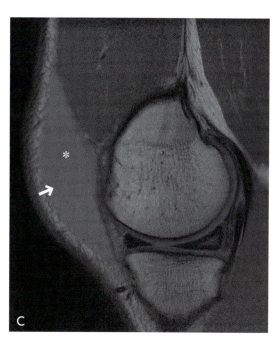

■ 膝は「内側顆，外側顆」，足関節は「内果，外果」

「顆」と「果」，混同しやすい漢字だが，内果，外果は足関節の内・外の「くるぶし」の解剖名である．一方「内側顆，外側顆」は膝の大腿骨，脛骨のみならず，肘などにも使用される汎用語である．お間違えなく．

12-5 F Prepatellar fibrosis

- 膝蓋前皮下に広範囲に生じる線維化巣.
- 時間が経過し瘢痕化した，陳旧性膝蓋前滑液包炎やMorel-Lavallée lesionとされるが，別の病態であるとの説もある．

MRI 所見

膝蓋前皮下に広範囲のT1/T2低信号域．境界不明瞭でmass effectはほとんどない．

➡ Northam MC, Gaskin CM：Presumed prepatellar fibrosis in collegiate wrestlers：imaging findings and clinical correlation. Skeletal Radiol 2015；44：271-277.

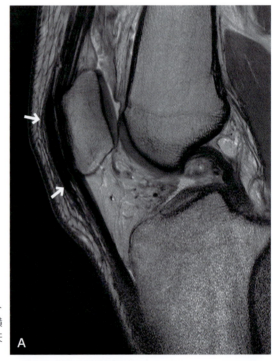
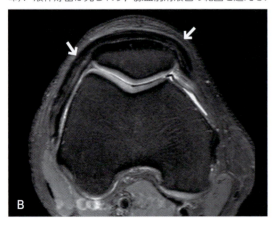
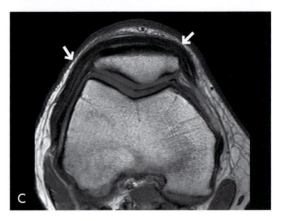

図 12-32 ● Prepatellar fibrosis
20歳代男性，柔道競技歴15年．膝蓋前の慢性痛．プロトン強調像(A)，脂肪抑制プロトン強調横断像(B)，T1強調横断像(C)．膝蓋前皮下に広範な帯状の低信号域がある(矢印)．液体貯留は見られず，膝蓋前滑液包の範囲を超える．

12-6 膝関節周囲のガングリオン

➡ Steiner E, Steinbach LS, Schnarkowski P, et al : Ganglia and cysts around joints. Radiol Clin North Am 1996 ; 34 : 395-425.

➡ Tschirch FT, Schmid MR, Pfirrmann CW, et al : Prevalence and size of meniscal cysts, ganglionic cysts, synovial cysts of the popliteal space, fluid-filled bursae, and other fluid collections in asymptomatic knees on MR imaging. AJR Am J Roentgenol 2003 ; 180 : 1431-1436.

- 膝関節の周囲間質や筋肉内には多種多様なガングリオンが存在する（図12-33）．前記の滑液包とは異なり，「ブドウの房」といわれる多房性の内容を示すが，必ずしも鑑別は容易ではなく，また滑液包とガングリオンを区別する臨床的意義も少ない．

図 12-33 ● 膝関節外のガングリオン

大腿骨遠位部背側（A，50 歳代女性），大腿二頭筋深部（B，30 歳代女性），外側広筋の表層（C，30 歳代女性），および膝蓋下脂肪体から皮下に進展する（D，50 歳代女性）ガングリオン，T2 強調（A～C），脂肪抑制プロトン強調（D）横断像．膝関節の周囲には滑液包以外にも多房性の内容を示すガングリオンが各所に見られる．内部に隔壁様構造を有し多房性に見える場合がある．腓腹筋内側頭（mGCM），大腿二頭筋（BFM）．外側広筋（VLM）．

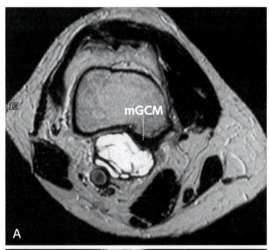
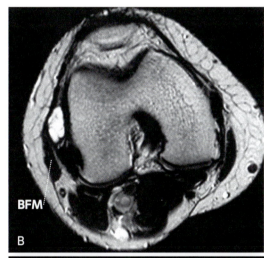
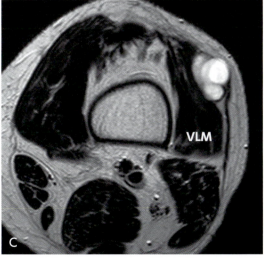
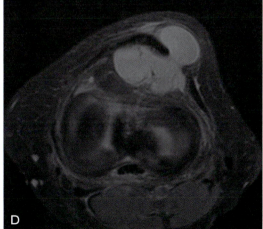

索引 Index

数字・欧文索引

ページの**太字**は主要説明箇所を表す

数字・ギリシャ

1.5 T　39
3.0 T　39
3 T の利点と注意事項　36
3 軸補償型 gradient echo 法
　　32, 34
β_2-microglobulin　277

A

absent bow tie sign　157
ACL　42
　── に沿った斜冠状断像
　　26, 27
　── の大腿骨付着部の描出　16
ACL 脛骨付着部　44
ACL 再建術　68
ACL 損傷　16, 130
　──, スキーによる　42
ACL 断裂　45
ACL 部分（不完全）断裂　48
adductor magnus tendon　7
AIMM　185
ALB　87
ALL　118, 130
AMB　42
amyloidosis　277
anterior drawer test　46
ankle holder　17
anomalous insertion of the medial meniscus to the anterior cruciate ligament　185
anterior cruciate ligament
　　4, 5, 9, 10, 12
anterior drawer sign　60
anterior oblique band of LCL
　　118, 130
anterior plica　286
anterior tibial muscle　2, 9, 13
anterolateral bundle　87
　── の損傷　90
anterolateral ligament　118, 130
anteromedial bundle　16, 42
　── の走行　44
apprehension　178
apprehension test　178
arcuate ligament　10, 118
"arcuate" sign　129
autologous chondrocyte implantation 法　243
avulsion fracture　87, 212
axial views　11

B

Baker's cyst　300, 305
bell-hammer tear　53
BFT　118
biceps femoris muscle　2, 3, 10-12
biceps femoris tendon　2, 10, 118
binomial pulse　28
Blount 病　238
Blumensaat's line　67, 71
blurring　21
bone bruise　45, 52, 60, 86, 123, 155, 165, 189, **208**
bone marrow reconversion　253
bone-patellar-tendon-bone　66
boundary effect　25
bridging fibrous scar　54, 56
bright fluid imaging　32
BTB 法　66
bursae　307
bursitis　307

C

carpet-layer's knee　307
cartilageous injury　242
celery stalk ACL　57
celery stalk PCL　88, 94
CEST　37
chemical exchange saturation transfer　37
chemical shift selective 法　28
ChemSat 法　28
CHESS　28
chondrocalcinosis　146, 171
cleavage　152
cleavage fracture　212
closed degloving injury　312
common peroneal nerve　2
complete longitudinal tear　157
complete tear　147
complex tear　153
conjoint ligament　118
conventional SE 法　144
conversion　253
coronal views　8
coronary ligament　167
coronary recess　112, 148
cortical desmoid　214
CPPD　171
cyclops lesion　52, 75

D

dark fluid imaging　32
dashboard injury　191
debris 様部　310
deep infrapatellar bursa　4, 310
delayed gadolinium enhanced magnetic resonance imaging of cartilage（dGEMRIC）　37
distal femoral cortical irregularity
　　214
double ACL sign　152
double-decker　157
double PCL sign　157
double peak　157

E

echo train length　21, 144
ELPS　194, 275
empty notch sign　54
erosion　261, 263, 277
ETL　21

excessive lateral pressure
　　syndrome　194, 275

F
fabella　3, 199
fabellofibular ligament　118, 199
fast spin echo 法　21, 144
fatigue fracture　206
fibrous band　247
femoral condyle irregularity　218
femoro-tibial　31, 242
fibrillation　154, 174
fibrofatty tissue　100
fibroid necrosis　233
fibular collateral ligament　118
fibular head　2, 3, 10, 13
fish mouth　152
flap 断裂　148
flipped meniscus　157
floating meniscus　166
flow void　289
fluid-fluid level　265, 312
fluid-sensitive sequence　28, 197
Focal Periphyseal Edema　221
FOPE　221
free edge blunting　154
FSE 法　21, 144
FT 関節　31, 242, 245
full thickness tear　147

G
gadolinium　256
GAG　31
gag-CEST　37
gastrocnemio-semimembranous
　　bursa　300
GCTTS　260
Gd　256
Gerdy 結節　9, 13, 118, 137
Gerdy 結節裂離骨折　133
giant cell tumor of tendon sheath
　　260
glycosaminoglycan　31
ghost meniscus sign　162
gracilis tendon　7, 10-13
gradient echo 法　23, 25, 30
gradient echo 法 T2*強調画像　21
Graft 束間　68

H
hamstrings　108

hematopoietic hyperplasia　253
Hoffa disease　269
Hoffa syndrome　269
Hoffa's fat component　286
Hoffa's fat pad　77, 267, 269, 270
Hoffa 病，狭義の　269
Hohl の分類　188
horizontal tear　152
housemaid's knee　307
Humphrey's ligament　84, 89, 180
hypermobile meniscus　166

I
ICRS（International Cartilage
　　Repair Society）分類　31
iFP　270
iliotibial band　3, 8-13, 118
iliotibial band friction syndrome
　　134
impingement　71
in-phase 法　25
infraglenoid tubercle　112
infrapatellar fat pad
　　4, 5, 8, 12, 270
infrapatellar plica　5, 270, 279, 286
Insall-Salvati index　196
insufficiency fracture　206
intercondylar component　286
internal derangement　137
interstitial tear　50
intra-substance injury　89
intraarticular ganglion　292
intraarticular loose body　246
intrameniscal cyst-parameniscal
　　cyst　295
intrasubstance microtear　233
IR 法　28
ITB　118

J
Jaegerhut 型　193
jumper's knee　233

K
Kellgren-Lawrence 分類　31
kissing contusion　60

L
Lachman test　46
lateral meniscus middle segment
　　3, 9, 12

lateral meniscus posterior
　　segment　3, 4, 10
lateral capsular ligament　130
lateral collateral ligament　118
lateral cruciate ligament
　　2, 3, 9, 10, 12, 13
lateral facet　11, 12
lateral femoral condyle　3, 10, 12
lateral femoral notch　61
lateral head of gastrocnemius
　　muscle　3, 4, 10, 12, 13
lateral meniscus　143
lateral meniscus anterior horn
　　4, 9, 12
lateral meniscus anterior segment
　　3, 9
lateral meniscus posterior horn
　　4, 10
lateral patellar retinaculum　118
lateral retinaculum　3, 8, 9, 12
lateropatellar plica　280
LCL　118
── の前斜走線維　118
LCL 損傷　139
LCL 断裂　124
ligamentum mucosum　270, 286
lipoma arborescens　267
LM　143
LM 断裂　139
longitudinal tear　147

M
macerated meniscus　153
MACT　243
magic angle effect　16, 21, 23, 24,
　　37, 123, 143, 146, 185
marrow stimulation 法　243
matrix-associated autologous
　　chondrocyte transplantation
　　243
MCL　100
MCL 滑液包炎　108
MCL 完全断裂　105
MCL 浅層　100
MCL 深層　100
MCL 損傷　102
MCL 断裂　102
MCL 微細断裂　103
MCL 部分断裂　104
McMurray test　178
medial capsular ligament　100

medial collateral ligament 100
medial cruciate ligament
　　　　　　　　9, 10, 12, 13
medial facet　11, 12
medial femoral condyle　6, 10, 12
medial head of gastrocnemius
　　　　　　　　　　　109
medial head of gastrocnemius
　muscle　5-7, 10-13
medial head of gastrocnemius
　tendon　3, 6, 7
medial meniscus　143
medial meniscus anterior horn
　　　　　　　　　　　5, 9
medial meniscus anterior segment
　　　　　　　　　　　6, 9
medial meniscus middle segment
　　　　　　　　　　　7, 9
medial meniscus posterior horn
　　　　　　　　　　　10
medial meniscus posterior
　segment　6, 10, 12
medial patella-femoral ligament
　　　　　　　　　　　195
medial plica　6, 11, 12
medial retinaculum　8, 9, 12
mediopatellar plica　279, 283
meniscal contusion　154
meniscal cyst　295
meniscal flounce　184
meniscal pseudosubluxation　162
meniscal root　143
meniscal window　144
meniscectomy　174
meniscocapsular junction　118
meniscocapsular separation
　　　　　　　　　162, 165
meniscofemoral　101
meniscofemoral ligament　84, 85
meniscotibial ligament　101
　――の裂離骨折　88
meniscotibial recess　112, 148
metaplastic osteochondral stage
　　　　　　　　　　　269
Meyers-Mckeever 分類　63
mid-third lateral capsular
　ligament　130
MM　143
MM 後角　112
MM 断裂　139

Morel-Lavallée lesion
　　　　　　　308, 312, 314
MPFL　195
MTC（magnetization transfer
　contrast）法　32
MT 効果　32
mucoid degeneration　146, 233
myxoid degeneration　146

N

neoligamentization　68
notchplasty　66
null point　28

O

OA　245, 267
OCD　218
O'Donoghue's unhappy triad
　　　　　　　　　102, 155
off-resonance pulse　32
Osgood-Schlatter 病　228, 233
osteo-chondrosis　230
osteoarthritis　267
osteoarthrosis　245
osteochondral autografting 法
　　　　　　　　　　　243
osteochondral dissecans　201
out-of-phase 法　25
overuse syndrome　135, 137, 310

P

painful patella partita　224
parameniscal cyst　295
parameniscal tissue　295
partial tear　147
partial volume artifact　146
partial volume effect
　　　　　　　16, 18, 20, 147
patella alta　196
patella baja　196
patella bipartita　224
patella partita　223
patella tripartita　224
patellar fracture　191
patellar sleeve fracture　200
patellar tendon　4-6, 8, 12, 13
patellar tendon-lateral femoral
　condyle friction syndrome　274
patellofemoral　31, 243
patellofemoral friction syndrome
　　　　　　　　　269, 274

PCL　84
　――の粘液変性　94
PCL bowing　60
PCL 完全断裂　87
PCL 靱帯内ガングリオン　88, 95
PCL 断裂　139
　――, 長期経過の　97
PCL 不完全断裂　89
PCL 付着部裂離骨折　92
Pellegrini-Stieda 病　115
peripheral longitudinal tear　102
PF 関節　31, 243
physeal bar　238
pigmented villonodular synovitis
　　　　　　　　　　　260
Pivot-shift test　46
PLB　42
plica syndrome　279
PMB　87
pop　45
popliteal artery　4, 10-13
popliteus muscle　4, 10, 13
popliteus tendon　3, 10
popliteal cyst　300
popliteal sulcus　118
popliteofibular ligament　10, 118
popliteus tendon　118
popliteus tendon sheath　180
posterior capsular area of the
　knee　304
posterior capsule　3-6
posterior cruciate ligament
　　　　　　　　　5, 9, 10, 12
posteroinferior recess　269
posterolateral bundle　42
posteromedial bundle　87
　――の損傷　91
prepatellar bursa　307
prepatellar fibrosis　97, 314
pretibial bursa　311
pseudobucket handle tear　184
pseudodiscoid meniscus　184
pseudoligament　54, 57
PT　118
PVS　245, 260

Q

quadriceps femoris tendon
　　　　　　　　　4, 5, 8, 11

R

RA 256
radial tear 148
recess 270
reconversion 253
red zone 142, 164, 174
repetition time 21
reverse Segond 骨折 88, 96
rheumatoid arthritis 256
rice body 263
runner's knee 134

S

saggital views 2
Salter-Harris 分類 190
SAR 32
sartorius muscle 10-13
sartorius tendon 7, 13
Saupe 分類 223
Segond 骨折 60, 118, 130
semidiscoid meniscus 167
semimembranosus muscle
　　　　　　　　5-7, 11-13
semimembranosus tendon
　　　　　　　6, 10, 12, 13
semitendinosus muscle 11, 12
semitendinosus tendon
　　　　　　　　6, 7, 12, 13
semitendinous-gracilis tendon
　　　　　　　　　　　66
SE 法 21
short TI[tau]inversion recovery
　　　　　　　　　　　28
signal void 173, 246
Sinding-Larsen-Johansson 病
　　　　　　　　　　　231
SLE 251
SLJ 病 231, 233
specific absorption rate 32
spin echo 法 21
spin-lattice relaxation in the
　rotating frame 37
split 100
ST/G 66
Stieda 陰影 115
STIR 28
stress fracture 206
subchondral insufficiency fracture
　　　　　　　　　　　248
superficial infrapatellar bursa
　　　　　　　　　　　309

superficial layer of MCL 109
superior recess 269
suprapatellar plica 279, 281
synovial hemangioma 265
synovial osteochondromatosis
　　　　　　　　　　　263
systemic lupus erythematosus
　　　　　　　　　　　251

T

T1 強調 21
T1ρ マッピング 37
T2 強調 21
T2 マッピング 37
T2*強調画像 21
T2*マッピング 37
tangential osteochondral fracture
　　　　　　　　　194, 197
tendon sheath 118
tenosynovial giant cell tumor 260
TGCT 245, 260, 267, 277
TI 28
tibia vara 238
tibial collateral ligament 100
tibial plateau fracture 188
tibial spine 42
time of inversion 28
TKA 247
total knee arthroplasty 247
TR 21
transverse ligament 270
transverse meniscal ligament
　　　　　　　　　143, 180
traumatic hemarthrosis 205

U

ultra-short TE 37

V

vacuum phenomenon 173
vastus lateralis muscle 9, 10
vastus lateralis tendon 11
vastus medialis muscle 6, 7, 9-11
vertical tear 147

W

water selective excitation 28
white zone 142, 174
Wiberg 分類 193
Wrisberg's ligament
　　　　　　4, 5, 10, 84, 89, 180

Wrisberg 型円板状半月 166
Wrisberg 型半月，断裂を伴う
　　　　　　　　　　　170

X

xanthoma 261

和文索引

ページの**太字**は主要説明箇所を表す

あ

アーチファクト 29
アミロイド 277
アミロイド関節症 277
亜脱臼 193
朝のこわばり 256

い

インピンジメント 274
位相エンコード 20
遺残靱帯 54

う

ウィンドウ幅 144

え

液体貯留腔 292
液面形成 265, 312
円筒形膝用コイル 17
円板状半月 167
炎症性サイトカイン 256

お

折り返しアーチファクト 18
黄色腫 261
黄色髄 253
横断画像 11
　── の有用性 26

か

ガス発生，半月板の 173
ガドリニウム 256
ガングリオン 269, 292, 295
　──，膝関節周囲の 315
鵞足 108
鵞足炎 135
鵞足包炎 108, 135
海綿状血管腫 265
外傷性膝関節血症 205
外傷性脱臼 193
外側顆 3, 10, 12

外側滑膜ヒダ　280, 284
外側広筋　9, 10
外側広筋腱　11
外側膝蓋支帯　3, 8, 9, 12, 118
外側斜半月-半月靱帯　182
外側側副靱帯
　　2, 3, 9, 10, 12, 13, 18, 19, 118, 129
外側側副靱帯断裂　124
外側ハムストリングス　108
外側半月板　118, 143
外側半月板後角のroot部断裂
　　　　　　　　　　　　162
外側半月板後節　3, 4, 10
外側半月板前角　4, 9, 10, 12
外側半月板前節　3, 9
外側半月板中節　3, 9, 12
外反ストレステスト　95
滑液嚢胞　300
滑液包　292, 307
滑液包炎　307
滑膜隔壁　279
滑膜血管腫　265
滑膜骨軟骨腫症　246, 263
滑膜嚢胞　214
滑膜ヒダ(タナ)障害　279
冠状断画像　8
関節(脂肪)血症　188
関節液貯留　245, 256
関節可動域制限　263
関節血腫　45
関節血症　87, 93, 139, 191, 205
　──, 繰り返す　265
　──, 膝蓋骨脱臼による　199
関節水腫　263
関節内ガングリオン　292
関節内血管腫　265
関節内遊離体　246
関節軟骨　31, 218
　──の描出, MTC法による　34
　──の描出方法　33
関節リウマチ　247, 251, 256

き
弓状靱帯　10, 118
急性期ACL断裂　50
　──の断片　52
急性期ACL部分断裂　51
急性半月板外傷　154
強皮症　251
金属アーチファクト　29, 247
筋腱損傷　209

筋損傷　209

く
グリコサミノグリカン　31
くるぶし　313

け
毛羽立ち　174
脛骨顆間隆起骨折　63
脛骨外側辺縁　130
脛骨棘　42
脛骨近位端骨折　188
脛骨高原　18
脛骨高原骨折　188
脛骨後方落ち込み徴候　95
脛骨前滑液包　311
脛骨の前方転位　60
血流アーチファクト　20
健常ACL　44
検査着　17
腱滑膜巨細胞腫　260, 267, 277
腱鞘巨細胞腫　260
腱損傷　209

こ
コアプロテイン　31
コントラスト分解能　32
固有膝関節腔　300
孤立性膝蓋上嚢　281
交通外傷　188
後十字靱帯　2, 5, 9, 10, 12, 84
　──の変性　88
後十字靱帯断裂　86
　──のMRI所見　87
　──の受傷機転　86
後十字靱帯嚢胞　292
後十字靱帯付着部裂離(剝離)骨折
　　　　　　　　　　　　87
後方関節包　3-6, 304
後方引き出しテスト　95
高位膝蓋骨　274
合同腱　118
骨化架橋　221
骨梗塞　251
骨髄出血　205
骨髄の再転換　253
骨髄浮腫　206, 221
骨性架橋　238
骨粗鬆症　188, 206
骨端症　230
骨端軟骨　238

骨軟骨化生　269
骨軟骨骨折　246
骨軟骨腫　263
骨軟骨損傷, 膝蓋骨脱臼による
　　　　　　　　　　　　197
骨浮腫　60
米粒体　263

さ
サギング　95
坐骨結節　108
再建靱帯
　──のMRI所見　68
　──の再断裂　71
再転換　253
三分膝蓋骨　224

し
ジャンパー膝　233
矢状断画像　2
矢状断像の設定　18
　──の失敗例　20
脂肪髄　115, 253
脂肪滴　45, 205
脂肪抑制T2強調　28
脂肪抑制プロトン強調　28
　──, 横断像　11
　──, 冠状断像　8
脂肪抑制法　21, 28
自由水　32
色素性絨毛結節性滑膜炎　260
直達損傷　242
膝横靱帯　180
　──によるピットフォール
　　　　　　　　　180, 181
膝窩筋　4, 10, 13, 118
膝窩筋腱　3, 10, 118, 123
　──によるピットフォール　180
膝窩筋腱鞘　180
膝窩筋腱損傷　139
膝窩動脈　4, 10-13
膝窩嚢胞　300
　──の破綻　302
膝窩腓骨靱帯　10, 118
膝外側の滑液包　137
膝蓋-大腿関節　31
膝蓋下脂肪体
　　　　4, 5, 8, 12, 77, 269, 270
膝蓋下脂肪体脂肪腫　267
膝蓋下皮下包　309
膝蓋下ヒダ　5, 279, 286

膝蓋腱　4-6, 8, 12, 13, 26, 66
膝蓋腱炎　233
膝蓋腱断裂　196
膝蓋腱長/膝蓋骨長　196
膝蓋骨亜脱臼　226
　──の精査　26
膝蓋骨外側関節面　11, 12
膝蓋骨高位　193, 196, 200
膝蓋骨骨折　191
膝蓋骨スリーブ骨折
　　　　　　196, 200, 231
膝蓋骨脱臼（反復性/外傷性）　193
　──による関節血症　199
　──による骨軟骨損傷　197
膝蓋骨テスト　178
膝蓋骨低位　196
膝蓋骨内側関節面　11, 12
膝蓋骨背側（骨化）欠損　226
膝蓋骨不安定症　193, 195, 196
膝蓋骨変形　274
膝蓋上腔炎　281
膝蓋上ヒダ　279, 281
膝蓋前滑液包　307
膝蓋前滑液包炎，出血を伴う　308
膝蓋大腿関節　243, 283
　──の評価　11
膝蓋大腿関節不適合　67, 193, 196
膝関節鏡　66
膝関節周囲のガングリオン　315
膝関節包　118
膝靱帯損傷　45
膝脱臼　124
膝内障　137
膝内側の滑液包　108
斜半月-半月靱帯　182
種子骨　199
樹枝状脂肪腫　267
習慣性膝蓋骨脱臼　197
十字靱帯評価　2
小出血　60
静脈石　265
伸展膝の矢状断像　16
深膝蓋下滑液包　4, 310
人工膝関節形成術　247
靱帯線維　45, 48
靱帯内ガングリオン　57
靱帯内損傷　89
靱帯の消失　54

す

ステロイド性骨壊死　251

ストレス骨折　206
スポーツ外傷　197
スポーツ損傷　188
スリーブ骨折　191

せ

脆弱性骨折　206
赤色髄　253
石灰沈着巣　115
先天性前十字靱帯欠損症　239
浅膝蓋下滑液包　309
潜在骨折　206
選択的水励起法　28
全身性エリテマトーデス　251
前脛骨筋　2, 9, 13
前十字靱帯　4, 5, 9, 10, 12, 42
　──のMRI所見，健常　44
　──の描出　2
　──の変性　57
前十字靱帯完全断裂　45
前十字靱帯急性断裂　50
前十字靱帯再建術　26, 66
　──の適応　67
前十字靱帯前縁　16
前十字靱帯損傷　130
前十字靱帯断裂
　──の受傷機転　45
　──の特徴　45
　──の二次的所見　60
前十字靱帯陳旧性断裂　54
前十字靱帯嚢胞　292
前十字靱帯部分断裂
　──，診断が難しい　48
　──の評価　11, 26
前方引き出しテスト　46

そ

総腓骨神経　2
造血髄　253
側副靱帯の評価　8

た

タナ　26
タナ障害　283
多発関節炎症状　256
退行性変性　242
大腿脛骨関節　31, 242, 245
大腿骨遠位皮質骨不整　214
大腿骨顆部　18
大腿骨顆部不整　218
大腿骨滑車　193

大腿四頭筋　191
大腿四頭筋腱　4, 5, 8, 11
大腿四頭筋腱断裂　209
大腿四頭筋総腱炎　233
大腿二頭筋　2, 3, 10-13, 108
大腿二頭筋下滑液包　137
大腿二頭筋腱
　　　2, 10, 18, 19, 118, 125, 129
大腿二頭筋損傷　128
大内転筋腱　7
大内転筋付着部　7
第三の十字靱帯　84
脱臼恐怖感　178
蛋白分解酵素　256
短パン　17
断裂前十字靱帯の保存療法　79

ち

恥骨下枝　108
遅延相軟骨造影MRI　37
腸脛靱帯　3, 8-13, 118
腸脛靱帯炎　134
　──の鑑別　136
腸脛靱帯付着部炎，Gerdy結節の
　　　　　　133
腸脛靱帯包　137
陳旧性ACL完全断裂　54
陳旧性ACL断裂　45
陳旧性MCL断裂　108, 115
陳旧性膝蓋前滑液包炎　314
陳旧性前十字靱帯断裂，
　　Pseudoligamentを呈する　57

と

特発性関節血症　245
特発性骨壊死　201, 248

な

内側顆　6, 10, 12
内側滑膜ヒダ
　　　6, 11, 12, 26, 279, 283
内側関節裂隙　245
内側広筋　6, 7, 9-11
内側後方関節包　304
内側支帯　195
内側膝蓋支帯　8, 9, 12
内側膝蓋大腿靱帯　195
内側斜半月-半月靱帯　182
内側側副靱帯　9, 10, 12, 13, 100
内側側副靱帯浅層　109
内側側副靱帯断裂　102

内側ハムストリングス　108
内側半月板　143, 245
　──の断裂　96
内側半月板後角　143
内側半月板後節
　　　　　6, 10, 12, 143, 146
内側半月板前角　5, 9, 10, 42
内側半月板前節　6, 9
内側半月板損傷　248
　──, MCL損傷に合併する　102
内側半月板中節　7, 9
内側半月板辺縁部　143
内転筋結節　7
内反膝　245
内反ストレステスト　95
軟骨
　──の画像診断　32
　──の撮像方法　31
軟骨芽細胞腫　226
軟骨下脆弱性骨折　248
軟骨下囊胞　277
軟骨腫　263
軟骨修復術　243
軟骨損傷　242
軟部組織　256

に
二次性軟骨損傷　243
二分膝蓋骨　224
肉離れ　210

ね
粘液変性　57

は
ハムストリングス　26, 66, 108
バケツ柄断裂　157
パンヌス　256
背側関節包　112
剝離骨折　212
薄筋　7, 10-13, 108
反応性滑膜炎　279
反復性脱臼　193
半円板状半月　167
半月板　2, 142
　──のMRI描出　144
　──のガス発生　173
　──の評価　8
半月板関節包分離　162, 164
半月板挫傷　154
半月板術後のMRI所見　174

半月板小骨　171, 172
半月板石灰化　171
半月板切除　295
半月板切除術　174
半月板断裂　8, 45, 146, 295
　──, 極めて小さな　154
　──, 靱帯断裂に合併する　155
　──の定義　146
　──の分類　147
半月板内部の高信号　146
半月板嚢胞　26, 295
　──, 半月板断裂に続発した
　　　　　　　　　　　　　295
半月板病変
　──, 高齢者の　162
　──のピットフォール　180
半月板辺縁部断裂　164
半月板縫合術　174
半腱様筋　6, 7, 11-13, 108
半膜様筋　5-7, 11-13, 108
半膜様筋腱　6, 10, 12, 13, 112, 304
半膜様筋腱─内側側副靱帯包　108
瘢痕性肥厚　108

ひ
ヒアルロン酸　31
ピロリン酸カルシウム　171
びまん性滑膜脂肪腫　267
疲労骨折　206
腓骨神経損傷　128
腓骨頭　2, 3, 10, 13, 18, 118
腓骨頭裂離骨折　128
腓腹筋下滑液包　300, 304, 305
腓腹筋外側頭　3, 4, 10, 12, 13
　──の腱　3
腓腹筋内側頭　5-7, 10-13, 109
　──の腱　6, 7
微細骨折　60
膝
　──の固定方法　16
　──の徒手検査　46

ふ
ファベラ　3
プリパルス　28
プロテオグリカン　31
プロトン　32
プロトン強調像　2
　──, fast spin echo法を用いた
　　　　　　　　　　　　　21
不全骨折　207

部分容積効果　16, 18
複合靱帯損傷　124
複合靱帯断裂　45
分裂膝蓋骨　223, 226

へ
ヘモジデリン沈着　312
ベーカー嚢胞　256, 300
変形性関節症　162, 242, 245
　──のMRIの適応　253
変形性膝関節症　247, 267

ほ
ポスト・カム構造　247
放射線治療後　206
縫工筋　10-13, 108
縫工筋腱　7, 13
傍骨端線部限局性骨髄浮腫　221
傍半月板嚢胞　295
骨挫傷　139, 208
骨軟化症　206

ま
マーカー　18
マクマレーテスト　178
慢性関節炎　246, 267

む
ムコイド変性　57

ゆ
有痛性分裂膝蓋骨　223

よ
抑制パルス　28

ら
ラックマンテスト　46

り
離断性骨軟骨損傷
　　　　　201, 218, 246, 248
　──の治療　243

れ
励起パルス　28
裂離骨折　212
裂離骨片　87